CORE TRAINING
ANATOMIE

Wichtiger Hinweis
Trainingsprogramme und Empfehlungen stellen die Meinung und Erfahrung des Autors dar. Sie können eine individuelle Trainingsberatung nicht ersetzen. Eine medizinische Beratung vor dem Beginn intensiver sportlicher Betätigung wird dringend empfohlen. Weder Autor noch Verlag können für eventuelle Schäden, die aus den gegebenen Empfehlungen hervorgehen könnten, in Haftung genommen werden.

Erstmals erschienen 2010
unter dem Titel *Core Training Anatomy*
bei Moseley Road Inc.
www.moseleyroad.com

Stiebner Verlag GmbH
Nymphenburger Straße 86
D-80636 München
www.copress.de

Übersetzung aus dem Englischen: Martina Walter
Satz und Redaktion: Thomas Rath für bookwise GmbH, München

Bibliografische Information der Deutschen Nationalbibliothek:
Die Deutsche Nationalbibliothek verzeichnet diese Publikation in der Deutschen Nationalbibliografie; detaillierte bibliografische Daten sind im Internet über http://dnb.d-nb.de abrufbar.

ISBN 978-3-7679-1147-5

Printed in Germany

CORE TRAINING ANATOMIE

Der Ratgeber für anatomisch richtiges Core-Training

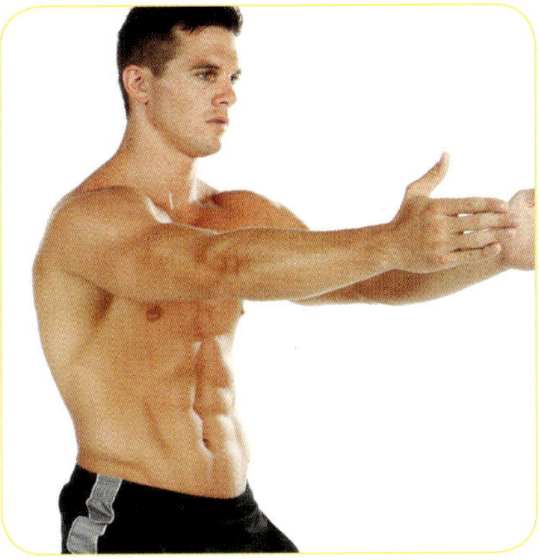

Abigail Ellsworth

COPRESS SPORT

INHALT

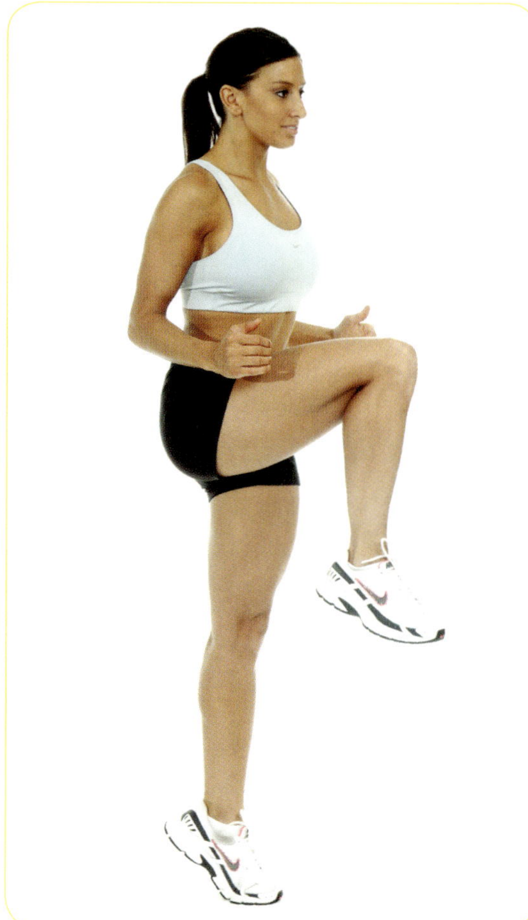

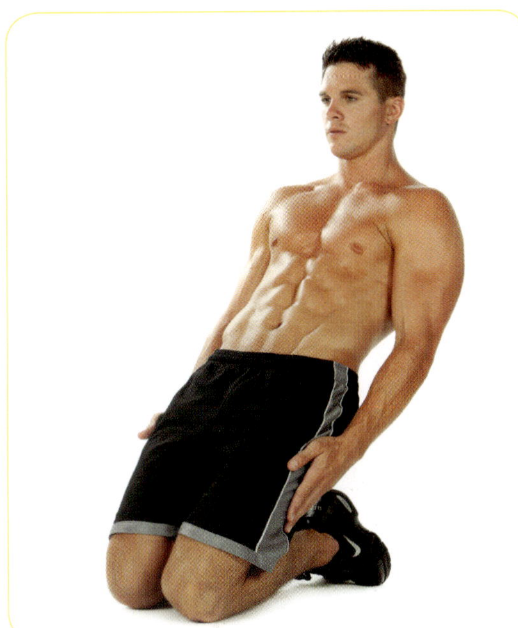

DAS KONZEPT DER KÖRPERMITTE

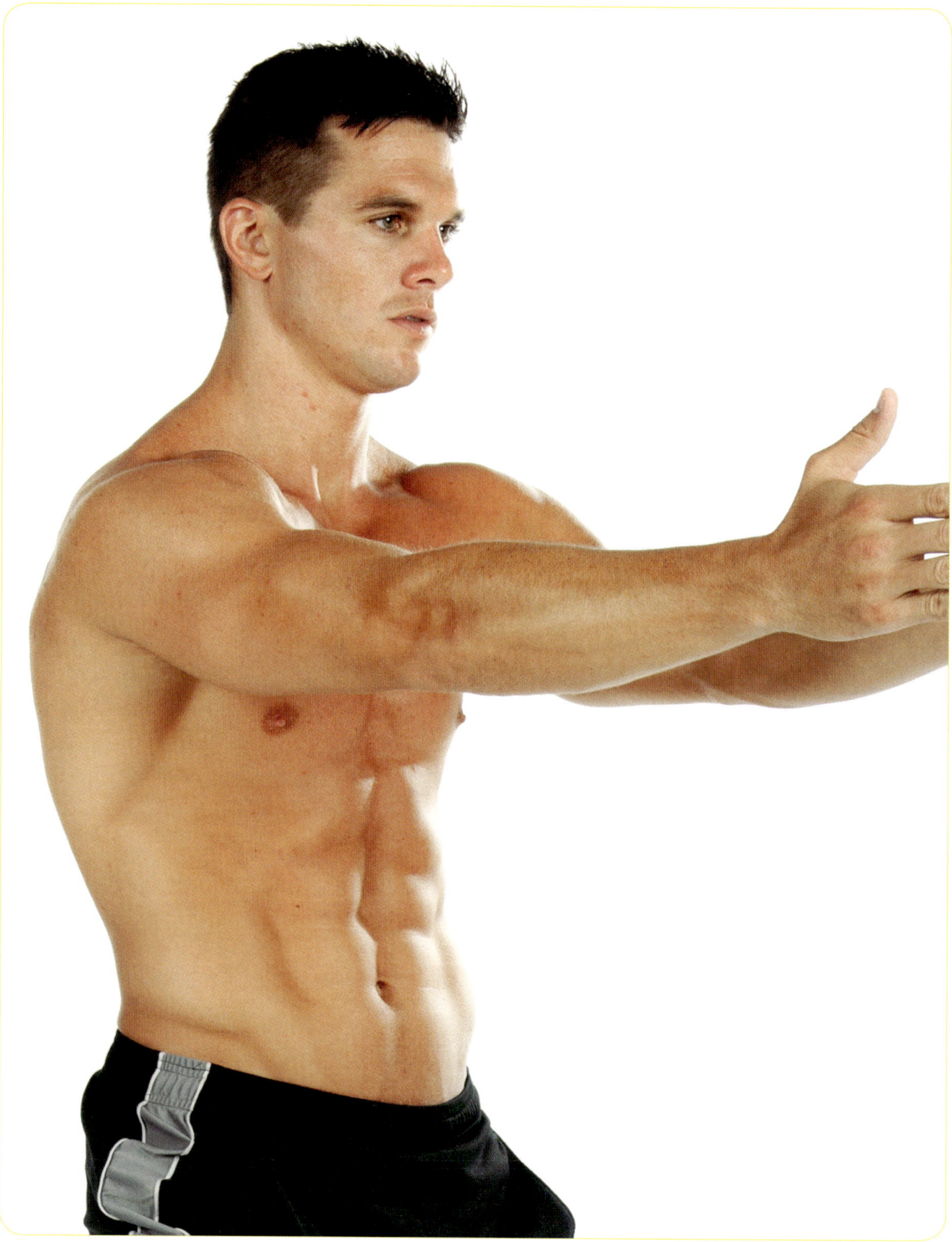

Fast jeder Fitnesstrainer spricht heute von den „Muskeln der Körpermitte" oder, englisch, den „Core-Muskeln". Doch wo liegen diese Muskeln eigentlich und was bewirken sie?

Die Körpermitte setzt sich aus den meist tiefen Muskelschichten zusammen, die rund um die Wirbelsäule angesiedelt sind und den ganzen Körper stabilisieren. Sie können im Körper Druck erzeugen für starke Pressbewegungen (wie beim Geburtsvorgang), oder um Dinge auszustoßen (Erbrochenes, Fäkalien oder Körpergase). Die Hauptmuskeln der Körpermitte entspringen im Rumpf oder setzen dort an und decken den Bauch und den unteren bis oberen Rücken ab. Dazu gehören die Muskeln des Beckenbodens (Levator ani, Pubococcygeus, Iliococcygeus, Puborektalis und Coccygeus), die Bauchmuskeln (Rectus abdominis, Transversus abdominis, Obliquus externus und internus), die Rückenstreckmuskulatur (Erector spinae, Multifidus, Splenius, Longissimus thoracis und Semispinalis) und das Zwerchfell. Sekundär zählen auch oberflächliche Muskeln wie der Latissimus dorsi, der Gluteus maximus und der Trapezius dazu. Sie werden aktiv, wenn der Körper für Tätigkeiten oder Bewegungen zusätzliche Stabilität benötigt.

Die Körpermitte ist deshalb so wichtig, weil alle funktionellen Bewegungen des Körpers entscheidend von ihr abhängen. Ihre Muskeln stabilisieren Rumpf und Becken und ermöglichen so, dass Arme und Beine sich bei jeder Aktivität korrekt bewegen. Eine unzulänglich entwickelte Körpermitte erhöht die Verletzungsanfälligkeit. Das Bild einer Person, die auf einem Strand läuft, verdeutlicht diesen Zusammenhang: Zunächst ist der Sand tief und locker, und man kann sich nur mit großem Kraft- und Energieaufwand darauf bewegen. Es passiert leicht, dass man sich dabei verletzt, zum Beispiel, wenn man umknickt. Je mehr man sich dem Wasser nähert, desto fester und kompakter wird der Sand, was die Bewegung leichter und effizienter macht. Eine starke Körpermitte zu haben entspricht dieser Bewegung auf dem festen Sandboden. Es fällt so weitaus leichter, das gesetzte Ziel zu erreichen beziehungsweise die Aktivitäten des Alltags auszuführen.

Die Wissenschaft der Biomechanik beschreibt die Art und Weise, wie der Körper sich bewegt und welche Muskeln er dazu benötigt. Auf welche Weise diese biomechanischen Vorgänge ablaufen, wird davon

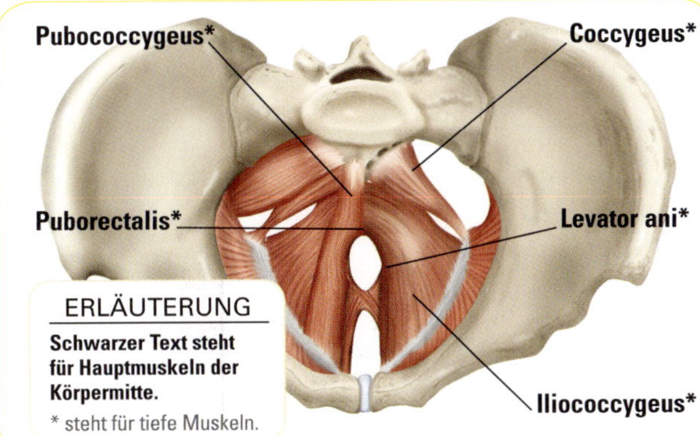

ERLÄUTERUNG

Schwarzer Text steht für Hauptmuskeln der Körpermitte.

* steht für tiefe Muskeln.

beeinflusst, welche Kräfte auf den Körper von außen wirken. Dabei ist hier das Wort „Kraft", das verschiedene Bedeutungen haben kann, allgemein als die Energie definiert, die der Körper für die Ausführung einer bestimmten Tätigkeit aufbringen muss und die ihn dabei durchläuft. Beim Laufen wirken vom Boden aus starke Kräfte auf Füße, Knie und Hüften. In den Füßen sind sie am größten, da sie dem Kontaktpunkt am nächsten sind.

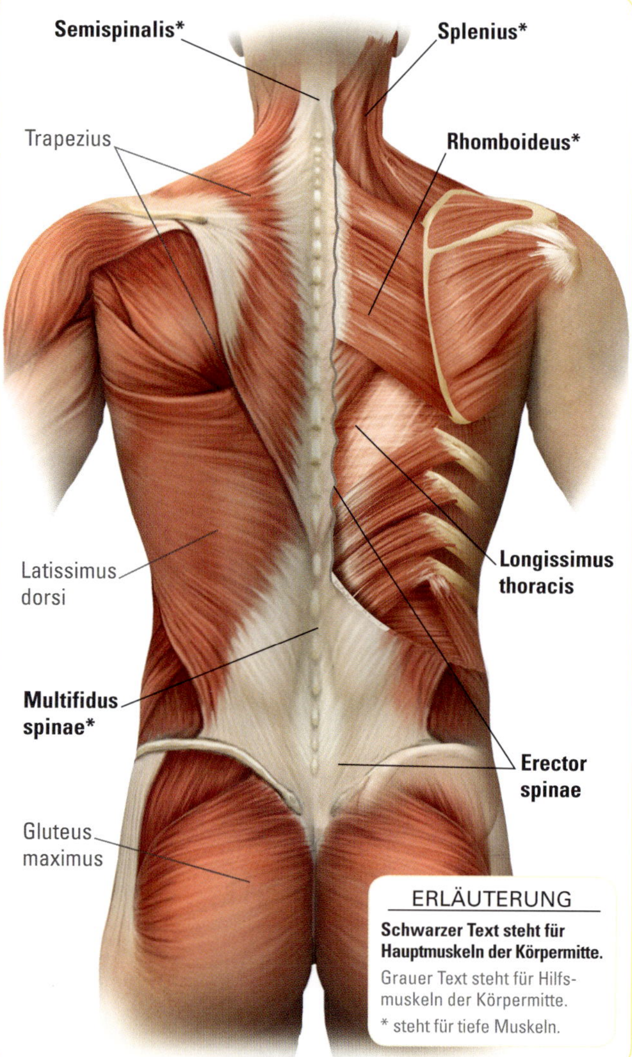

ERLÄUTERUNG

Schwarzer Text steht für Hauptmuskeln der Körpermitte.

Grauer Text steht für Hilfsmuskeln der Körpermitte.

* steht für tiefe Muskeln.

Zusätzlich zur dynamischen Arbeit verrichtet die Körpermitte auch statische Arbeit. Dabei richtet sie die Skelettknochen in einer jeweils gleichbleibenden Körperhaltung aus. Diese stabilisierende Funktion hat großen Einfluss auf die korrekte Körperhaltung. Der menschliche Körper ist anatomisch so angelegt, dass er Kräfte (z. B. beim Sitzen, Gehen, Laufen oder Springen) aufnehmen und über die verschiedenen Gelenke in eine gewünschte Richtung weiterleiten kann. Bei mangelnder Stabilisierung durch die Körpermitte und mit einer schlechten Körperhaltung kann dieser Energietransfer nicht korrekt ausgeführt werden, was zu Verletzungen führen kann. Diese statische Funktionalität der Körpermitte ist mit am schwersten zu trainieren und wird oft übersehen, da hierbei keine Bewegung stattfindet. Aktivitäten, wie stundenlang durch ein Museum zu schlendern oder als Zuschauer am Rand eines Sportplatzes zu stehen, fordern beispielsweise eine enorme Stabilisierungsarbeit der Muskulatur, obwohl man selbst nicht das Gefühl hat, bei diesen Tätigkeiten besonders aktiv zu sein.

Um gesund zu bleiben, ist es äußerst wichtig, die Muskeln der Körpermitte in Balance zu halten und sie für die Stabilisierung, Kräftigung und Ausrichtung des Körpers gleichmäßig zu entwickeln und einzusetzen. Große Bedeutung hat dabei vor allem, wie man das macht. Ziel dieses Buches ist es, dafür den richtigen Weg zu zeigen, um maximale Kraft zu erZielen und sich optimal zu bewegen.

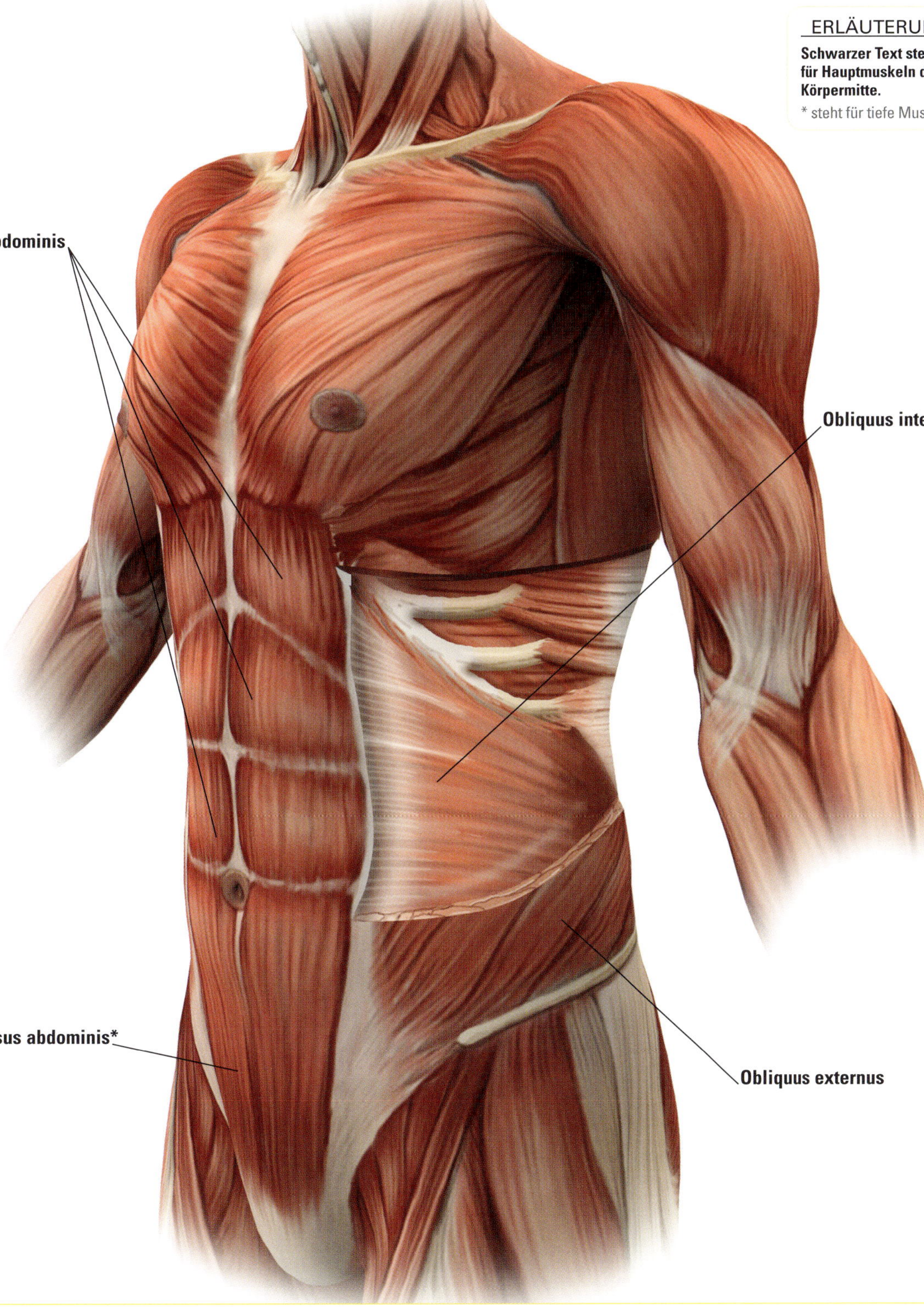

ERLÄUTERUNG

Schwarzer Text steht für Hauptmuskeln der Körpermitte.

* steht für tiefe Muskeln.

NEUTRALSTELLUNG DER WIRBELSÄULE

Was versteht man unter der Neutralstellung der Wirbelsäule und warum sollte man sich damit beschäftigen?

Die Neutralstellung oder -position der Wirbelsäule ist einer der wichtigsten Aspekte für das Training der Körpermitte. Sie ist unverzichtbar, um die Muskeln richtig anzusprechen und zu stärken, und gewährleistet eine effizientere Körperhaltung bei der Bewegungsausführung. Die Neutralposition der Wirbelsäule anzustreben entspricht einem ganzheitlichen Trainingsansatz, der den Körper als integrierte Einheit und nicht als reinen Zusammenschluss mehrerer Einzelteile ansieht. Sie ist eine Schlüsselkomponente sowohl für funktionale Übungen wie auch für das effektive Training der Körpermitte.

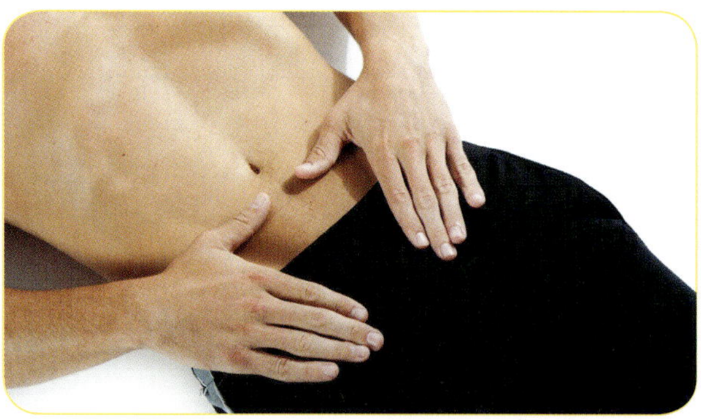

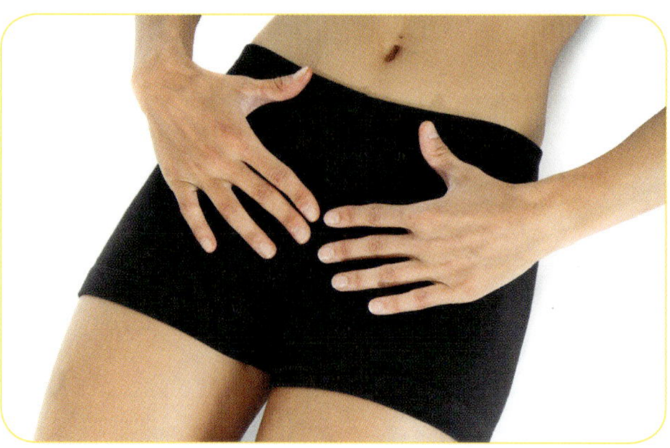

Die Muskeln der Körpermitte arbeiten eng mit den Haltungsmuskeln (posturalen Muskeln) zusammen und beeinflussen die Körperausrichtung. In der Neutralstellung ist der Körper natürlich und entspannt ausgerichtet. Die Wirbelsäule ist dabei nicht gerade, sondern in Halsregion, Brustbereich und Lendenbereich gebogen und somit maximal entlastet. Das Becken durch Kontraktion der entsprechenden Bauch- und Rückenmuskeln bewusst in die richtige Stellung zu bringen ist eine Methode, mit der sich die Wirbelsäule ausbalancieren lässt.
Eine Beckenkippung nach vorne bedeutet, dass sich die Lendenwirbelsäule stärker krümmt; eine Beckenkippung nach hinten verringert sie analog.

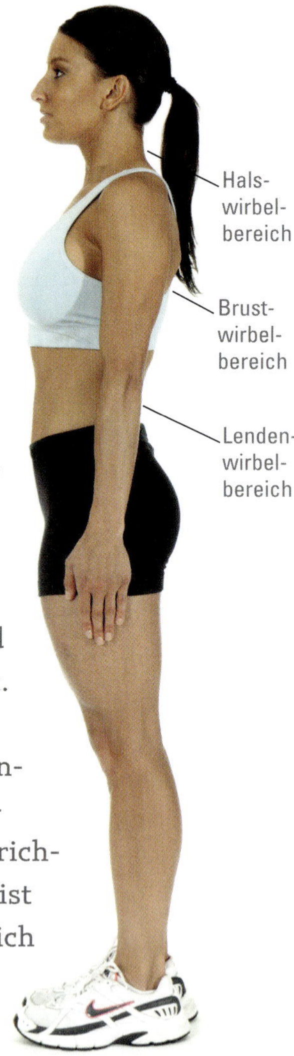

Für die neutrale Beckenposition bilden die Daumen auf den Hüftknochen und die Fingerspitzen auf dem Schambein ein Dreieck. Bei korrekter Ausrichtung von Becken und Wirbelsäule liegen die Beckenknochen auf einer Ebene.

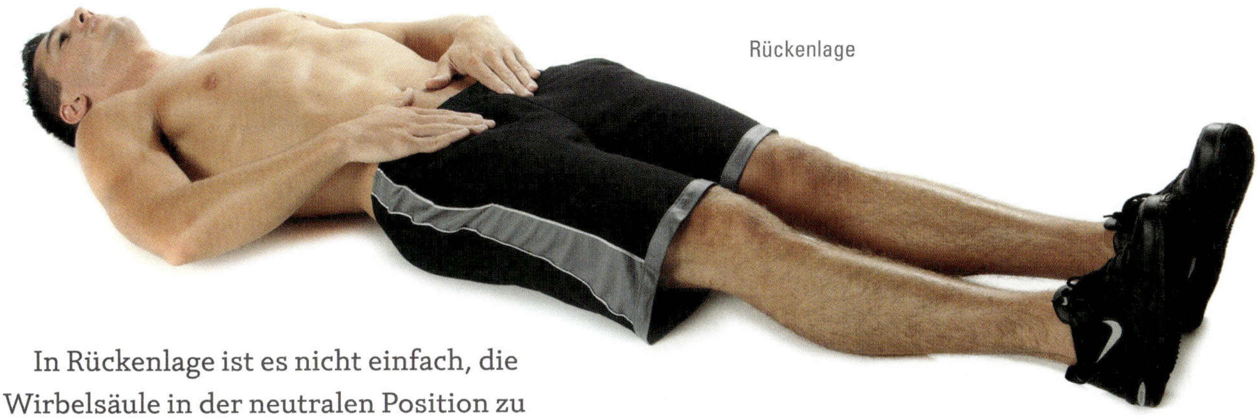
Rückenlage

In Rückenlage ist es nicht einfach, die Wirbelsäule in der neutralen Position zu halten. Die neutrale Beckenposition dafür findet man, indem man die Daumen auf die Hüftknochen und die Fingerspitzen auf das Schambein zwischen den Beinen legt. Die Beckenknochen sollten ein flaches Dreieck bilden, bei dem alle Ecken in einer Ebene liegen, ohne Seit- oder Rückneigung. Dies ist die Ausgangsposition für Übungen in Rückenlage. Bei Übungen in Bauchlage bringt man das Becken in die neutrale Position, indem man das Schambein Richtung Boden drückt, sodass die Lendenwirbelsäule flach wird oder der Bauch etwas vom Boden abhebt. Das Kinn wird zur Brust gezogen, sodass die Stirn am Boden aufliegt. Damit ist der Hals auf die Kräftigungsübungen vorbereitet. Diese Neutralstellung schützt Rücken und Nackenbereich und wirkt damit verletzungsvorbeugend. Gleichzeitig erhöht sie die Effektivität der Bewegung oder Übung.

Wenn die neutrale Position Schwierigkeiten bereitet oder während der Übung nicht gehalten werden kann, weist dies oft auf ein nicht zu unterschätzendes muskuläres oder posturales Ungleichgewicht hin. Hieraus können Verletzungen oder chronische Beschwerden entstehen. Teilweise führt ein solches Ungleichgewicht dazu, dass manche Muskeln nicht aktiviert werden, was die Bewegungen erschwert und die Leistung schmälert.

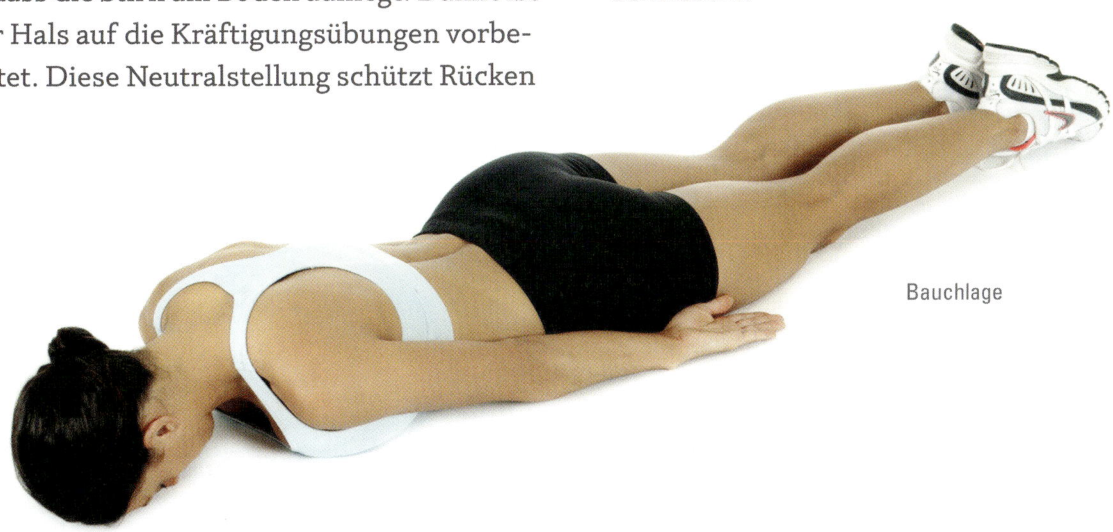
Bauchlage

ÜBERBLICK ÜBER DIE MUSKULATUR

VORDERSEITE

ERLÄUTERUNG

* steht für tiefe Muskeln.

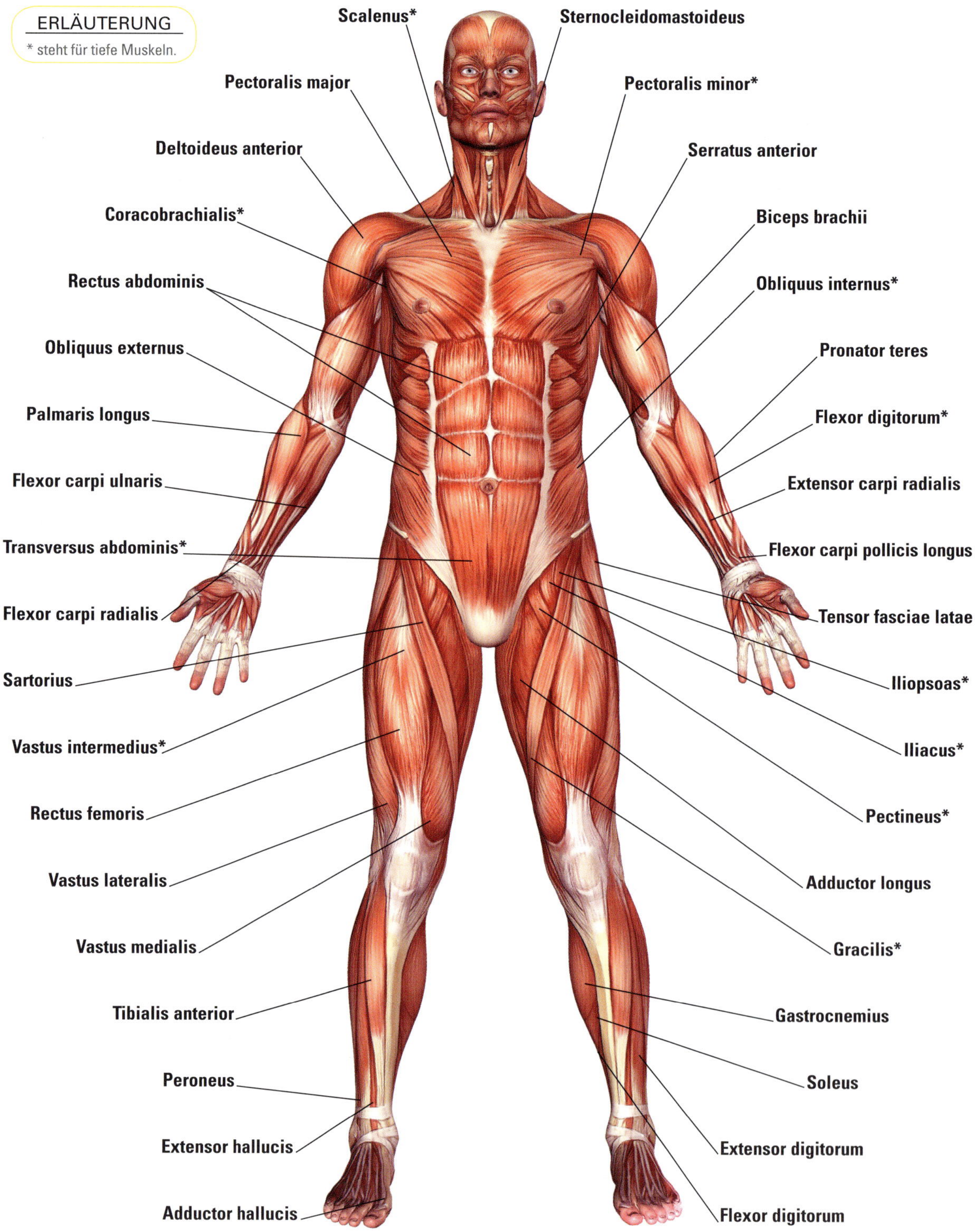

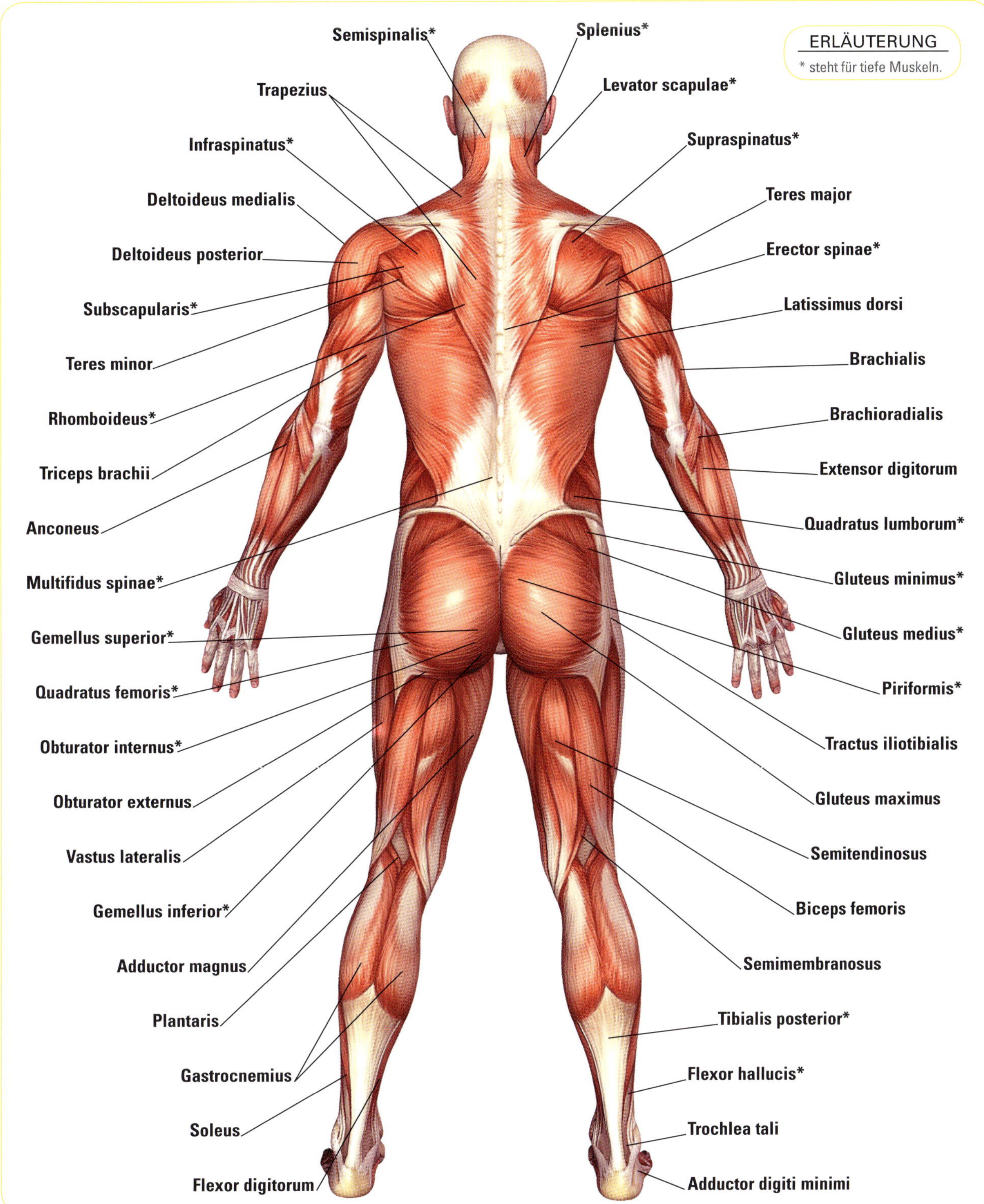

ERLÄUTERUNG
* steht für tiefe Muskeln.
Semispinalis*
Splenius*
Trapezius
Levator scapulae*
Infraspinatus*
Supraspinatus*
Deltoideus medialis
Teres major
Deltoideus posterior
Erector spinae*
Subscapularis*
Latissimus dorsi
Teres minor
Brachialis
Rhomboideus*
Brachioradialis
Triceps brachii
Extensor digitorum
Anconeus
Quadratus lumborum*
Multifidus spinae*
Gluteus minimus*
Gemellus superior*
Gluteus medius*
Quadratus femoris*
Piriformis*
Obturator internus*
Tractus iliotibialis
Obturator externus
Gluteus maximus
Vastus lateralis
Semitendinosus
Gemellus inferior*
Biceps femoris
Adductor magnus
Semimembranosus
Plantaris
Tibialis posterior*
Gastrocnemius
Flexor hallucis*
Soleus
Trochlea tali
Flexor digitorum
Adductor digiti minimi

DEHNÜBUNGEN

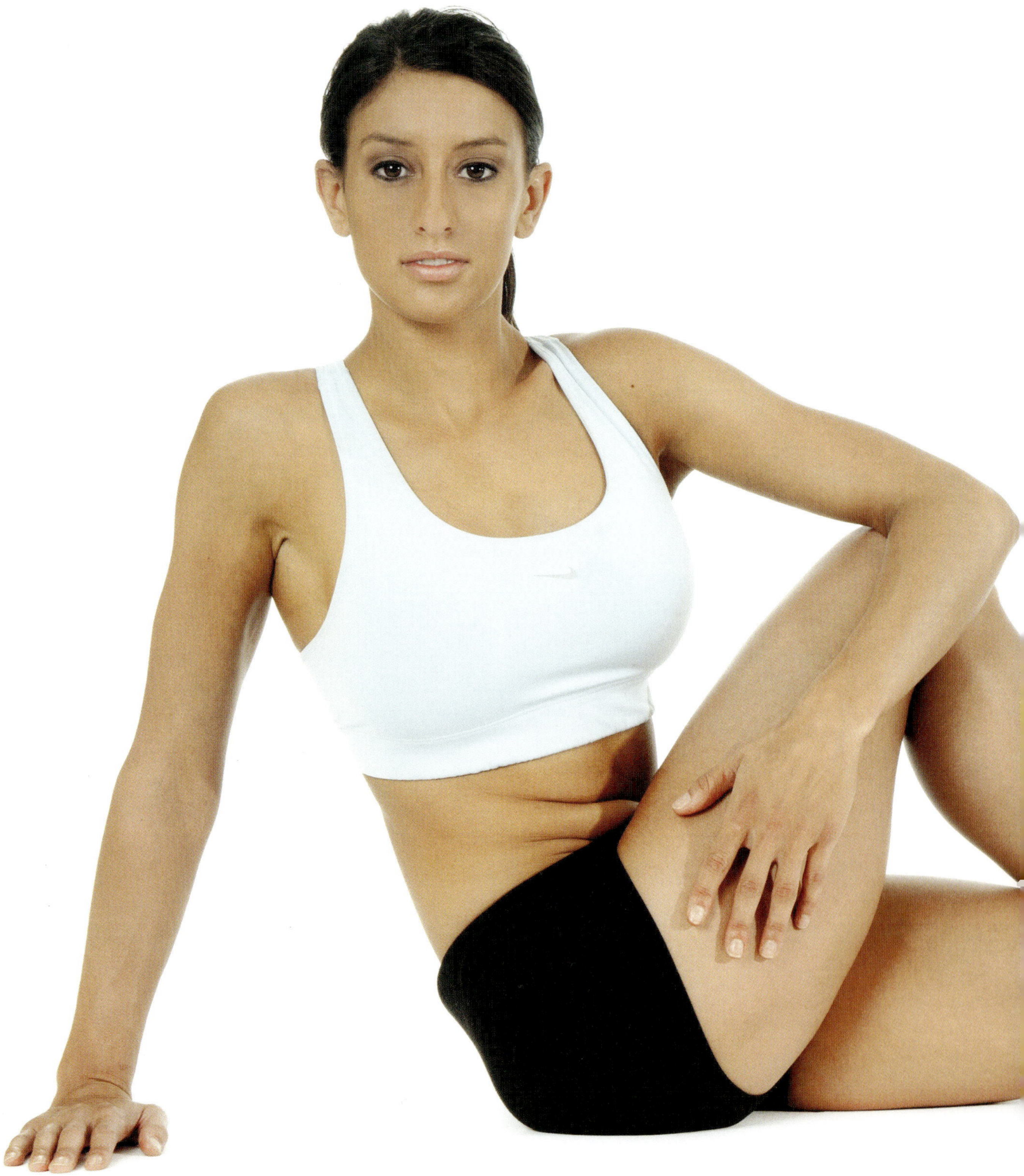

Bevor Sie mit dem Trainingsplan für die Körpermitte beginnen, ist es wie bei jedem Fitnesstraining wichtig, die Muskeln zu dehnen und aufzuwärmen. Dadurch vermeiden Sie Verletzungen und optimieren das Training für einen effektiven und sicheren Workout.

Dehnübungen sind am effektivsten, wenn die Muskeln bereits etwas aufgewärmt sind, daher ist ein kurzes, fünfminütiges Kardio-Training wie Laufen, Seilspringen, Radfahren oder Rudern die ideale Vorbereitung dafür. Mit den nachfolgenden Aufwärm-Dehnübungen aktivieren Sie dann die Muskeln, die für das Stabilisierungs- und Kräftigungstraining der Körpermitte benötigt werden.

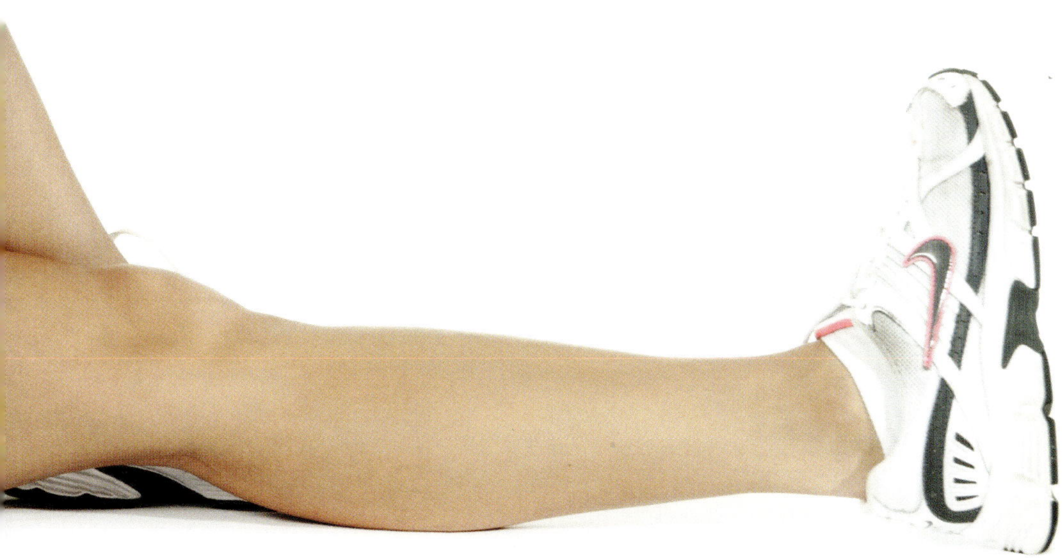

HALS- UND NACKENDEHNUNG

DEHNÜBUNGEN

1. Legen Sie eine Hand auf den Kopf und ziehen Sie das Kinn langsam zur Brust, bis Sie im hinteren Nackenbereich die Dehnung spüren.

2. Die Dehnung 15 Sekunden halten und die Übung dreimal wiederholen.

ÜBUNGSTIPPS

RICHTIG

- Schultermuskeln entspannt lassen

FALSCH

- stark mit der Hand ziehen – die Dehnung sollte sanft sein

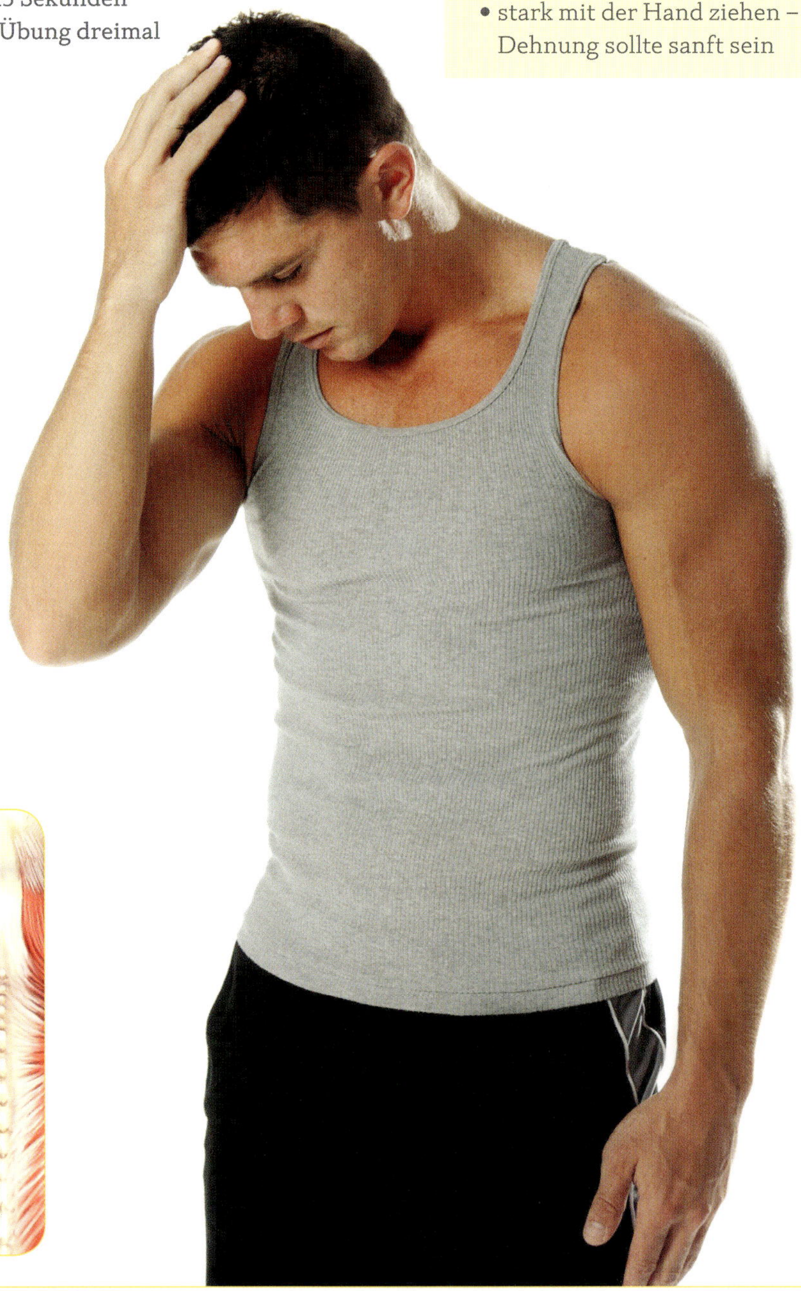

TRAINING

- Splenius
- Trapezius

ERLÄUTERUNG

Schwarzer Text steht für aktive Muskeln.

Grauer Text steht für stabilisierende Muskeln.

* steht für tiefe Muskeln.

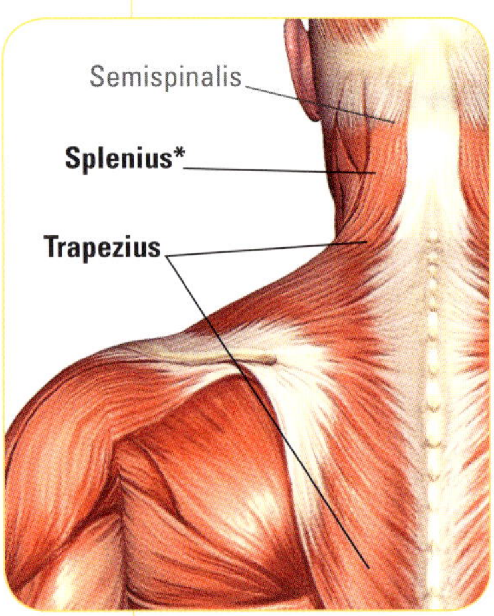

SEITLICHE HALSDEHNUNG

TRAINING

- Scalenus
- Sternocleidomastoideus
- Trapezius

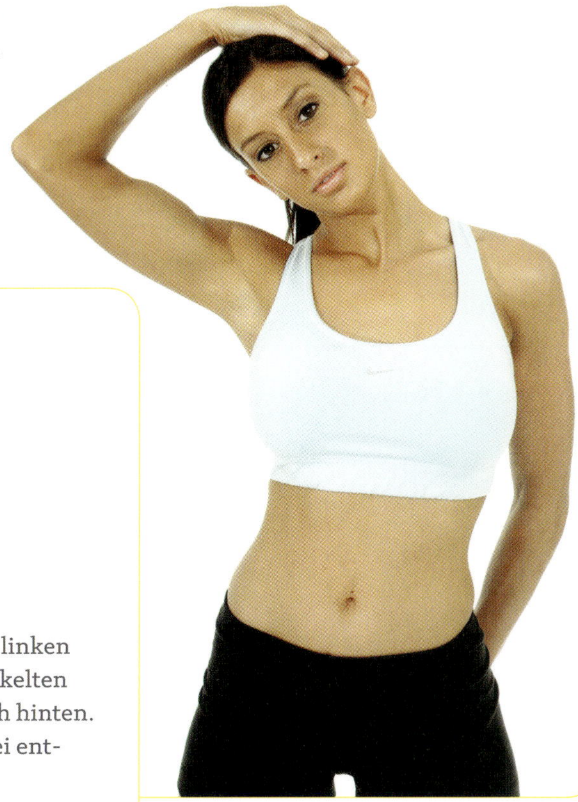

❶ Legen Sie die rechte Hand auf die linke Seite Ihres Kopfes.

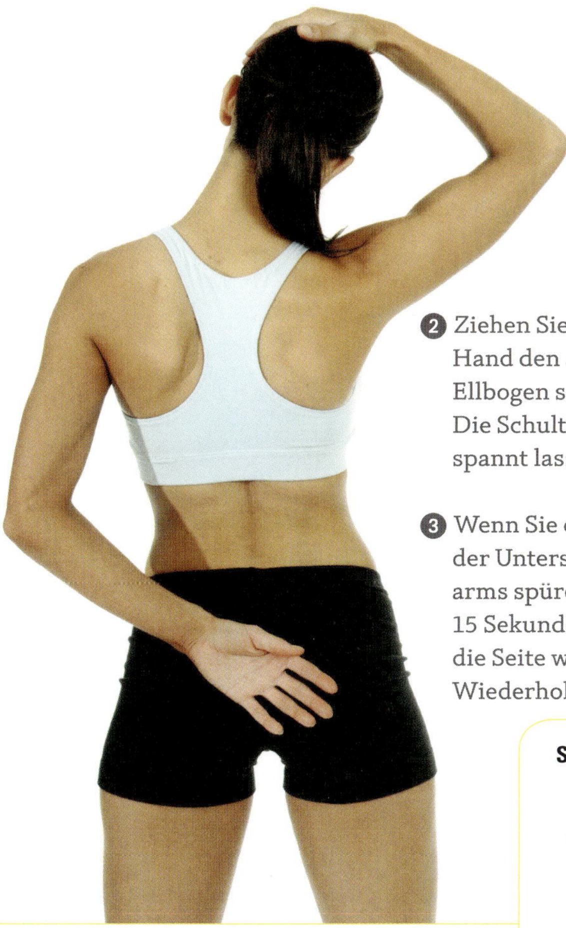

❷ Ziehen Sie mit der linken Hand den angewinkelten Ellbogen sanft nach hinten. Die Schultern dabei entspannt lassen.

❸ Wenn Sie die Dehnung auf der Unterseite des Oberarms spüren, die Spannung 15 Sekunden halten, dann die Seite wechseln. Drei Wiederholungen pro Seite.

ERLÄUTERUNG

Schwarzer Text steht für aktive Muskeln.

* steht für tiefe Muskeln.

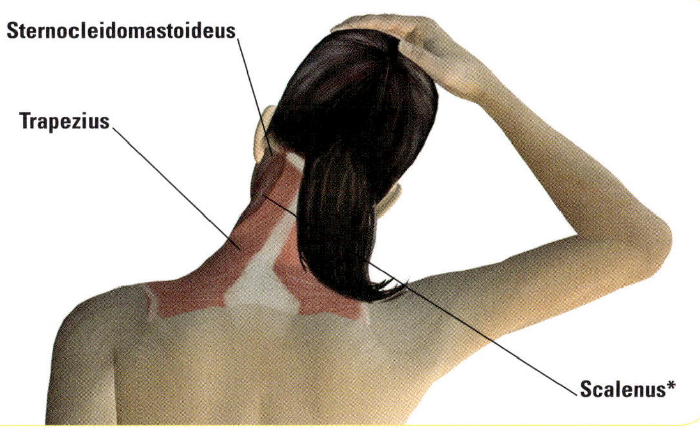

TRIZEPSDEHNUNG

DEHNÜBUNGEN

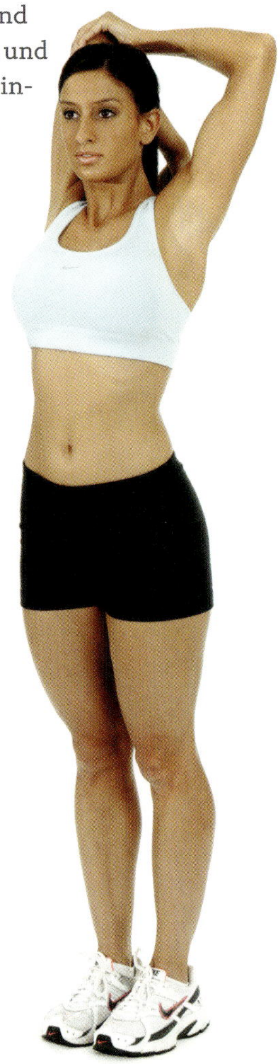

1 Heben Sie im Stand den rechten Arm und winkeln Sie ihn hinter dem Kopf ab.

TRAINING

- Triceps brachii
- Infraspinatus
- Teres major
- Teres minor

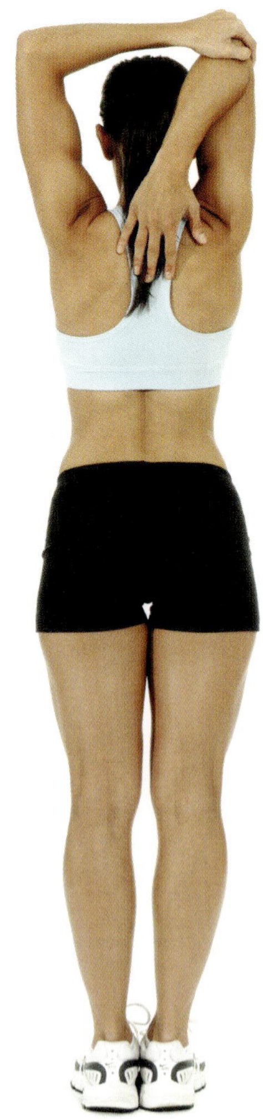

2 Ziehen Sie mit der linken Hand den angewinkelten Ellbogen sanft nach hinten. Die Schultern dabei entspannt lassen.

3 Wenn Sie die Dehnung auf der Unterseite des Oberarms spüren, die Spannung 15 Sekunden halten, dann die Seite wechseln. Drei Wiederholungen pro Seite.

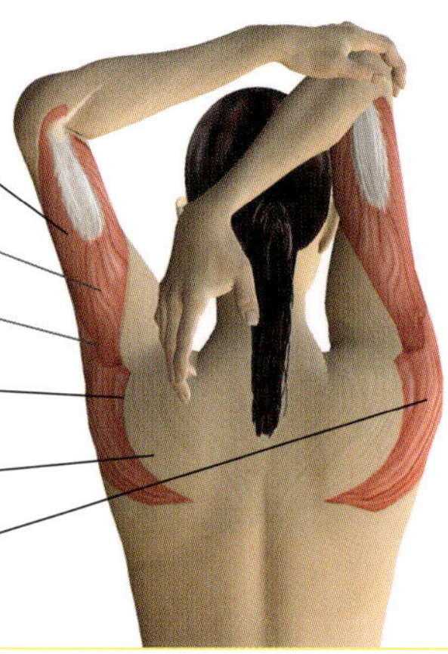

ERLÄUTERUNG

Schwarzer Text steht für aktive Muskeln.

Grauer Text steht für stabilisierende Muskeln.

* steht für tiefe Muskeln.

LATISSIMUSDEHNUNG

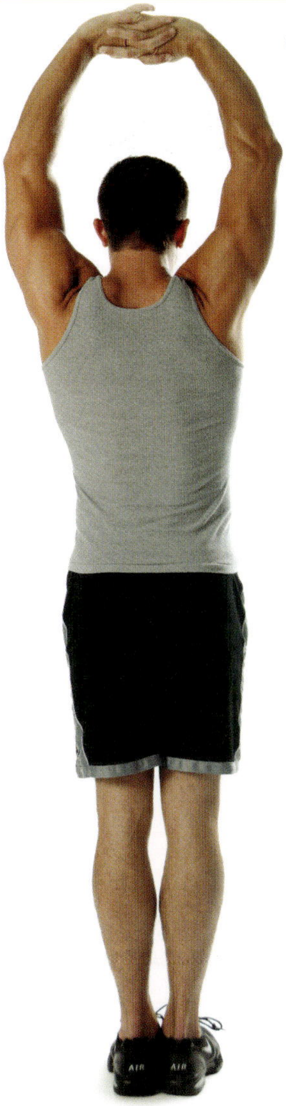

❶ Verschränken Sie die Hände über dem Kopf. Die Handflächen zeigen nach außen.

ERLÄUTERUNG

Schwarzer Text steht für aktive Muskeln.

* steht für tiefe Muskeln.

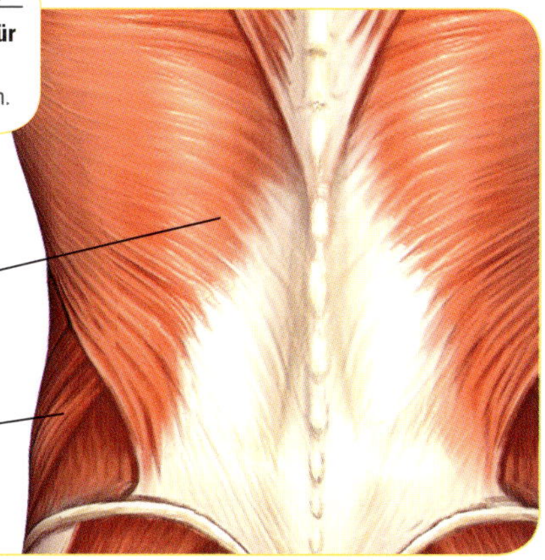

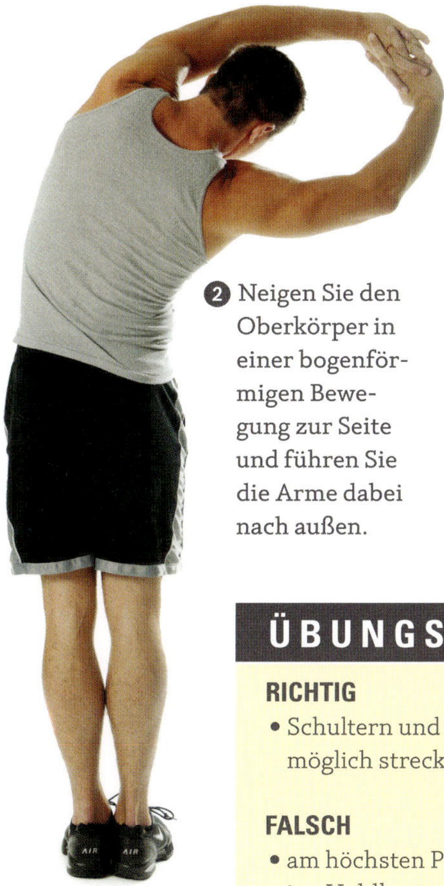

❷ Neigen Sie den Oberkörper in einer bogenförmigen Bewegung zur Seite und führen Sie die Arme dabei nach außen.

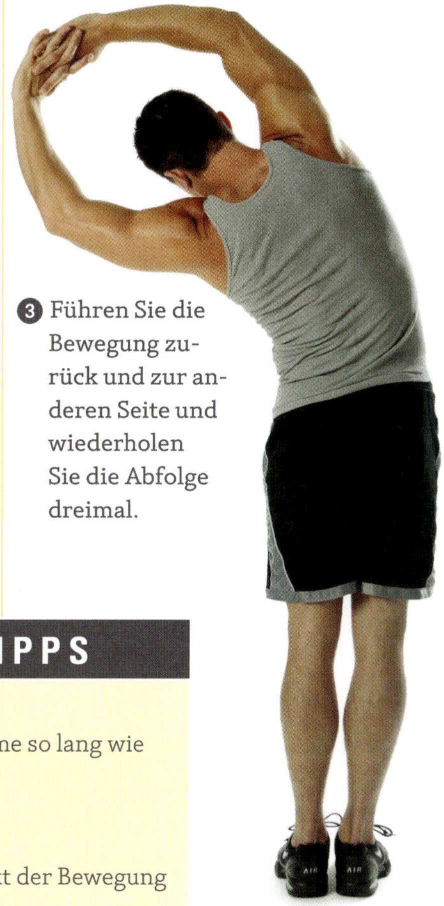

❸ Führen Sie die Bewegung zurück und zur anderen Seite und wiederholen Sie die Abfolge dreimal.

TRAINING

- Latissimus dorsi
- Obliquus internus

ÜBUNGSTIPPS

RICHTIG

- Schultern und Arme so lang wie möglich strecken

FALSCH

- am höchsten Punkt der Bewegung ins Hohlkreuz fallen

SCHULTERDEHNUNG

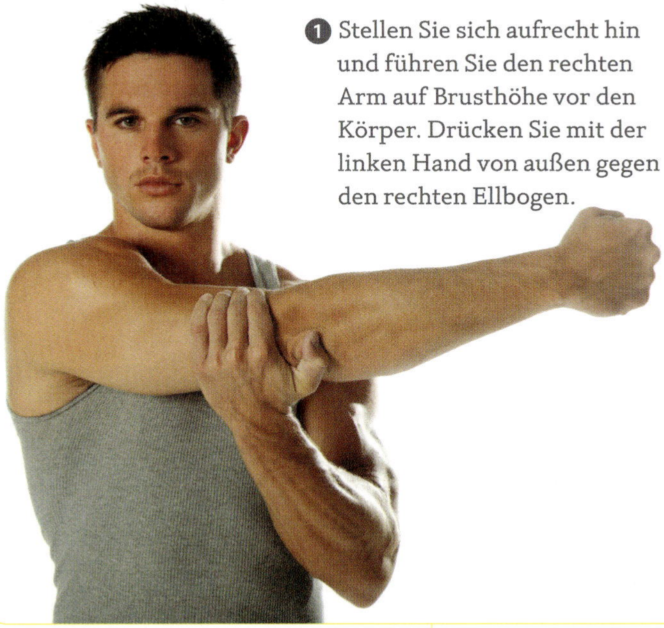

1 Stellen Sie sich aufrecht hin und führen Sie den rechten Arm auf Brusthöhe vor den Körper. Drücken Sie mit der linken Hand von außen gegen den rechten Ellbogen.

TRAINING

- Deltoideus
- Triceps brachii
- Obliquus externus
- Teres minor
- Infraspinatus

2 Halten Sie die Spannung 15 Sekunden, bevor Sie locker lassen. Dreimal pro Seite wiederholen.

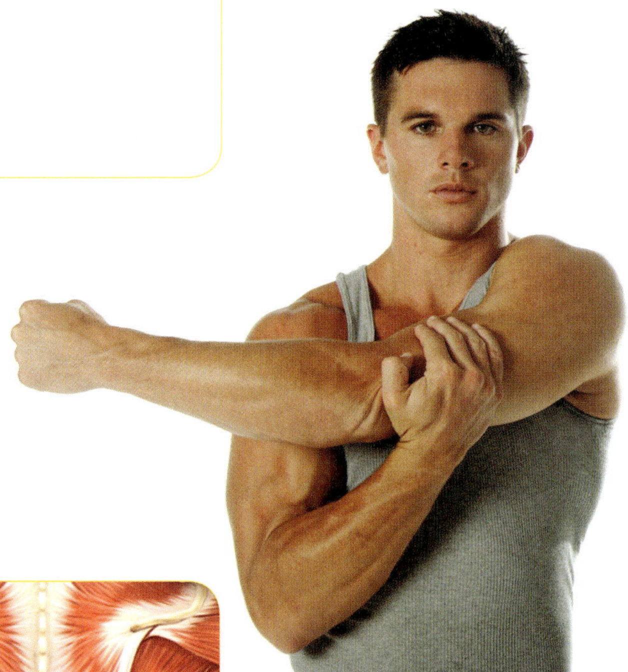

ÜBUNGSTIPPS

RICHTIG

- den Ellbogen gerade halten, während man mit der anderen Hand drückt

FALSCH

- die Schultern zu den Ohren hochziehen

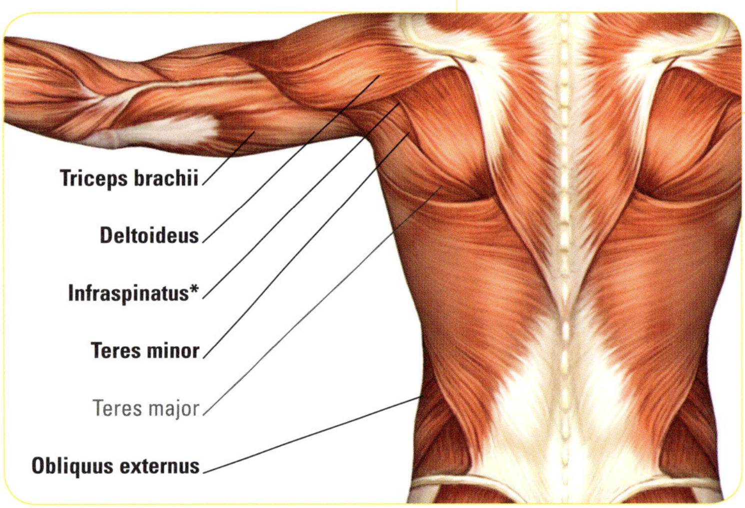

ERLÄUTERUNG

Schwarzer Text steht für aktive Muskeln.

Grauer Text steht für stabilisierende Muskeln.

* steht für tiefe Muskeln.

BRUSTDEHNUNG

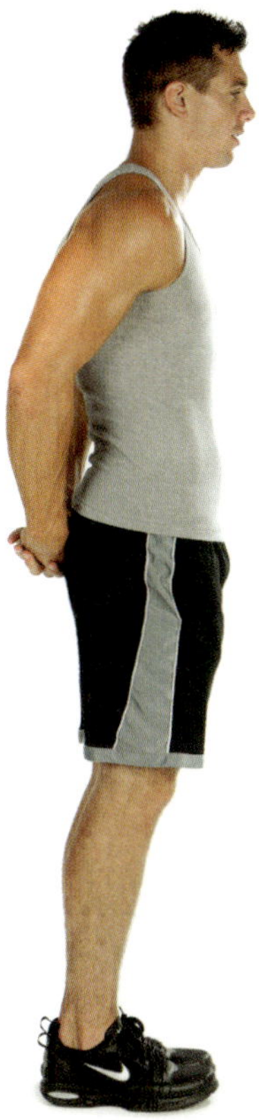

1 Stellen Sie sich aufrecht hin und verschränken Sie die Hände hinter dem Körper.

TRAINING

- Pectoralis major
- Pectoralis minor
- Deltoideus
- Biceps brachii

2 Heben Sie die Arme nach hinten-oben und ziehen Sie dabei die Schulterblätter zusammen. Die Ellbogen bleiben gestreckt.

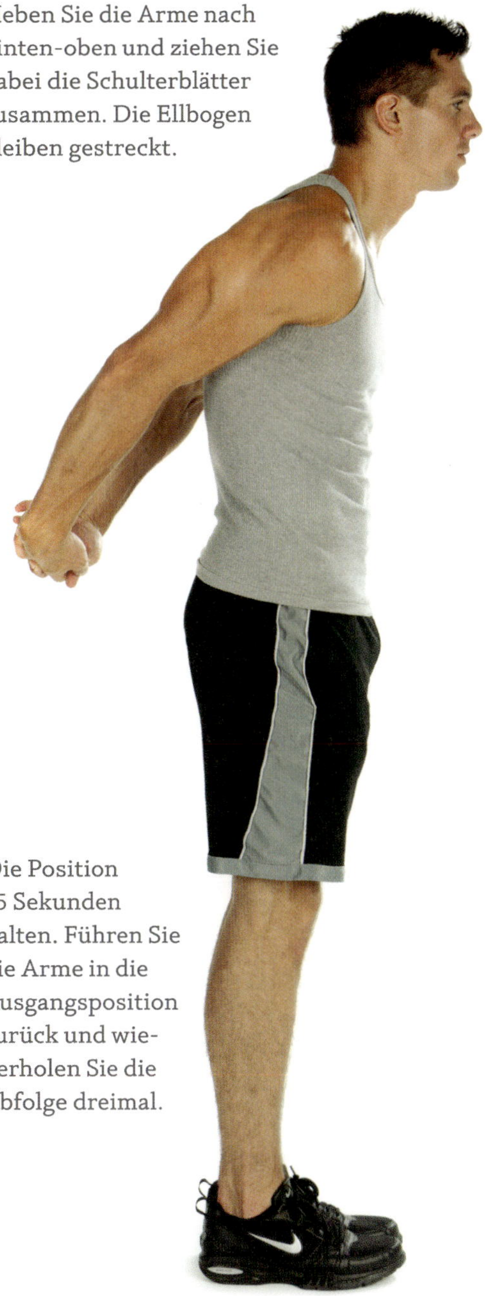

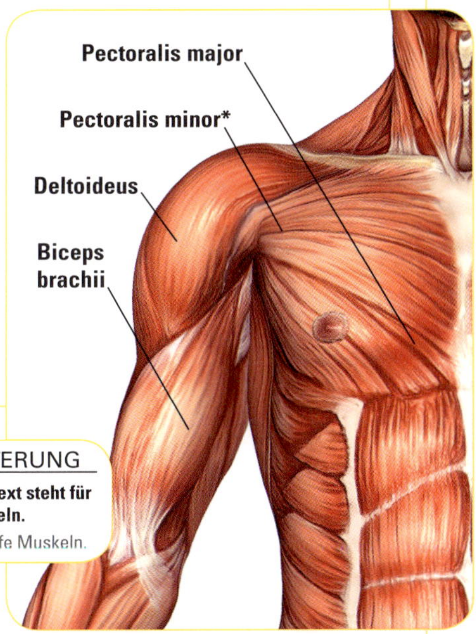

ERLÄUTERUNG

Schwarzer Text steht für aktive Muskeln.

* steht für tiefe Muskeln.

ÜBUNGSTIPPS

RICHTIG

- die Ellbogen während der Bewegung gerade halten
- die Handflächen beim Anheben der Arme nach außen drehen, um die Dehnung weiter zu verstärken

FALSCH

- den Oberkörper bei der Dehnung zu weit nach vorne beugen – dies kann dem Rücken schaden

3 Die Position 15 Sekunden halten. Führen Sie die Arme in die Ausgangsposition zurück und wiederholen Sie die Abfolge dreimal.

QUADRIZEPSDEHNUNG

DEHNÜBUNGEN

ÜBUNGSTIPPS

RICHTIG

- die Knie eng aneinander gepresst halten

FALSCH

- den Oberkörper zu weit nach vorne legen

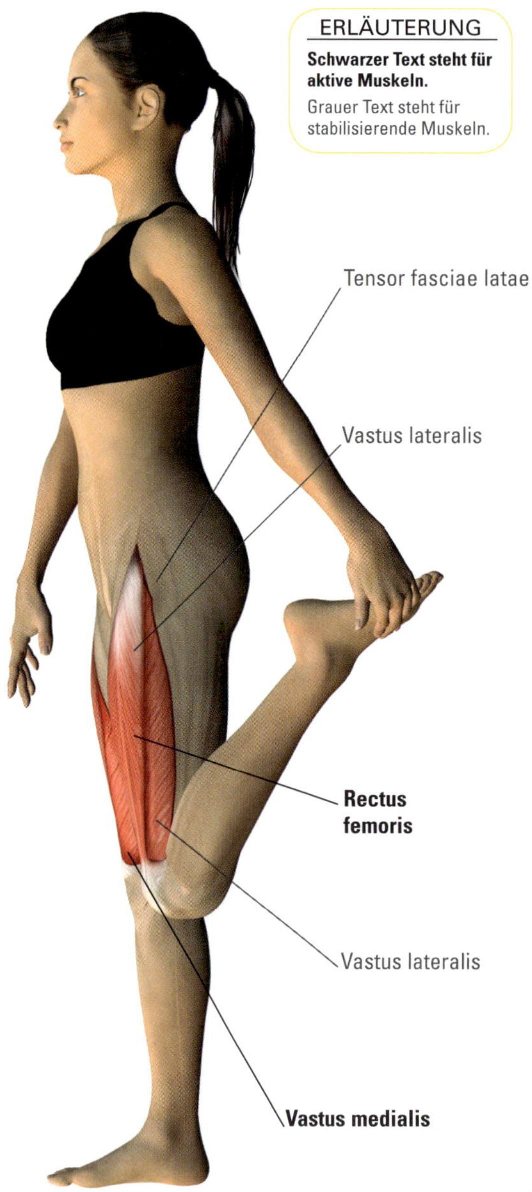

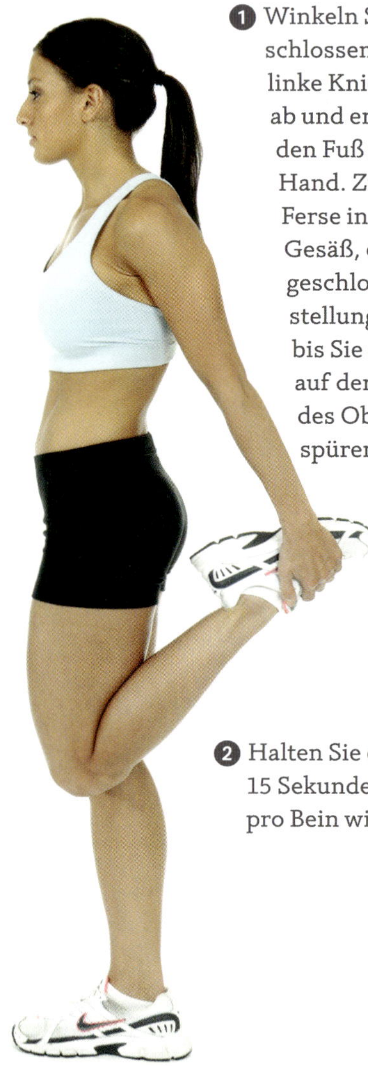

1. Winkeln Sie im geschlossenen Stand das linke Knie nach hinten ab und ergreifen Sie den Fuß mit der linken Hand. Ziehen Sie die Ferse in Richtung Gesäß, ohne die geschlossene Kniestellung aufzugeben, bis Sie die Dehnung auf der Vorderseite des Oberschenkels spüren.

2. Halten Sie die Spannung 15 Sekunden. Dreimal pro Bein wiederholen.

TRAINING

- Rectus femoris
- Vastus lateralis
- Vastus medialis
- Vastus intermedius

ILIOTIBIALTRAKTDEHNUNG

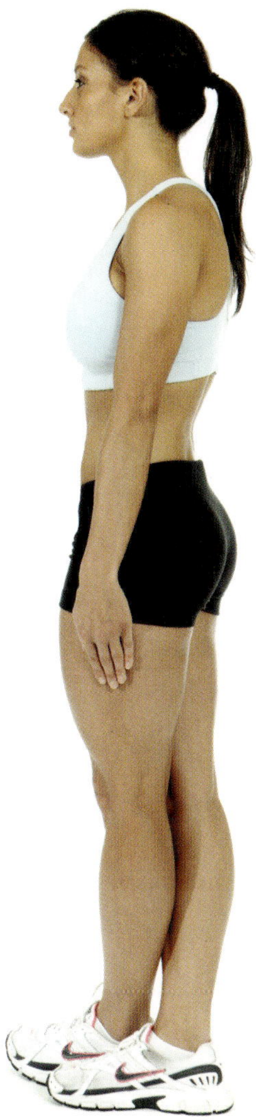

1 Kreuzen Sie im Stand das linke Bein vor das rechte.

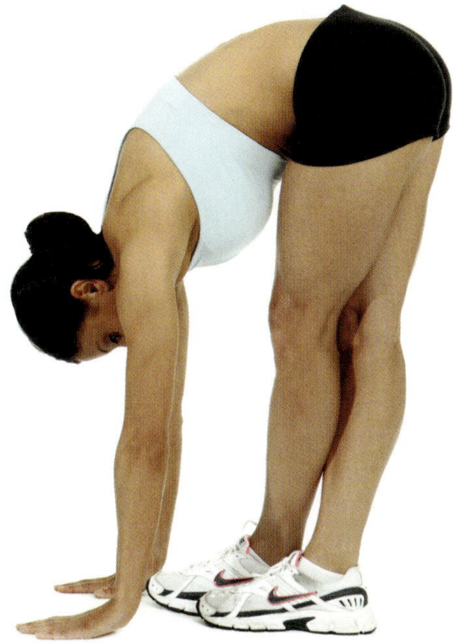

2 Neigen Sie bei gestreckten Knien den Oberkörper ab der Hüfte nach unten und versuchen Sie, mit den Händen zum Boden zu gelangen.

3 Halten Sie die Spannung 15 Sekunden, dann die Beinstellung wechseln. Mit jedem Bein dreimal wiederholen.

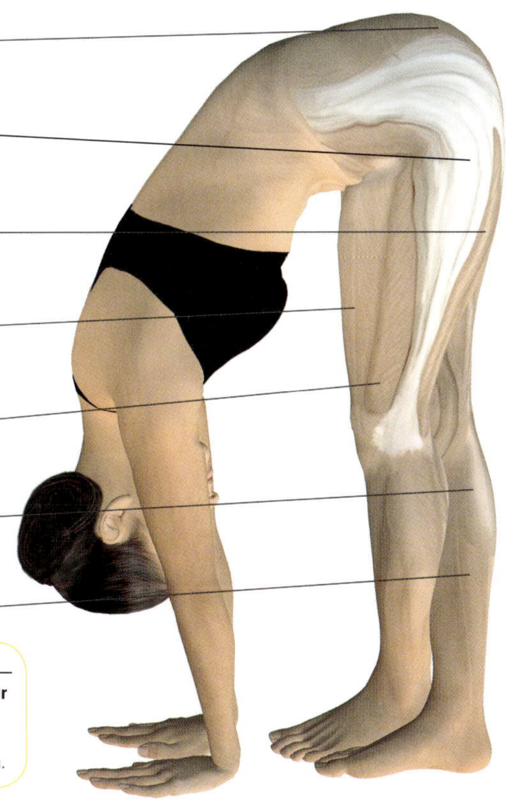

ERLÄUTERUNG

Schwarzer Text steht für aktive Muskeln.

Grauer Text steht für stabilisierende Muskeln.

TRAINING

- Tractus iliotibialis
- Biceps femoris
- Gluteus maximus
- Vastus lateralis

ADDUKTORENDEHNUNG

DEHNÜBUNGEN

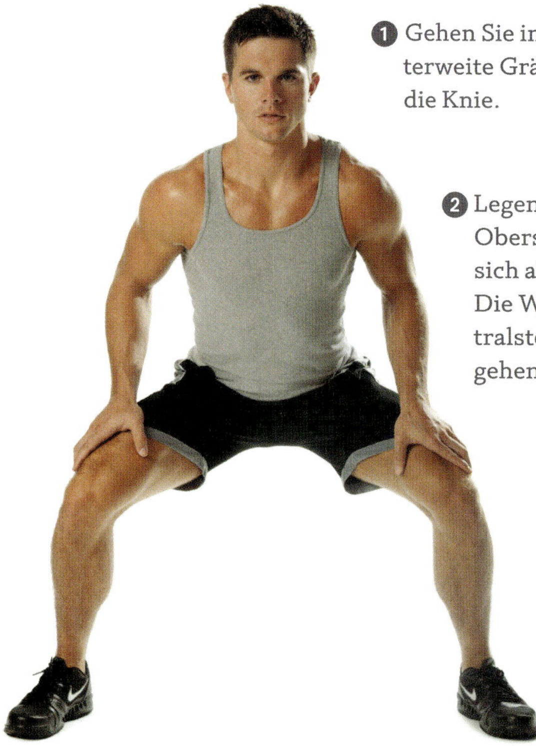

❶ Gehen Sie in eine mehr als schulterweite Grätsche und beugen Sie die Knie.

❷ Legen Sie die Hände auf die Oberschenkel und beugen Sie sich ab der Hüfte nach vorne. Die Wirbelsäule ist in Neutralstellung, die Schultern gehen etwas nach vorne.

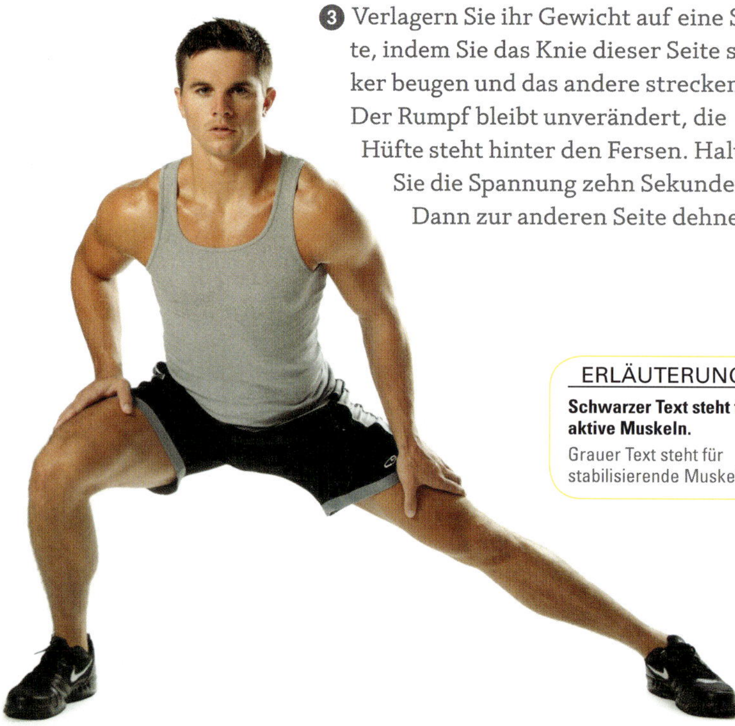

❸ Verlagern Sie ihr Gewicht auf eine Seite, indem Sie das Knie dieser Seite stärker beugen und das andere strecken. Der Rumpf bleibt unverändert, die Hüfte steht hinter den Fersen. Halten Sie die Spannung zehn Sekunden. Dann zur anderen Seite dehnen.

TRAINING

- Adductor longus
- Adductor magnus
- Peroneus
- Biceps femoris
- Semitendinosus
- Semimembranosus
- Piriformis

ÜBUNGSTIPPS

RICHTIG

- beim Wechsel auf die andere Seite die Rumpfstellung beibehalten
- Hals und Schultern locker lassen
- mit den Händen auf den Oberschenkeln die Körperhaltung unterstützen

FALSCH

- den Rücken rund machen
- mit den Füßen rutschen oder vom Boden abheben
- die Knie bei der Bewegung über die Zehenspitzen führen

ERLÄUTERUNG

Schwarzer Text steht für aktive Muskeln.

Grauer Text steht für stabilisierende Muskeln.

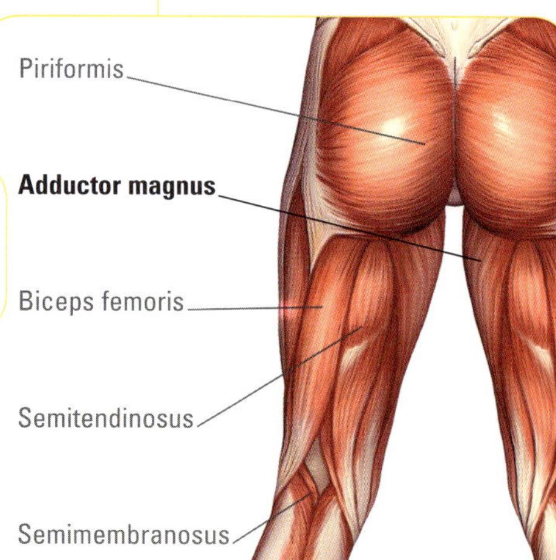

HÜFTBEUGERDEHNUNG

❶ Nehmen Sie im Kniestand das rechte Bein nach vorne, sodass das rechte Knie weniger als 90 Grad abgewinkelt ist.

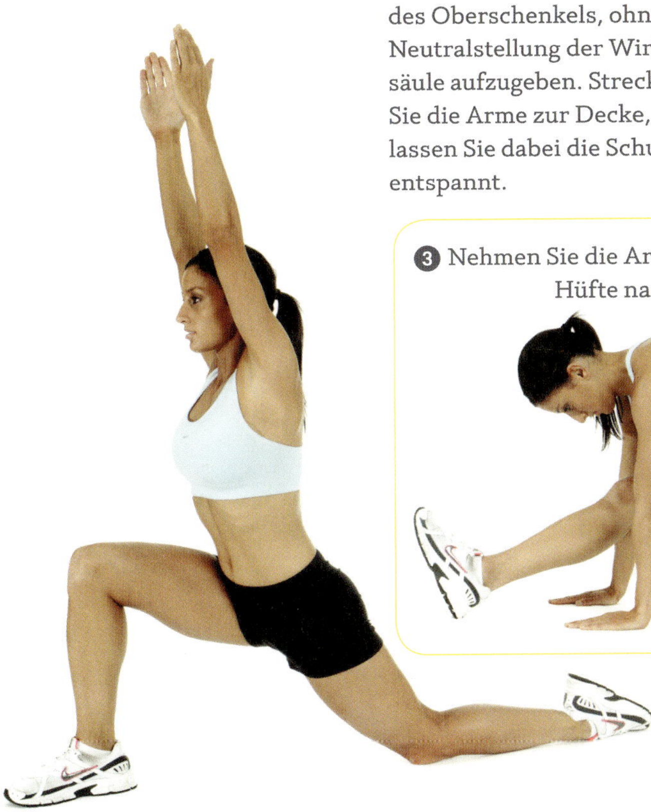

❷ Nehmen Sie den Rumpf nach vorne, indem Sie das rechte Knie Richtung Zehen führen. Drücken Sie die rechte Hüfte nach vorne und unten und dehnen Sie so die Oberseite des Oberschenkels, ohne die Neutralstellung der Wirbelsäule aufzugeben. Strecken Sie die Arme zur Decke, aber lassen Sie dabei die Schultern entspannt.

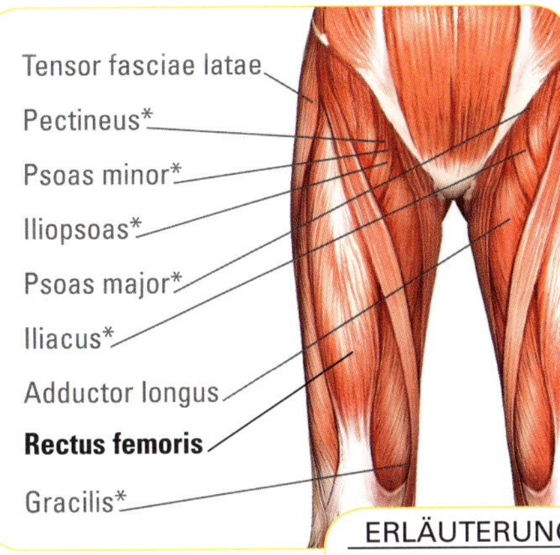

ERLÄUTERUNG

Schwarzer Text steht für aktive Muskeln.

Grauer Text steht für stabilisierende Muskeln.

* steht für tiefe Muskeln.

❸ Nehmen Sie die Arme nach unten und bewegen Sie die Hüfte nach hinten. Strecken Sie das rechte Bein und beugen Sie den Oberkörper nach vorne. Stützen Sie sich dabei mit den Händen am Boden ab.

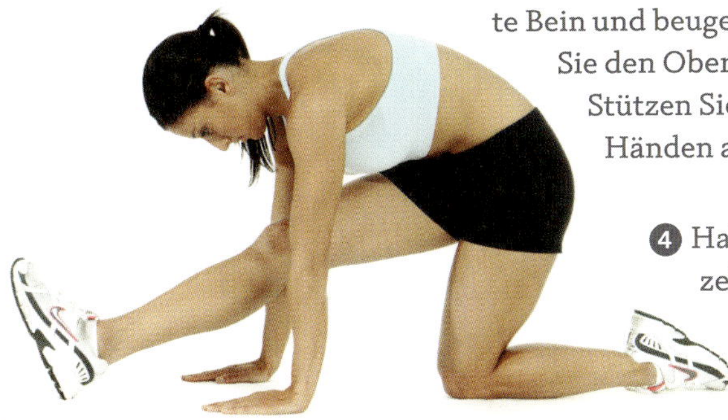

❹ Halten Sie die Spannung zehn Sekunden. Die Übung mit jedem Bein fünfmal wiederholen.

VARIANTE

Anspruchsvoller: Heben Sie bei der Dehnung nach hinten das Knie vom Boden und strecken Sie das hintere Bein. Die Hände bleiben am Boden liegen.

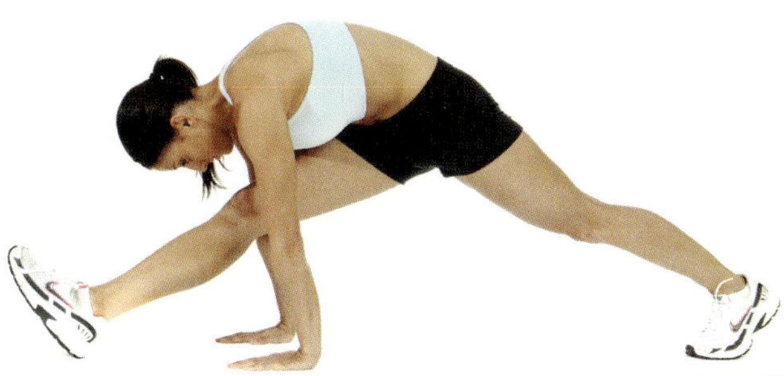

ÜBUNGSTIPPS

RICHTIG

- Schultern, Hals und Nacken locker lassen
- den Körper bei der Dehnung in einer Einheit bewegen

FALSCH

- das vordere Knie bewegt sich vor das Standbein
- das Becken drehen
- das Knie des hinteren Beins nach außen drehen

TRAINING

- Iliacus
- Iliopsoas
- Biceps femoris
- Rectus femoris

WIRBELSÄULENDEHNUNG

DEHNÜBUNGEN

❶ Legen Sie sich auf den Rücken, strecken Sie das linke Bein aus und stellen Sie den rechten Fuß auf das linke Schienbein.

TRAINING

- Quadratus lumborum
- Erector spinae
- Vastus lateralis
- Tractus iliotibialis
- Tensor fasciae latae

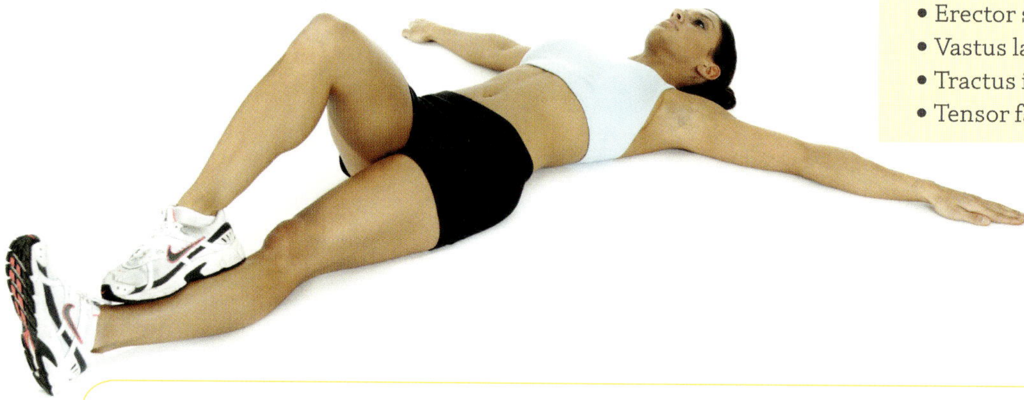

❷ Führen Sie das rechte Bein langsam über die Körpermittellinie zur anderen Seite, bis Sie die Dehnung im unteren Rücken und hinteren Oberschenkel spüren. Dehnen Sie nur so weit, dass die Schultern am Boden liegen bleiben.

❸ Halten Sie die Spannung 15 Sekunden. Dreimal auf jeder Seite wiederholen.

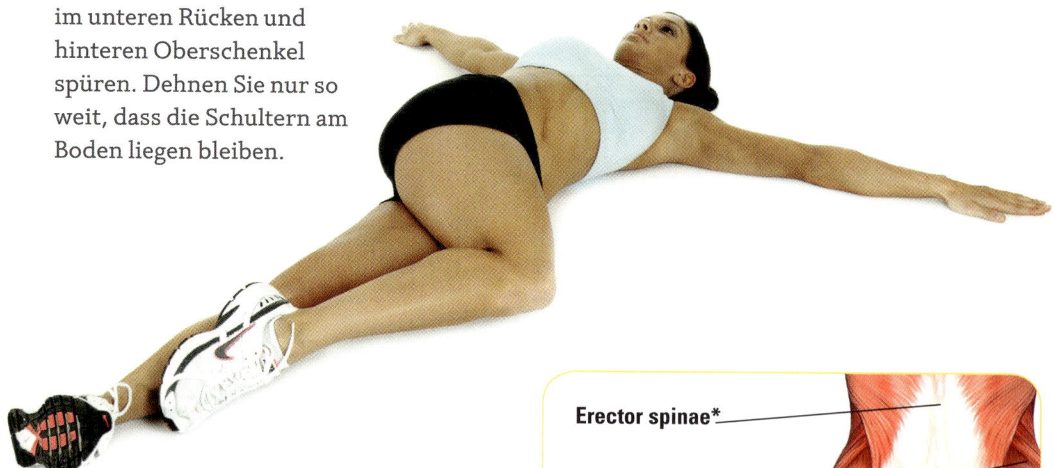

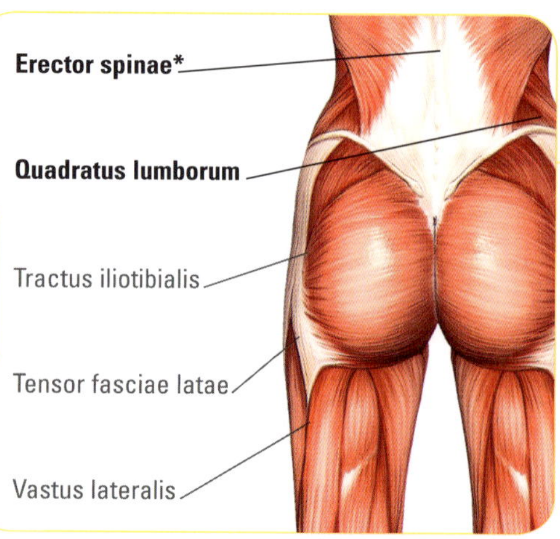

ERLÄUTERUNG

Schwarzer Text steht für aktive Muskeln.
Grauer Text steht für stabilisierende Muskeln.
* steht für tiefe Muskeln.

ÜBUNGSTIPPS

RICHTIG
- den unteren Rückenbereich locker lassen

FALSCH
- die Schultern vom Boden abheben

LENDENWIRBELDEHNUNG

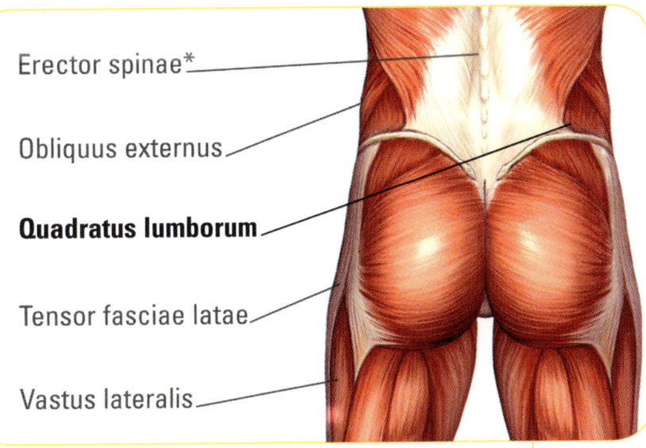

ERLÄUTERUNG

Schwarzer Text steht für aktive Muskeln.

Grauer Text steht für stabilisierende Muskeln.

* steht für tiefe Muskeln.

1. Legen Sie sich flach auf den Rücken. Stellen Sie die Beine auf und halten Sie dabei Füße und Knie geschlossen.

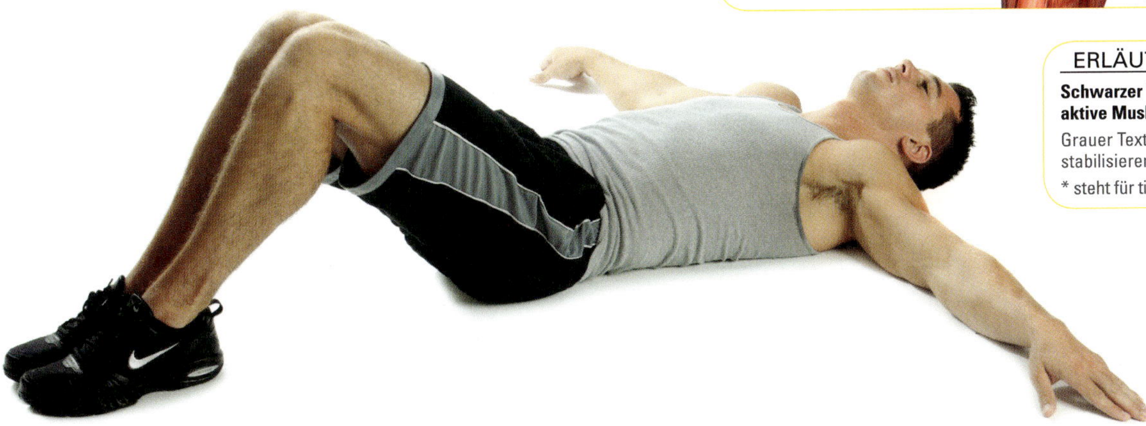

2. Führen Sie beide Knie langsam zur Seite, bis Sie die Dehnung im unteren Rücken und in der Hüfte spüren, oder bis die Knie den Boden berühren. Zehnmal pro Seite wiederholen.

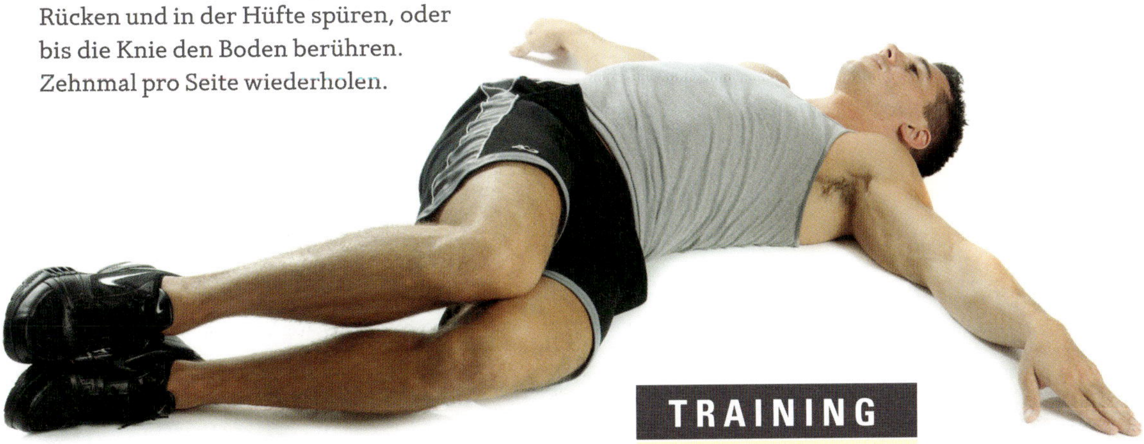

TRAINING

- Quadratus lumborum
- Erector spinae
- Obliquus externus

PIRIFORMISDEHNUNG

DEHNÜBUNGEN

1 Legen Sie sich mit angewinkelten Knien auf den Rücken.

2 Führen Sie das linke Sprunggelenk vor das rechte Knie und legen Sie es auf dem Oberschenkel ab. Umfassen Sie diesen mit beiden Händen.

ÜBUNGSTIPPS

RICHTIG

- die Hüfte entspannen, damit die Dehnung intensiver wird
- die Dehnung langsam ausführen

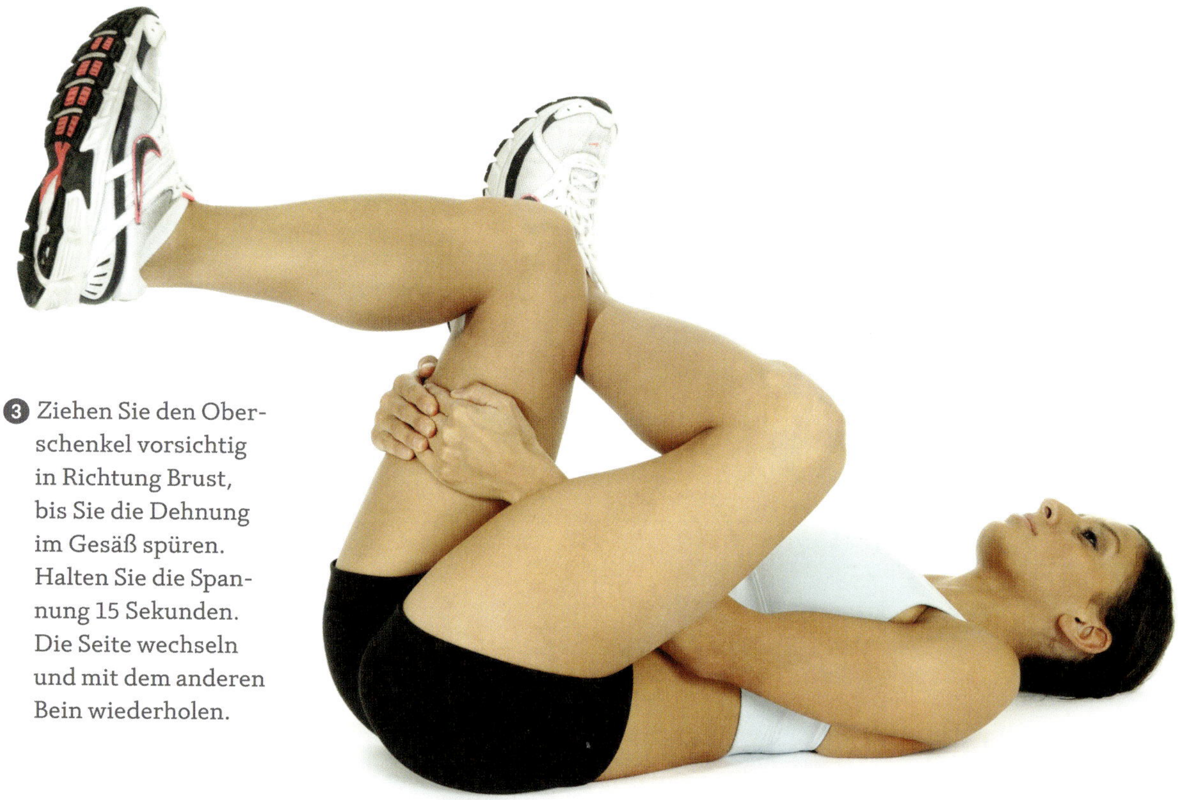

3 Ziehen Sie den Oberschenkel vorsichtig in Richtung Brust, bis Sie die Dehnung im Gesäß spüren. Halten Sie die Spannung 15 Sekunden. Die Seite wechseln und mit dem anderen Bein wiederholen.

TRAINING

- Piriformis
- Gluteus maximus
- Gluteus medius

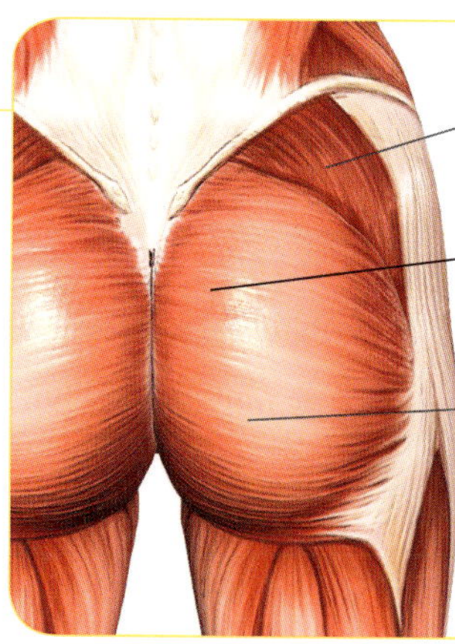

ERLÄUTERUNG

Schwarzer Text steht für aktive Muskeln.

Grauer Text steht für stabilisierende Muskeln.

* steht für tiefe Muskeln.

HÜFTDEHNUNG

1. Winkeln Sie im Sitzen das rechte Knie an und stellen Sie es über das linke, gestreckte Bein. Stellen Sie den Fuß des angewinkelten Beins fest auf den Boden.

2. Legen Sie den linken Arm von außen auf den aufgestellten Oberschenkel, sodass Sie sich für die Rumpfdrehung darauf aufstützen können. Stützen Sie sich mit der rechten Hand am Boden ab.

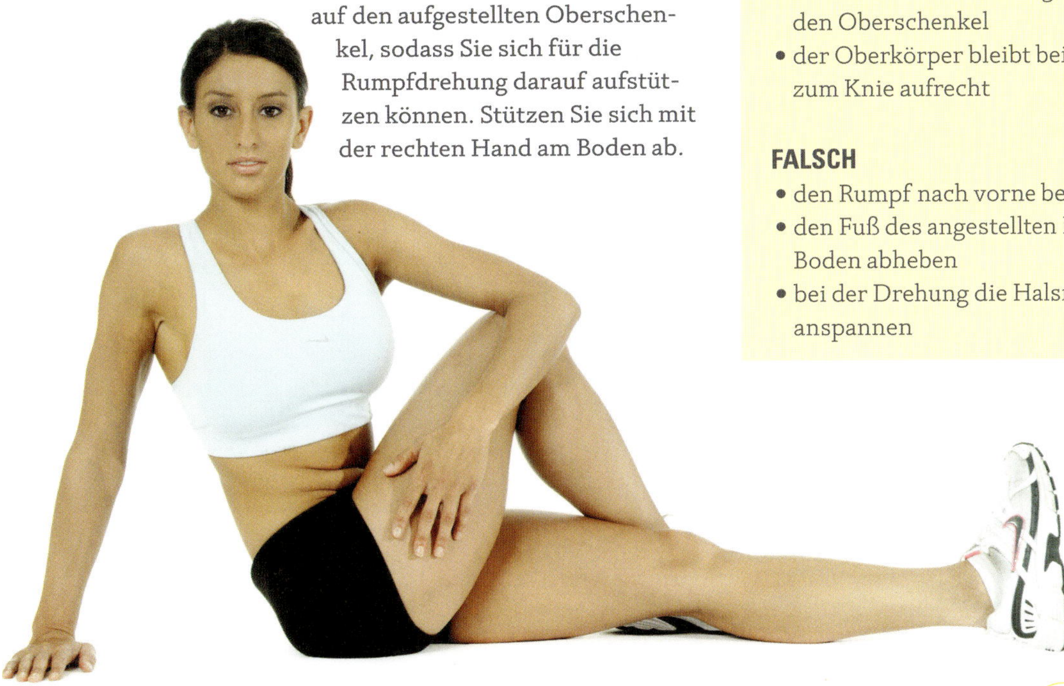

3. Drehen Sie den Oberkörper zum aufgestellten Bein, ohne das Becken mit zu drehen.

4. Halten Sie die Spannung 30 Sekunden. Dann langsam locker lassen und fünfmal pro Seite wiederholen.

ÜBUNGSTIPPS

RICHTIG

- Hals, Nacken und Schultern locker lassen
- die aktive Hand drückt gleichmäßig auf den Oberschenkel
- der Oberkörper bleibt bei der Drehung zum Knie aufrecht

FALSCH

- den Rumpf nach vorne beugen
- den Fuß des angestellten Beins vom Boden abheben
- bei der Drehung die Halsmuskeln anspannen

ERLÄUTERUNG

Schwarzer Text steht für aktive Muskeln.

Grauer Text steht für stabilisierende Muskeln.

* steht für tiefe Muskeln.

TRAINING

- Obliquus internus
- Obliquus externus
- Quadratus lumborum
- Multifidus spinae
- Tractus iliotibialis
- Gluteus maximus
- Gluteus medius
- Piriformis

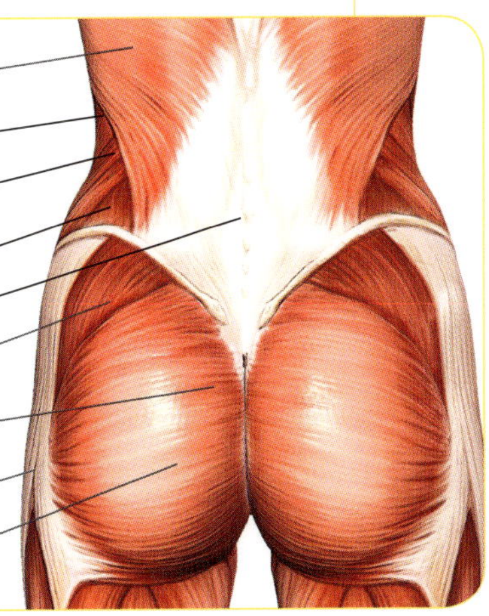

OBERSCHENKELDEHNUNG

DEHNÜBUNGEN

❶ Legen Sie sich auf den Rücken und winkeln Sie beide Knie an. Die Füße stehen flach auf dem Boden.

❷ Umfassen Sie das rechte Bein hinter dem Knie und ziehen Sie es zur Brust.

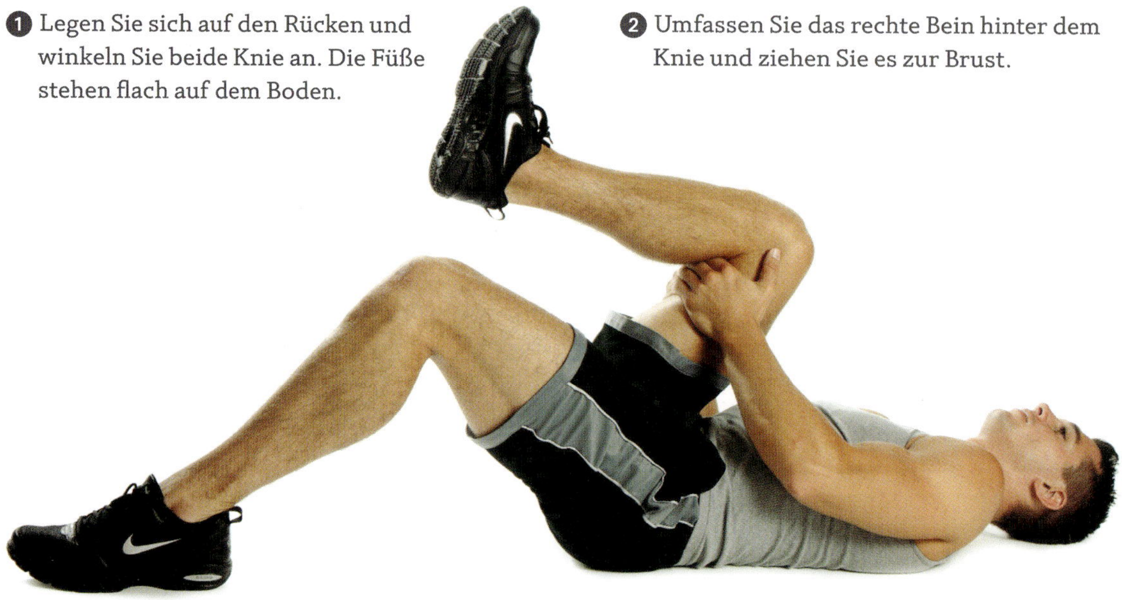

❸ Ziehen Sie die Zehen des hochgenommenen Beins an und spannen Sie den Quadrizeps an, um die Beinstreckung nach oben einzuleiten.

❹ Strecken Sie das Bein nach oben und ziehen Sie es noch näher zur Brust. Zehnmal pro Seite wiederholen.

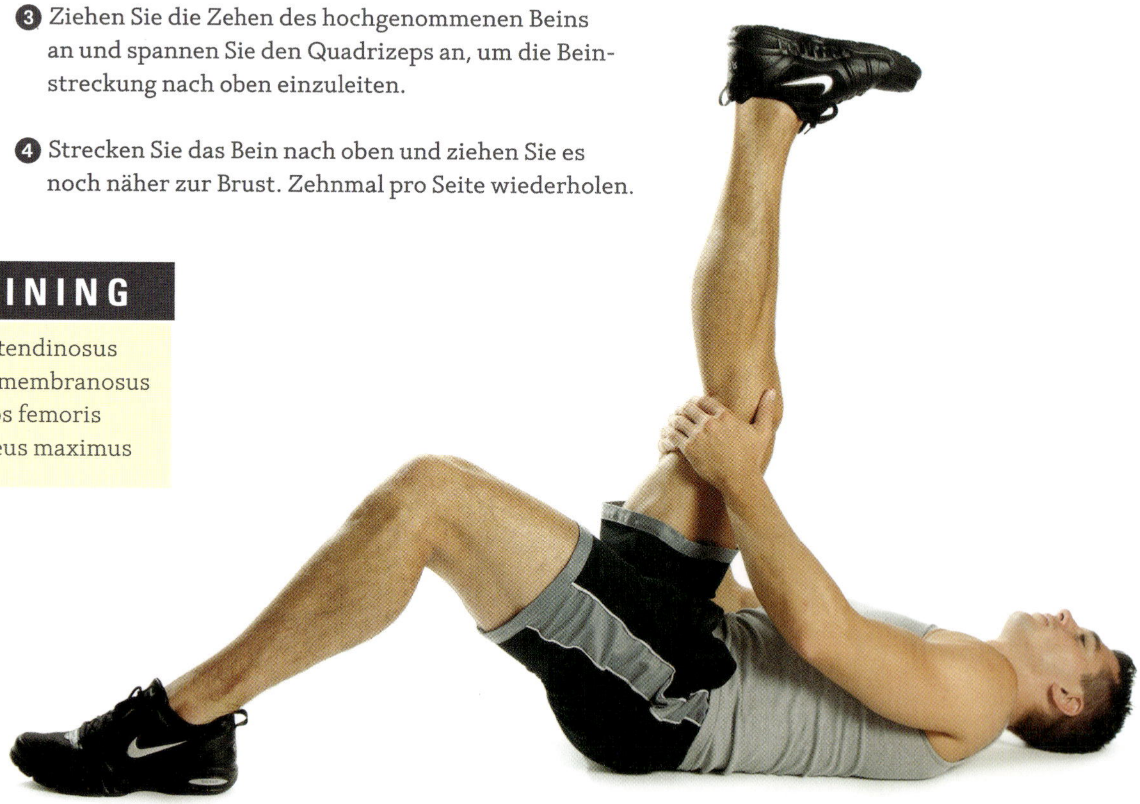

TRAINING

- Semitendinosus
- Semimembranosus
- Biceps femoris
- Gluteus maximus

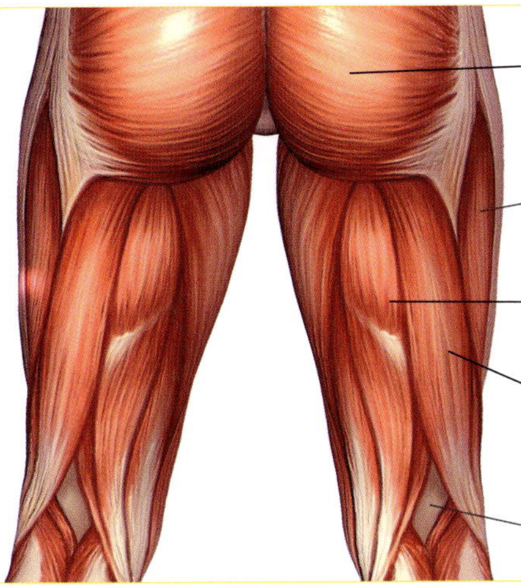

ERLÄUTERUNG

Schwarzer Text steht für aktive Muskeln.
Grauer Text steht für stabilisierende Muskeln.

ÜBUNGSTIPPS

RICHTIG
- das Knie bleibt während der ganzen Übung zur Brust gezogen
- Hals, Nacken und Schultern bleiben locker
- die Zehen sind angezogen

FALSCH
- Schultern und Kopf nach oben aufrollen
- die neutrale Stellung des Stützbeins verändern

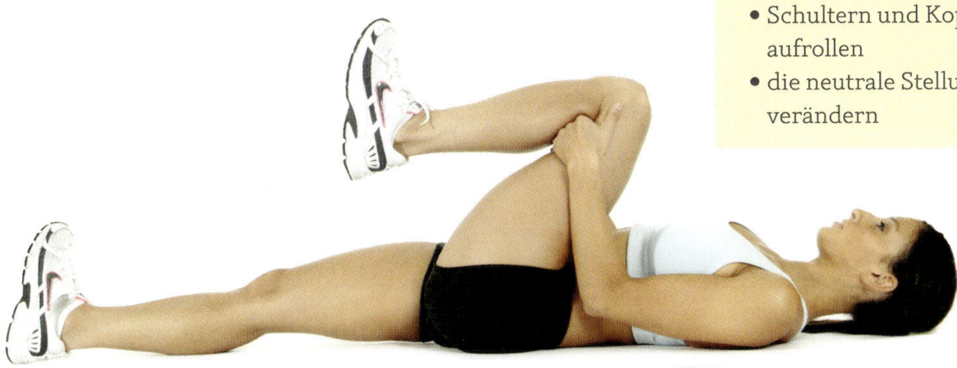

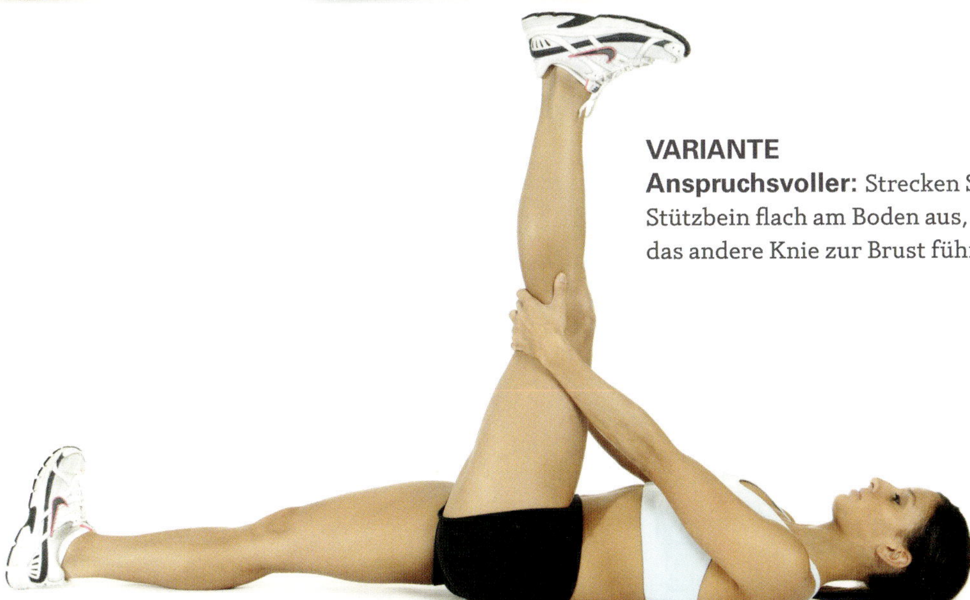

VARIANTE
Anspruchsvoller: Strecken Sie das Stützbein flach am Boden aus, bevor Sie das andere Knie zur Brust führen.

STABILISIERUNGSÜBUNGEN

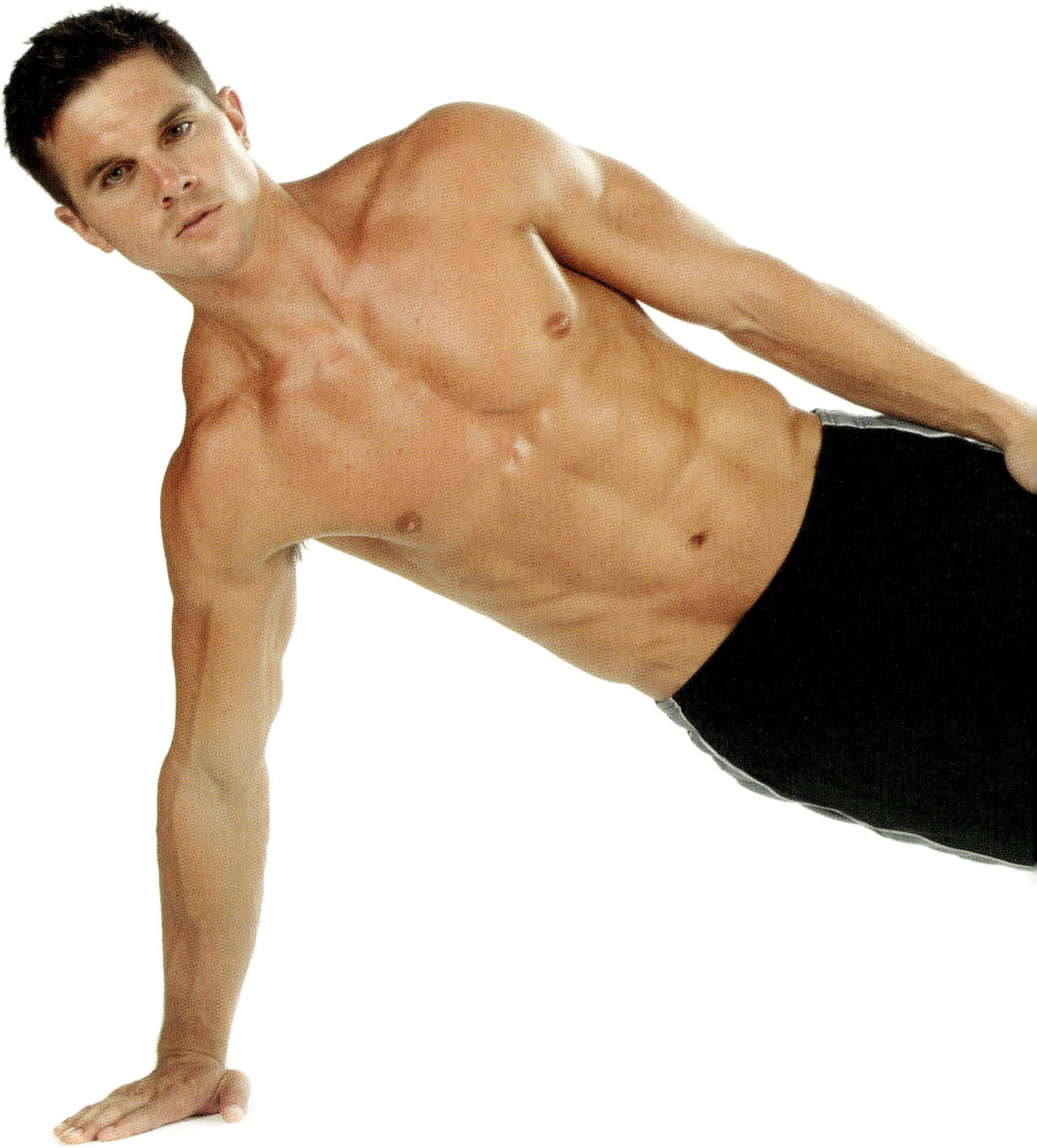

Stabilität und Kraft sind zwei Begriffe, die häufig als Synonyme verwendet werden, wenn es um Core Training geht. Dennoch unterscheiden sie sich ziemlich voneinander. Um die Stabilität der Körpermitte zu erhöhen, zielt man im Training darauf ab, die Lendenwirbelsäule durch Aktivierung der Bauchmuskulatur und der tiefen Haltemuskulatur möglichst ruhig zu halten. Die Wirbelsäule selbst führt bei diesen Übungen also keine Bewegung aus, sondern soll in der neutralen Stellung bleiben. Wenn es darum geht, mehr Kraft in der Körpermitte aufzubauen, bewegt sich die Lendenwirbelsäule, um die Bauchmuskulatur und die tiefe Haltemuskulatur aktiv zu trainieren, wie beispielsweise bei Crunches. Durch Übungen für die Stabilität versucht man im Wesentlichen, die Ausdauerkraft der Körpermitte sowie die Muskelkontrolle zur korrekten Ausführung jeder Übung zu erhöhen.

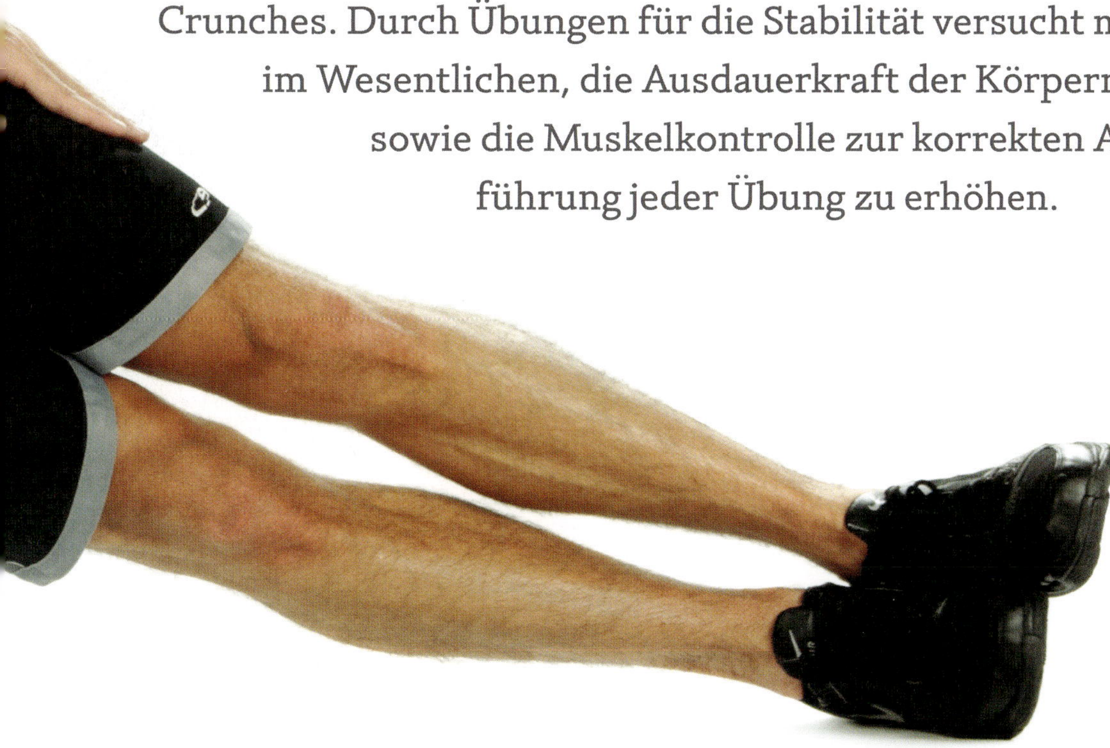

KNIEHEBEN IN RÜCKENLAGE

STABILISIERUNGSÜBUNGEN

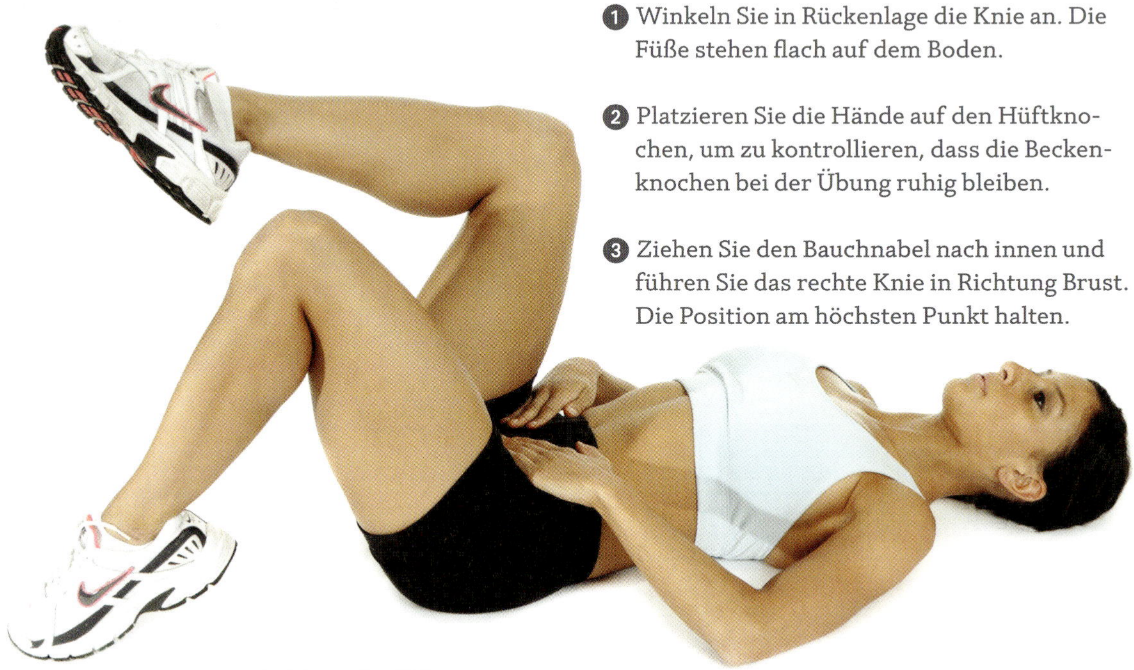

1. Winkeln Sie in Rückenlage die Knie an. Die Füße stehen flach auf dem Boden.
2. Platzieren Sie die Hände auf den Hüftknochen, um zu kontrollieren, dass die Beckenknochen bei der Übung ruhig bleiben.
3. Ziehen Sie den Bauchnabel nach innen und führen Sie das rechte Knie in Richtung Brust. Die Position am höchsten Punkt halten.

TRAINING

- Rectus abdominis
- Rectus femoris
- Tensor fasciae latae
- Gluteus maximus
- Transversus abdominis
- Obliquus internus

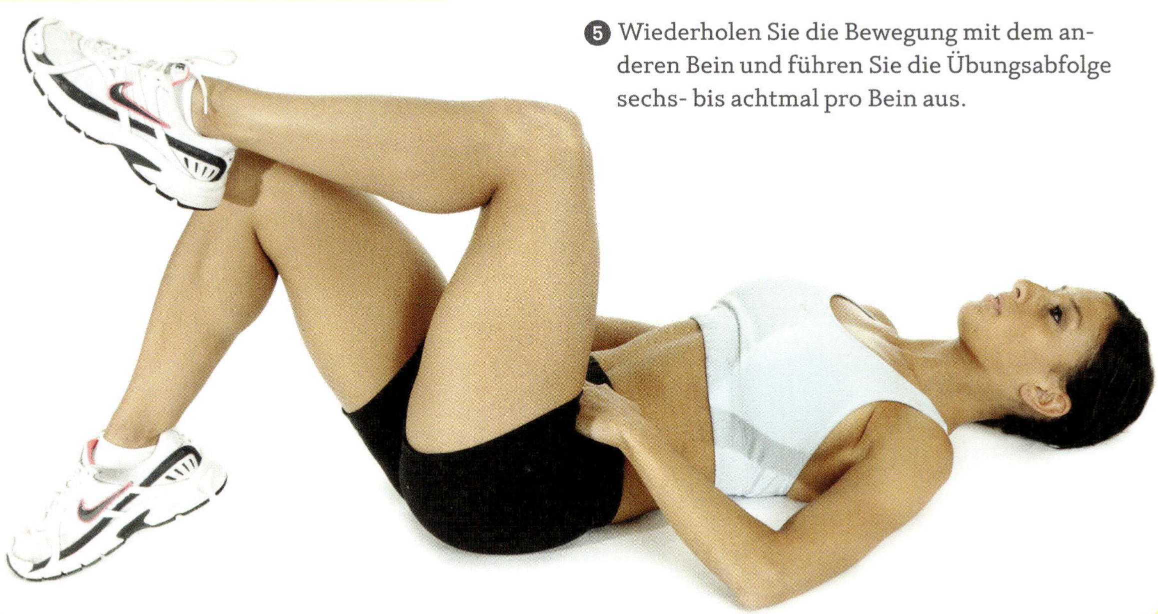

4. Senken Sie das rechte Bein zum Boden ab, ohne die Bauchspannung aufzugeben. Achten Sie darauf, dass das Becken sich nicht mit bewegt.
5. Wiederholen Sie die Bewegung mit dem anderen Bein und führen Sie die Übungsabfolge sechs- bis achtmal pro Bein aus.

ÜBERBLICK

ZIEL
- untere Bauchmuskulatur

VORTEIL
- stärkt die unteren Bauchmuskeln als Schutz für Hüfte und unteren Rücken

NICHT ANGERATEN BEI
- stechendem, in die Beine ausstrahlendem Schmerz im Lendenwirbelbereich

ÜBUNGSTIPPS

RICHTIG
- während der gesamten Übung den Bauchnabel nach innen zur Wirbelsäule ziehen

FALSCH
- bei der Beinbewegung die Hüftknochen vor und zurück wandern lassen

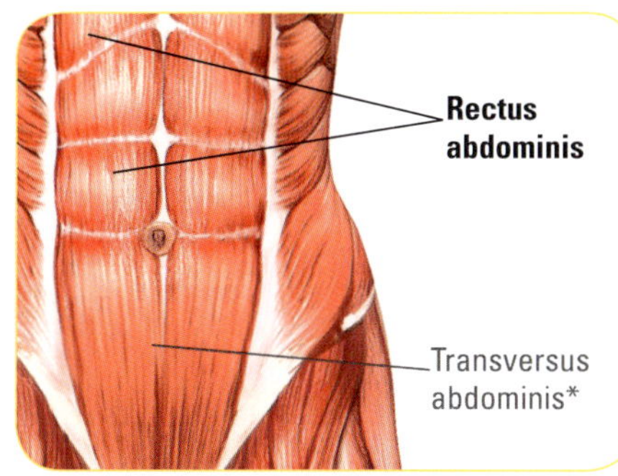

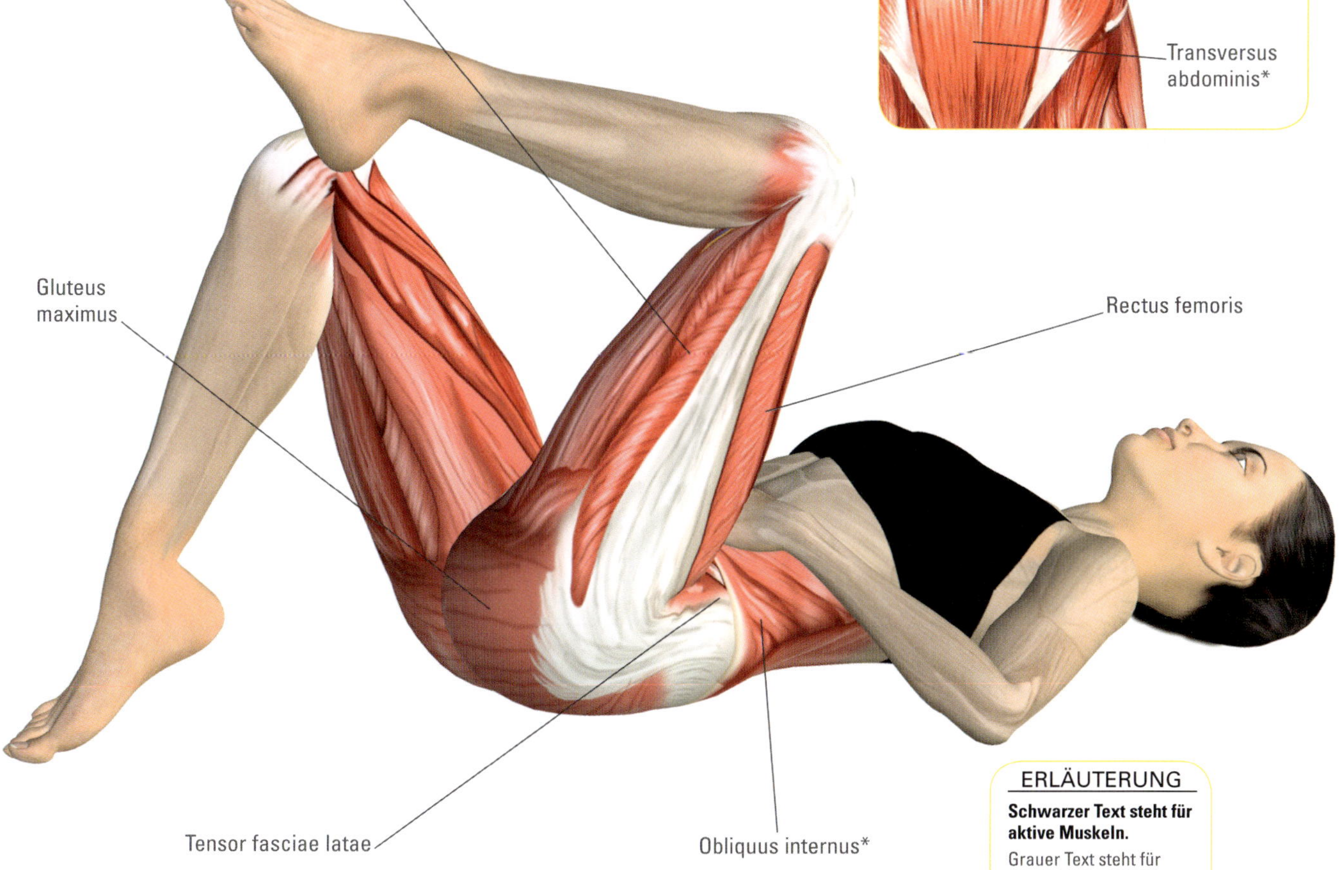

ERLÄUTERUNG

Schwarzer Text steht für aktive Muskeln.

Grauer Text steht für stabilisierende Muskeln.

* steht für tiefe Muskeln.

SCHNELLE LIEGESTÜTZSEQUENZ

ÜBUNGSTIPPS

RICHTIG

- Wirbelsäule und Beine gerade halten
- die Übung gleichmäßig durchführen
- die Bauchmuskeln nach innen ziehen und angespannt halten

FALSCH

- Knie und Rücken beugen
- die Ellbogen beugen

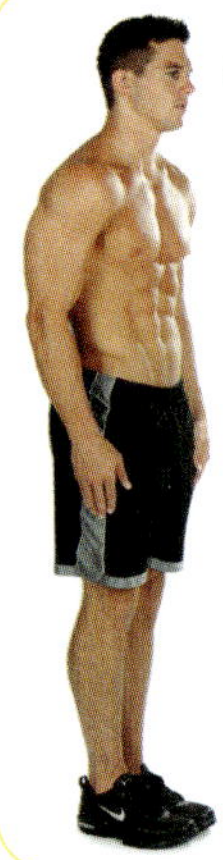

❶ Stellen Sie sich aufrecht hin und verteilen Sie das Körpergewicht gleichmäßig auf beide Beine.

❷ Beugen Sie sich ab der Hüfte nach unten, ohne den Nacken anzuspannen. Legen Sie die Hände vor den Füßen flach auf dem Boden ab.

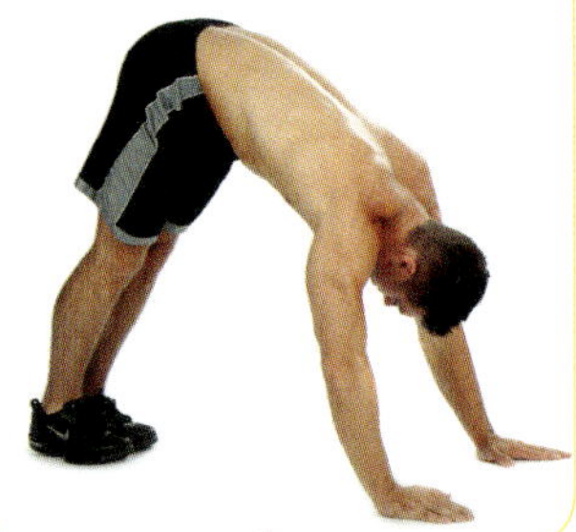

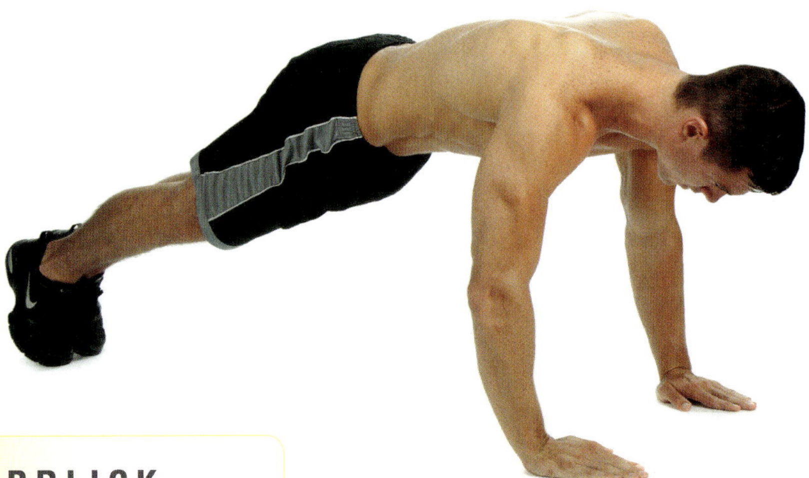

❸ Laufen Sie mit den Händen in die Liegestützposition. Der Körper bildet von den Schultern bis zu den Zehen eine gerade Linie.

ÜBERBLICK

ZIELE

- Brustmuskulatur
- Oberarmmuskulatur

VORTEILE

- stabilisiert die Körpermitte
- stärkt die Bauchmuskulatur

NICHT ANGERATEN BEI

- Handgelenksschmerzen
- Schulterbeschwerden
- Schmerzen im Lendenwirbelbereich

❹ Führen Sie drei schnelle Liegestütze aus, ohne die Körperhaltung zu verändern.

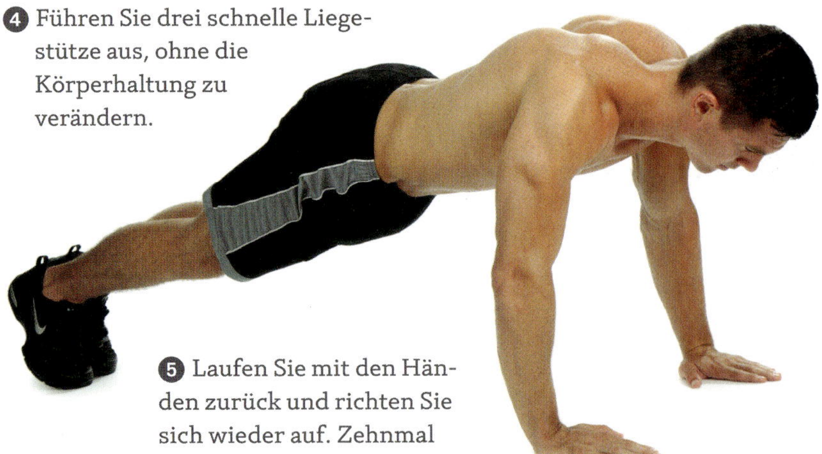

❺ Laufen Sie mit den Händen zurück und richten Sie sich wieder auf. Zehnmal zügig wiederholen.

VARIANTE

Leichter: Gehen Sie auf den Ellbogen in die Liegestützposition. Stützen Sie den Oberkörper auf die Unterarme und führen Sie drei Liegestütze aus.

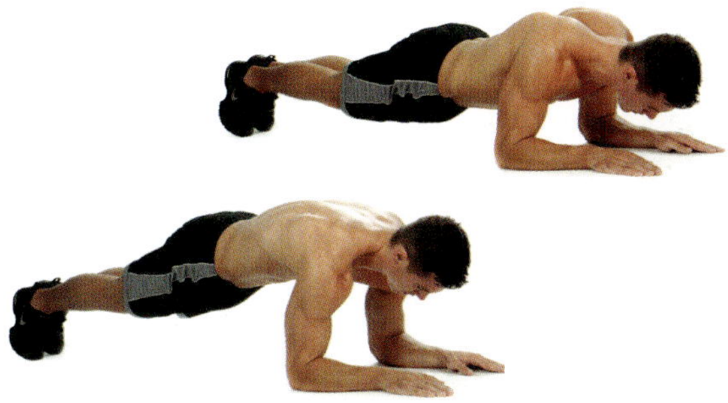

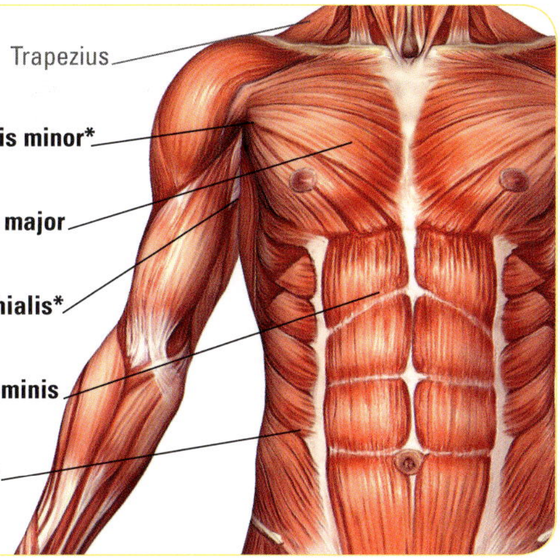

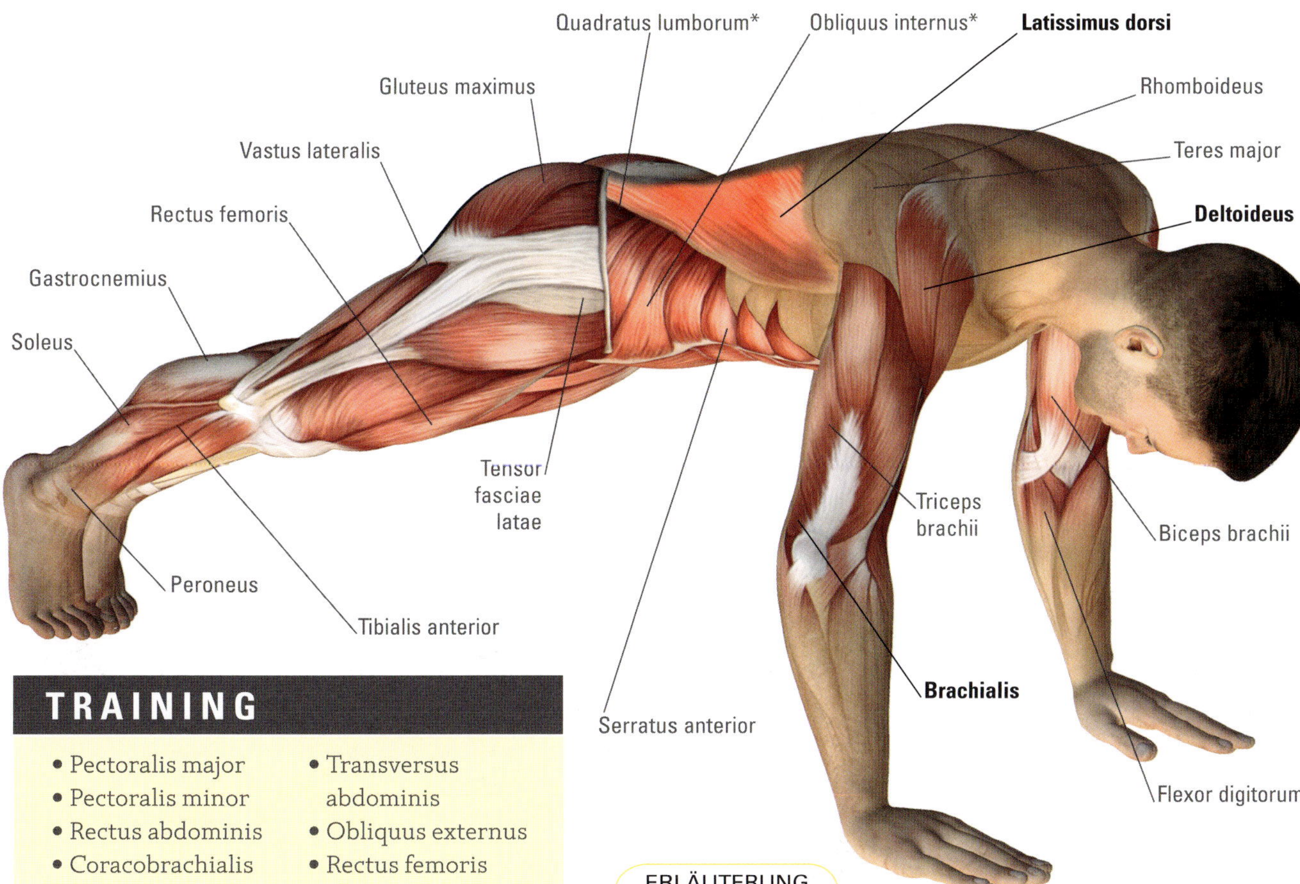

TRAINING

- Pectoralis major
- Pectoralis minor
- Rectus abdominis
- Coracobrachialis
- Biceps brachii
- Triceps brachii
- Deltoideus
- Vastus lateralis
- Transversus abdominis
- Obliquus externus
- Rectus femoris
- Tibialis anterior
- Brachialis
- Serratus anterior
- Trapezius

ERLÄUTERUNG

Schwarzer Text steht für aktive Muskeln.

Grauer Text steht für stabilisierende Muskeln.

* steht für tiefe Muskeln.

RUMPFTWIST

1. Setzen Sie sich mit geradem Rücken auf den Boden. Strecken Sie die Beine etwas mehr als hüftbreit vor sich aus.

2. Richten Sie den Rücken aus der Lendenwirbelsäule so weit wie möglich nach oben auf. Die Sitzbeinhöcker sind fest im Boden verankert.

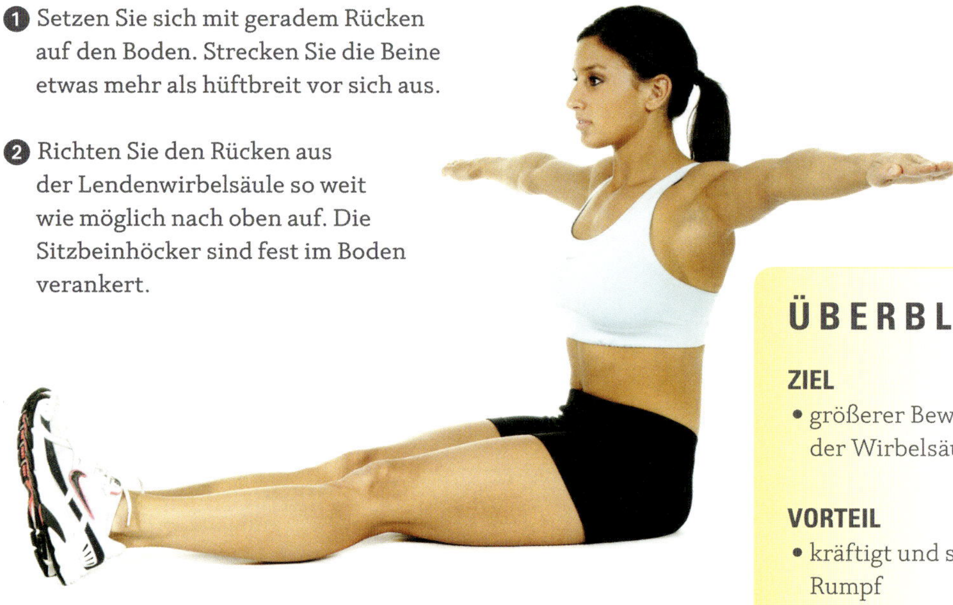

ÜBERBLICK

ZIEL
- größerer Bewegungsradius der Wirbelsäule

VORTEIL
- kräftigt und streckt den Rumpf

NICHT ANGERATEN BEI
- Rückenschmerzen; falls Sie wegen verkürzter Oberschenkelmuskeln nicht aufrecht sitzen können, winkeln Sie die Knie leicht an

3. Ziehen Sie die unteren Bauchmuskeln nach innen und richten Sie das Becken nach oben auf. Drehen Sie den Rumpf aus der Taille nach links, ohne die Hüftstellung zu verändern.

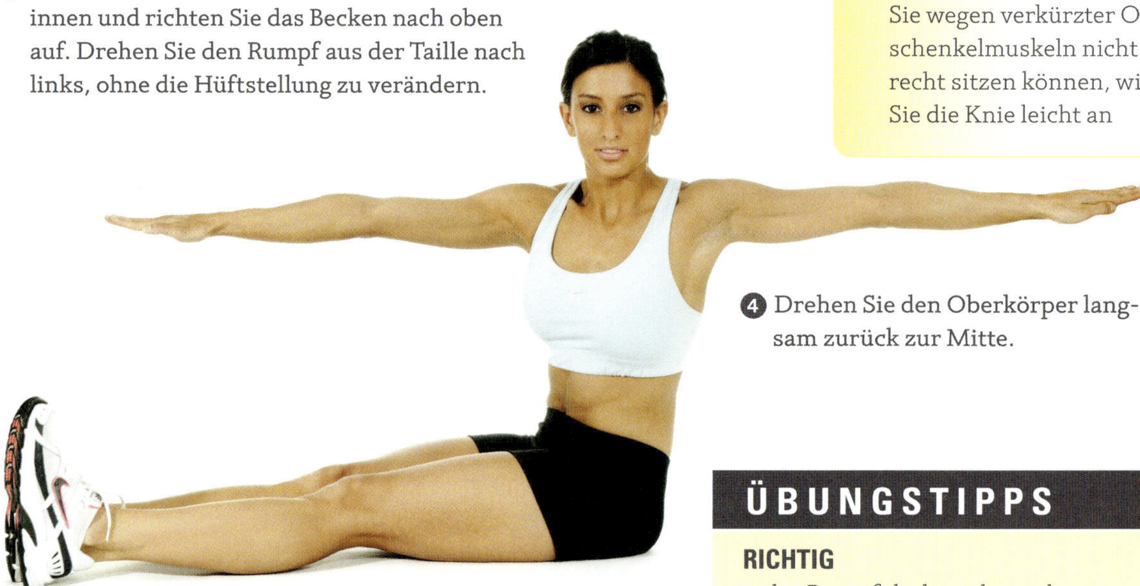

4. Drehen Sie den Oberkörper langsam zurück zur Mitte.

ÜBUNGSTIPPS

RICHTIG
- der Rumpf dreht sich um die Körpermittellinie
- die Arme bleiben parallel zum Boden

FALSCH
- die Sitzbeinhöcker heben vom Boden ab

5 Strecken Sie sich wieder nach oben und führen Sie die Drehung zur anderen Seite aus.

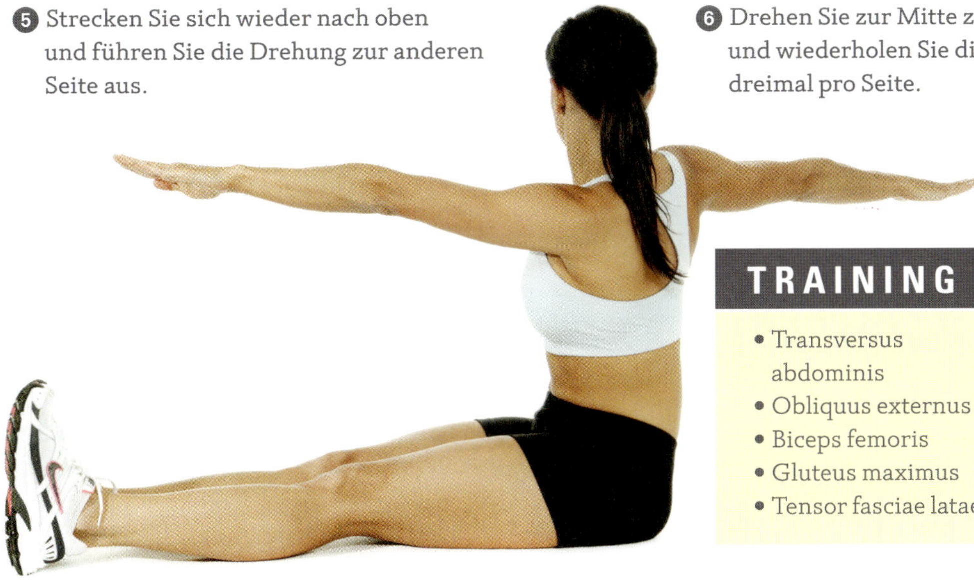

6 Drehen Sie zur Mitte zurück und wiederholen Sie die Abfolge dreimal pro Seite.

TRAINING

- Transversus abdominis
- Obliquus externus
- Biceps femoris
- Gluteus maximus
- Tensor fasciae latae
- Latissimus dorsi
- Teres major
- Quadratus lumborum
- Deltoideus
- Rectus femoris

ERLÄUTERUNG

Schwarzer Text steht für aktive Muskeln.

Grauer Text steht für stabilisierende Muskeln.

* steht für tiefe Muskeln.

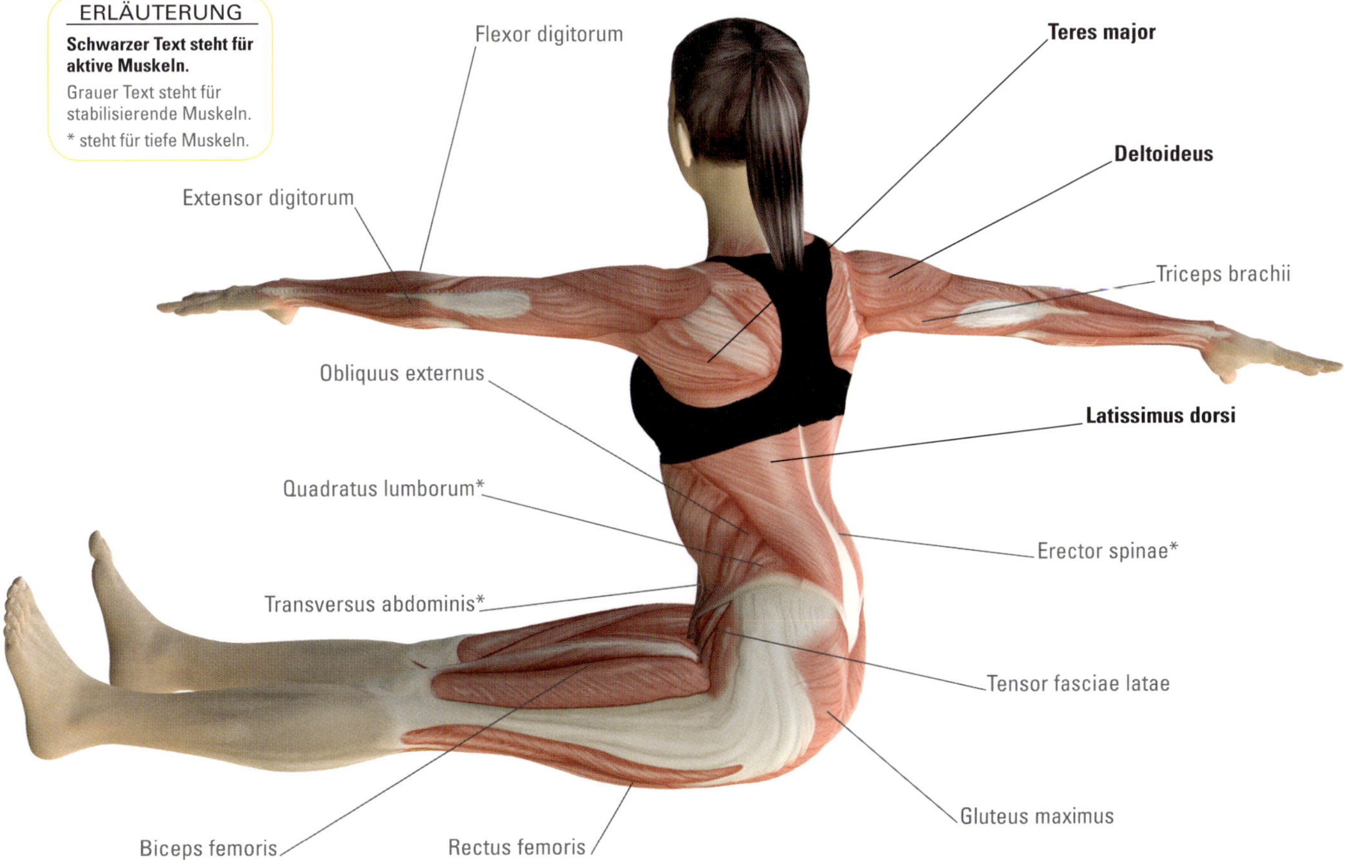

EINSEITIGES BEINKREISEN

❶ Legen Sie sich mit gestreckten Armen und Beinen flach auf den Rücken.

❷ Ziehen Sie das rechte Knie Richtung Brust und strecken Sie das Bein nach oben aus. Verankern Sie den restlichen Körper fest am Boden. Strecken Sie beide Knie und drücken Sie die Schultern nach hinten-unten.

TRAINING

- Rectus abdominis
- Obliquus externus
- Rectus femoris
- Biceps femoris
- Triceps brachii
- Gluteus maximus
- Adductor magnus
- Vastus lateralis
- Vastus medialis
- Tensor fasciae latae

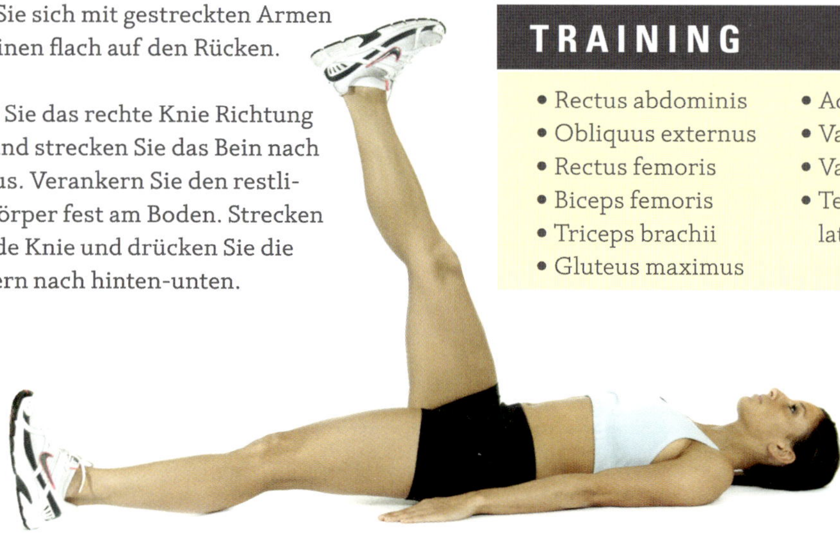

❸ Führen Sie das rechte Bein in einer Kreisbewegung über die Körpermittellinie in Richtung der linken Schulter, dann nach unten und wieder zur Mitte. Zur Dynamisierung der Bewegung machen Sie zwischen den Wiederholungen am höchsten Punkt des Kreises eine kleine Pause.

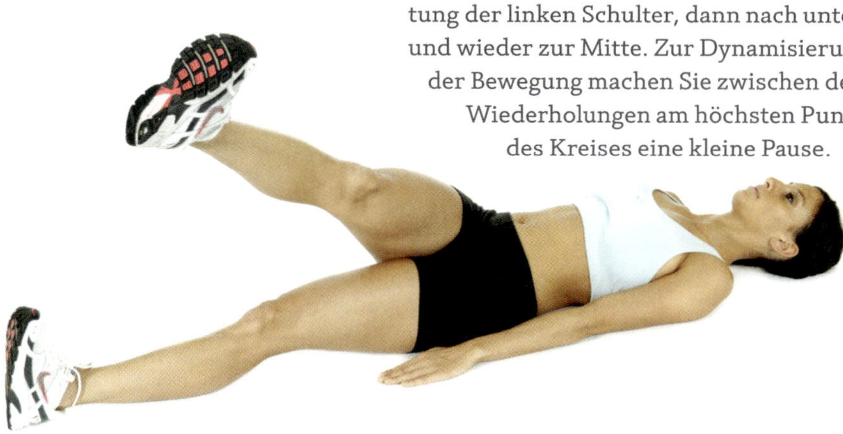

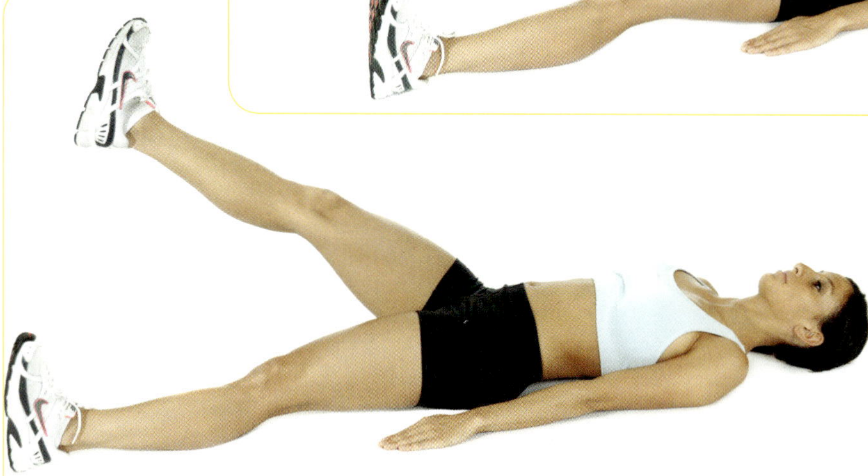

❹ Führen Sie das Bein jetzt weg vom Körper nach außen für einen vollen Kreis. Fünf- bis achtmal pro Bein wiederholen.

ÜBERBLICK

ZIELE
- Beckenstabilisierung
- Bauchmuskulatur

VORTEILE
- streckt die Beinmuskulatur
- kräftigt die tiefe Bauchmuskulatur

NICHT ANGERATEN BEI
- schnappender Hüfte; wer damit Schwierigkeiten hat, führt weniger Kreise aus

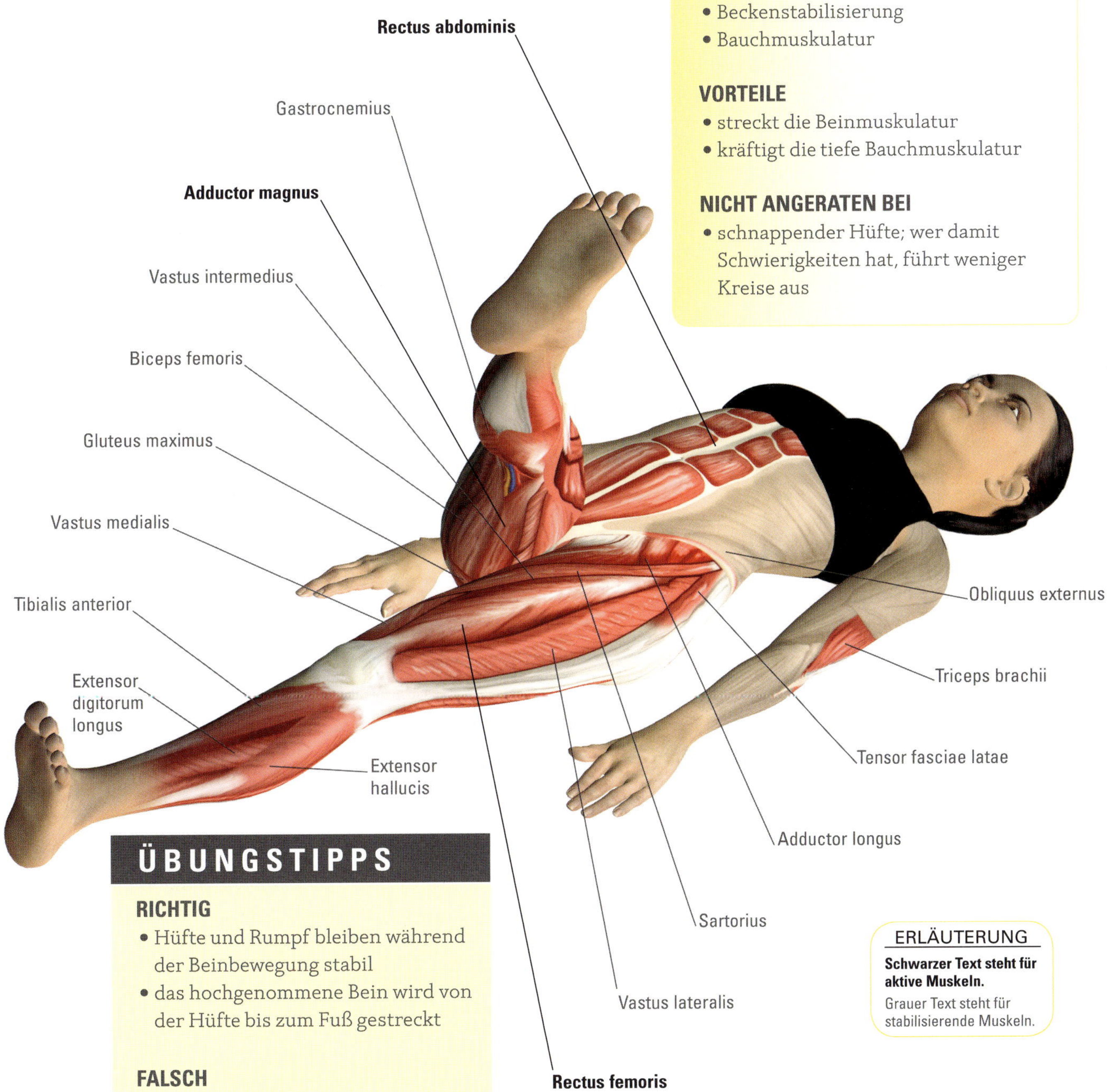

ÜBUNGSTIPPS

RICHTIG
- Hüfte und Rumpf bleiben während der Beinbewegung stabil
- das hochgenommene Bein wird von der Hüfte bis zum Fuß gestreckt

FALSCH
- zu große Kreise; sie lassen sich schlecht stabilisieren

ERLÄUTERUNG

Schwarzer Text steht für aktive Muskeln.

Grauer Text steht für stabilisierende Muskeln.

OBERSCHENKELSCHAUKEL

STABILISIERUNGSÜBUNGEN

❶ Gehen Sie mit geradem Rücken und hüftbreiten auseinandergestellten Knien in den Kniestand. Ziehen Sie die Bauchmuskeln nach innen zur Wirbelsäule. Die Arme sind seitlich angelegt.

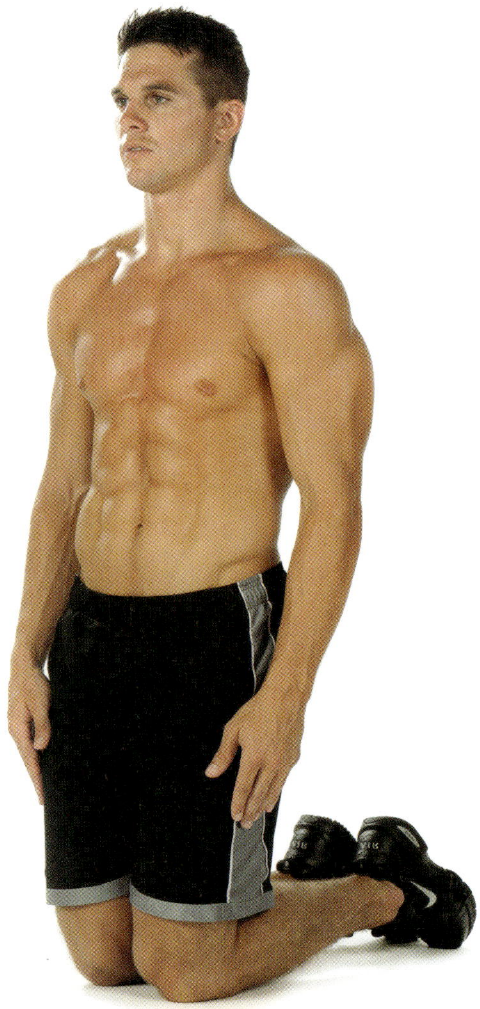

❷ Lehnen Sie sich nach hinten und dehnen Sie dabei die Vorderseite der Oberschenkel. Die Hüfte bleibt offen und steht mit den Schultern auf einer Linie.

❸ Am Umkehrpunkt der Bewegung spannen Sie die Gesäßmuskeln an und führen den Rumpf langsam wieder nach vorne. Vier- bis fünfmal wiederholen.

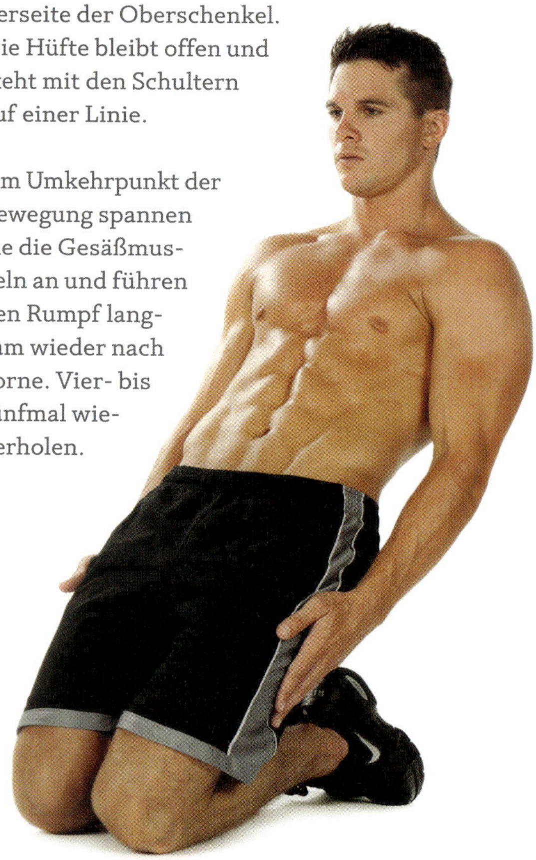

TRAINING

- Rectus abdominis
- Rectus femoris
- Vastus intermedius
- Vastus medialis
- Tensor fasciae latae
- Gluteus maximus
- Adductor magnus
- Sartorius
- Biceps femoris
- Obliquus internus

ÜBUNGSTIPPS

RICHTIG

- Oberkörper und Knie bilden eine gerade Linie
- die Bauchmuskeln kontrahieren, um die Bewegung zu steuern
- die Gesäßmuskeln sind angespannt

FALSCH

- zu weit zurücklehnen; es erschwert, wieder in die Ausgangsposition zu kommen
- in der Hüfte abknicken

ÜBERBLICK

ZIELE
- Quadrizeps
- Bauchmuskulatur

VORTEILE
- dehnt die Oberschenkelmuskulatur
- kräftigt die Bauchmuskulatur
- erhöht den Bewegungsradius der Sprunggelenksvorderseite

ERLÄUTERUNG

Schwarzer Text steht für aktive Muskeln.

Grauer Text steht für stabilisierende Muskeln.

* steht für tiefe Muskeln.

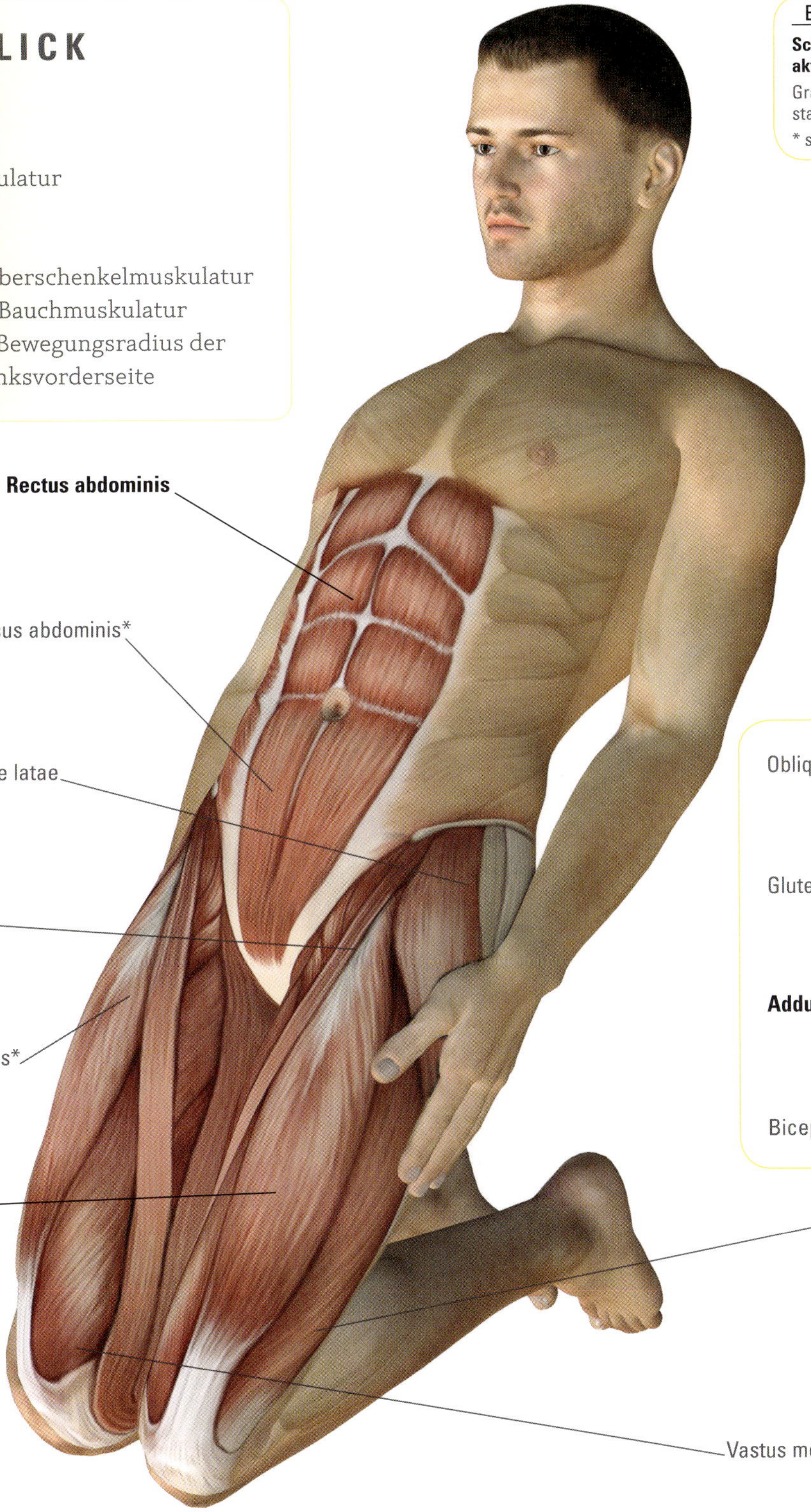

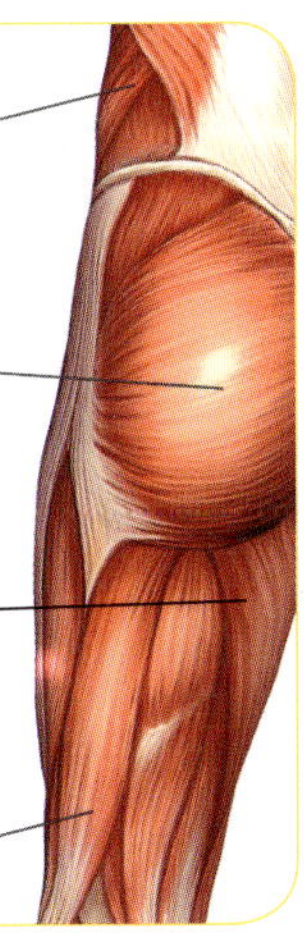

HÜFTSTRECKEN IM VIERFÜSSLERSTAND

STABILISIERUNGSÜBUNGEN

1 Aktivieren Sie im Vierfüßlerstand die Bauchmuskeln, indem Sie den Bauchnabel nach innen zur Wirbelsäule ziehen.

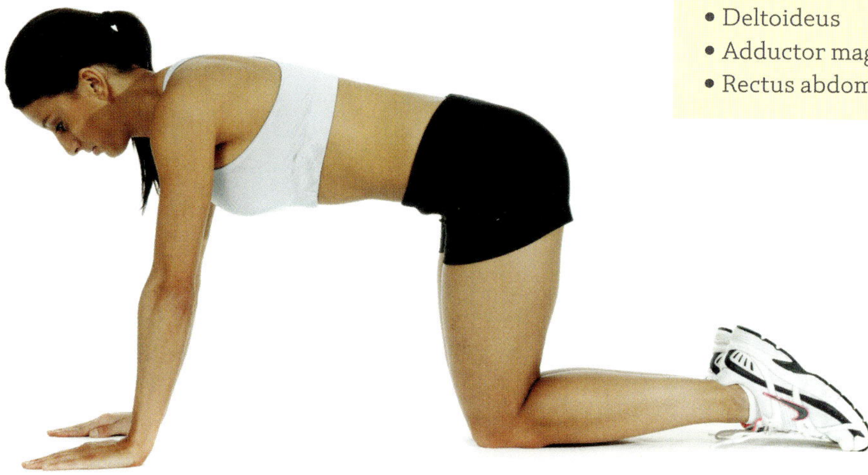

TRAINING

- Gluteus maximus
- Biceps femoris
- Gluteus medius
- Deltoideus
- Adductor magnus
- Rectus abdominis
- Transversus abdominis
- Obliquus internus
- Tensor fasciae latae
- Adductor longus
- Rectus femoris

ÜBUNGSTIPPS

RICHTIG

- die Bewegung erfolgt langsam und gleichmäßig, um die Beckendrehung zu minimieren

FALSCH

- das Becken bei der Bewegung abkippen – schieben Sie das Bein über den Boden, bevor Sie es anheben
- ins Hohlkreuz fallen

2 Strecken Sie langsam den rechten Arm und das linke Bein, bis sie parallel zum Boden stehen und eine Linie mit dem restlichen Körper bilden, ohne den Rumpf dabei zu bewegen oder das Becken zu kippen oder zu drehen.

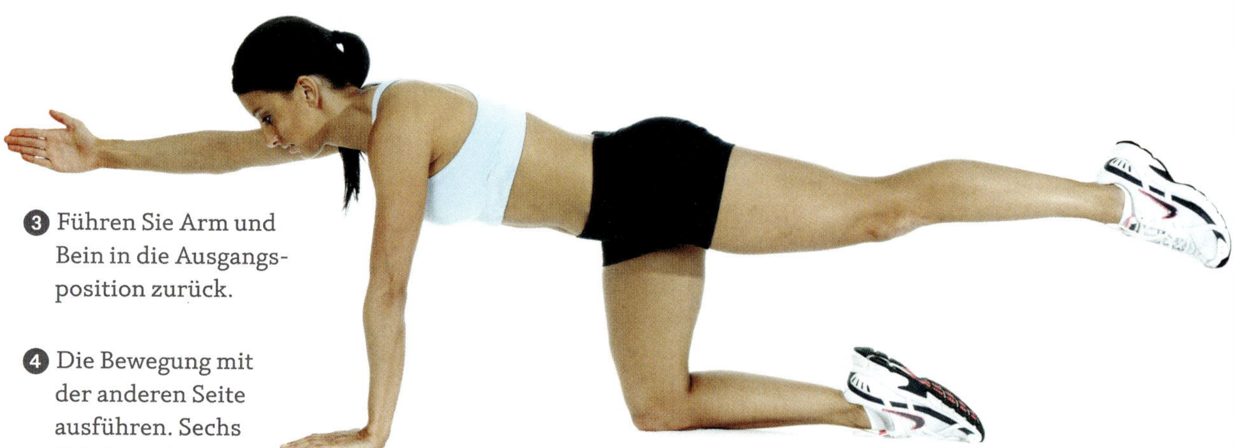

3 Führen Sie Arm und Bein in die Ausgangsposition zurück.

4 Die Bewegung mit der anderen Seite ausführen. Sechs Wiederholungen pro Seite.

VARIANTE

Anspruchsvoller: Drücken Sie sich in den Liegestütz und heben Sie das gegengleiche Arm-Bein-Paar aus dieser Ausgangsposition.

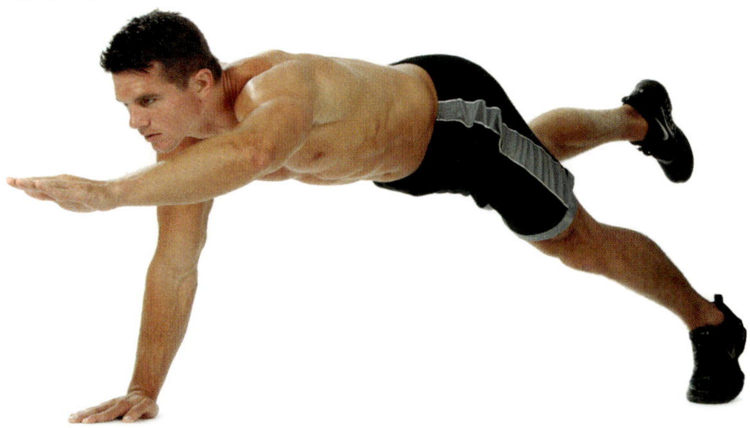

ÜBERBLICK

ZIELE
- Stabilisierung der Körpermitte
- Haltemuskulatur des Beckens
- Hüftstreckmuskulatur
- schräge Bauchmuskulatur

VORTEIL
- aktiviert Arm-, Bein- und Bauchmuskulatur

NICHT ANGERATEN BEI
- Handgelenksschmerzen
- Schmerzen im Lendenwirbelbereich
- Knieschmerzen im Kniestand
- mangelnder Stabilisierung der Wirbelsäule beim Bewegen der Gliedmaßen

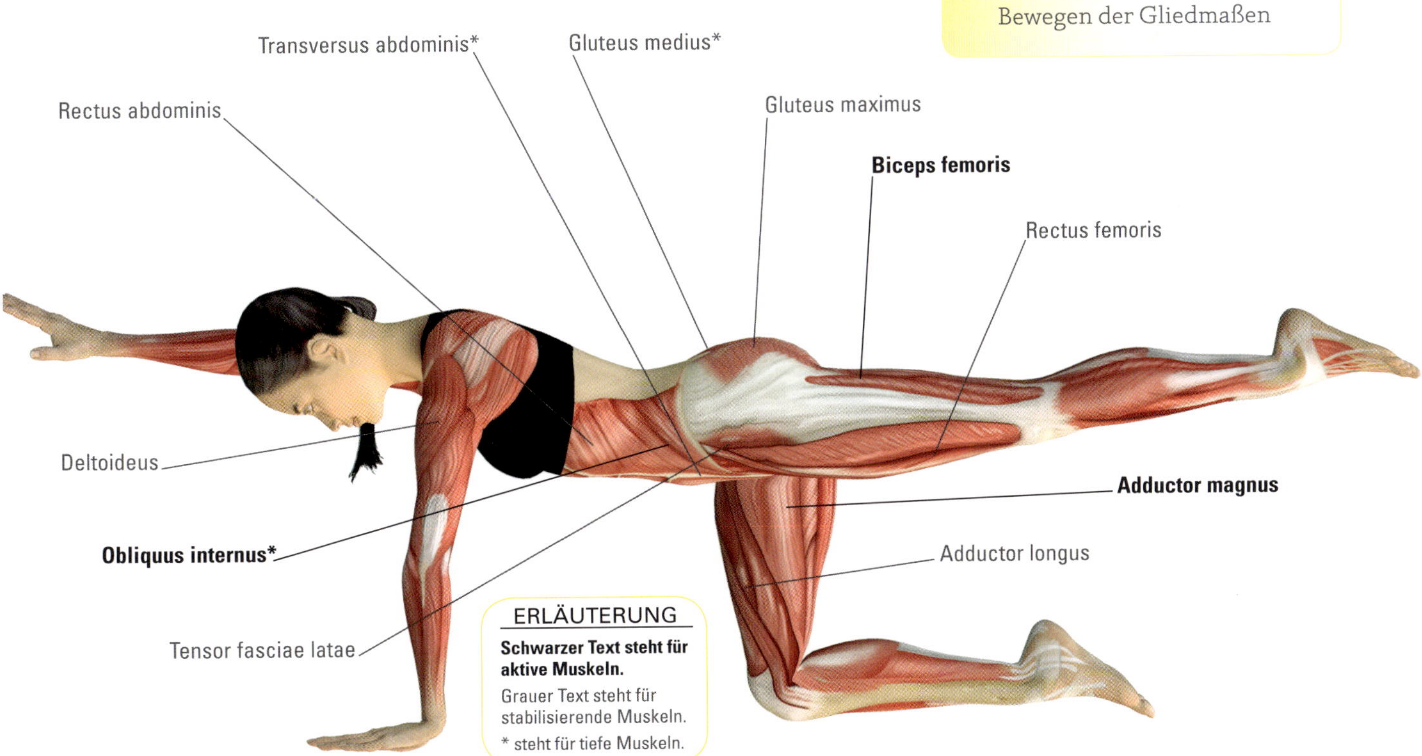

ERLÄUTERUNG

Schwarzer Text steht für aktive Muskeln.

Grauer Text steht für stabilisierende Muskeln.

* steht für tiefe Muskeln.

SEITSTÜTZ

STABILISIERUNGSÜBUNGEN

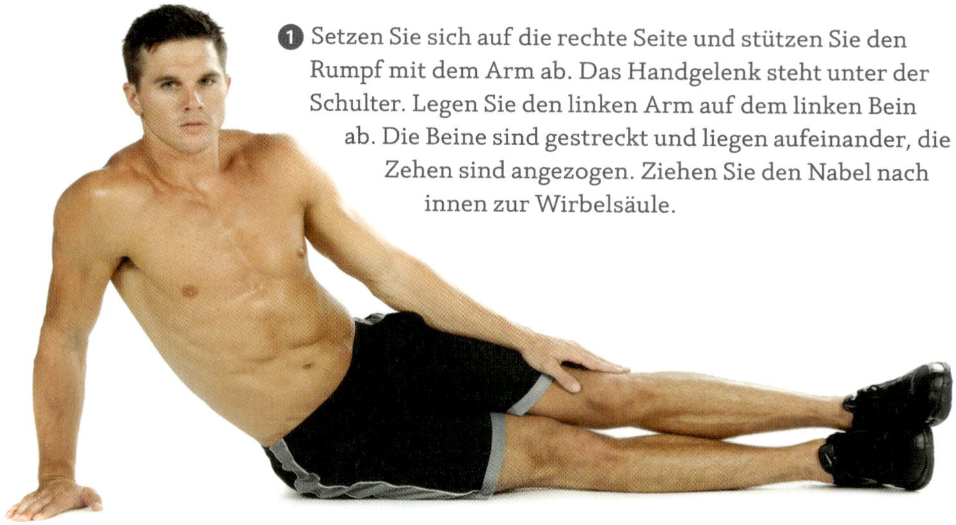

❶ Setzen Sie sich auf die rechte Seite und stützen Sie den Rumpf mit dem Arm ab. Das Handgelenk steht unter der Schulter. Legen Sie den linken Arm auf dem linken Bein ab. Die Beine sind gestreckt und liegen aufeinander, die Zehen sind angezogen. Ziehen Sie den Nabel nach innen zur Wirbelsäule.

TRAINING

- Rectus abdominis
- Obliquus internus
- Obliquus externus
- Adductor magnus
- Pectoralis major
- Pectoralis minor
- Triceps brachii
- Gluteus medius

ÜBERBLICK

ZIELE

- Hüftabduktoren und -adduktoren
- Latissimus dorsi

VORTEIL

- stabilisiert die Wirbelsäule in der Neutralstellung mithilfe des Schultergürtels

NICHT ANGERATEN BEI

- Verletzungen der Rotatorenmanschette
- Hals-/Nackenbeschwerden

❷ Drücken Sie die Hüfte nach oben, sodass der Körper zwischen Fersen und Kopf eine gerade Linie bildet.

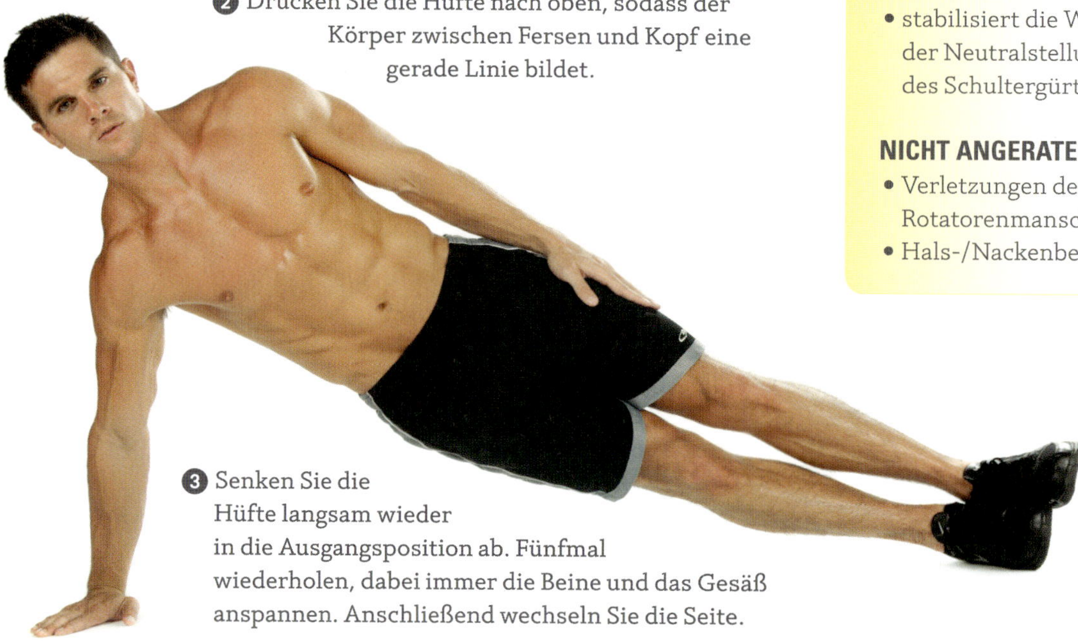

❸ Senken Sie die Hüfte langsam wieder in die Ausgangsposition ab. Fünfmal wiederholen, dabei immer die Beine und das Gesäß anspannen. Anschließend wechseln Sie die Seite.

ERLÄUTERUNG

Schwarzer Text steht für aktive Muskeln.

Grauer Text steht für stabilisierende Muskeln.

* steht für tiefe Muskeln.

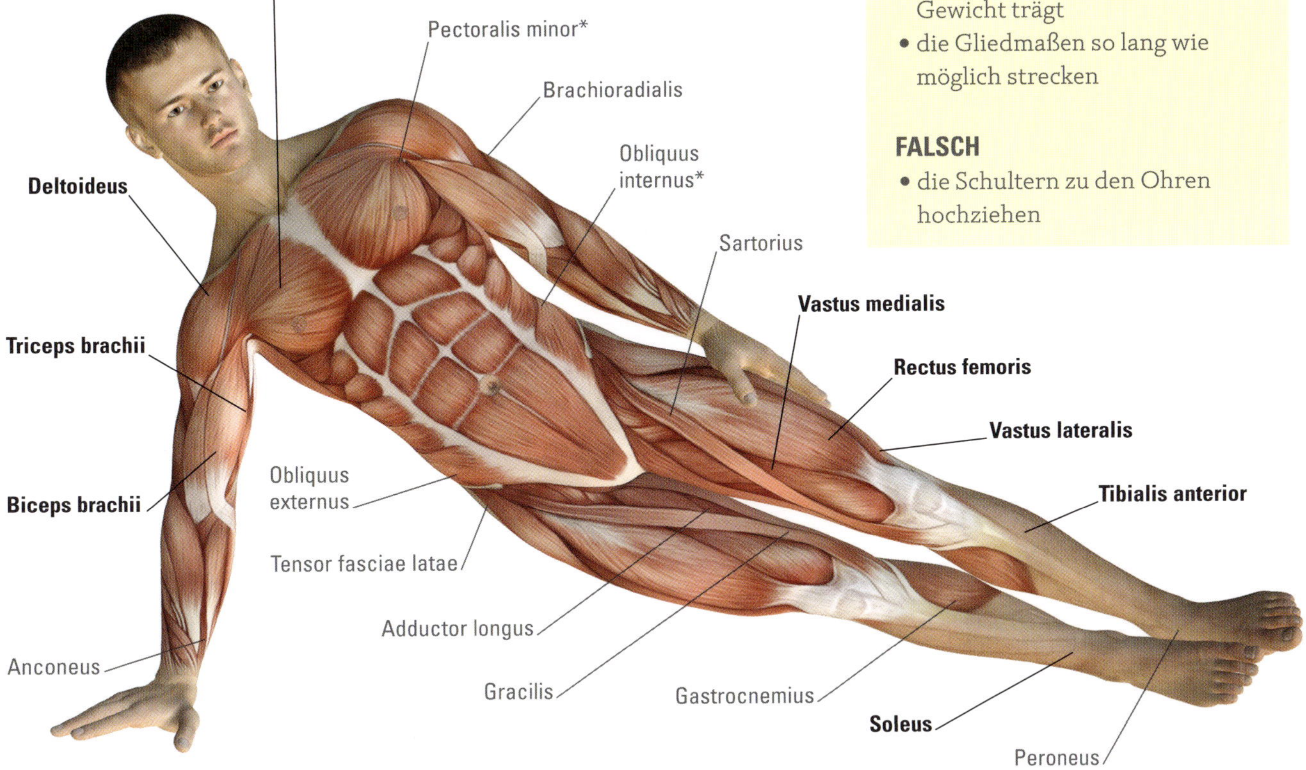

ÜBUNGSTIPPS

RICHTIG

- die Hüfte hoch genug heben, damit der Oberkörper weniger Gewicht trägt
- die Gliedmaßen so lang wie möglich strecken

FALSCH

- die Schultern zu den Ohren hochziehen

VARIANTE

Leichter: Anstatt auf dem gestreckten Arm stützen Sie sich beim Hochdrücken in den Stütz und während der Übung auf dem Unterarm ab. Der Ellbogen steht direkt unter der Schulter.

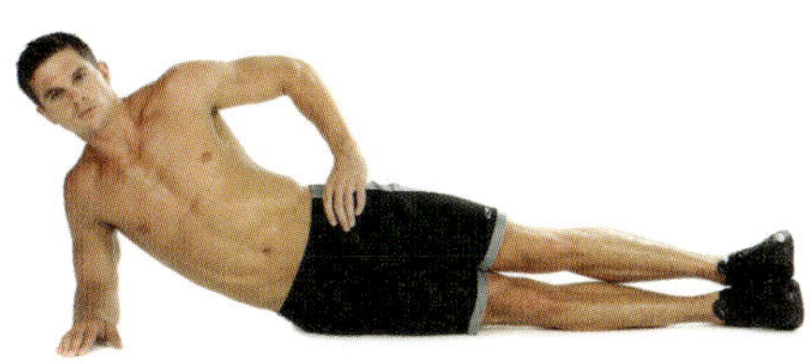

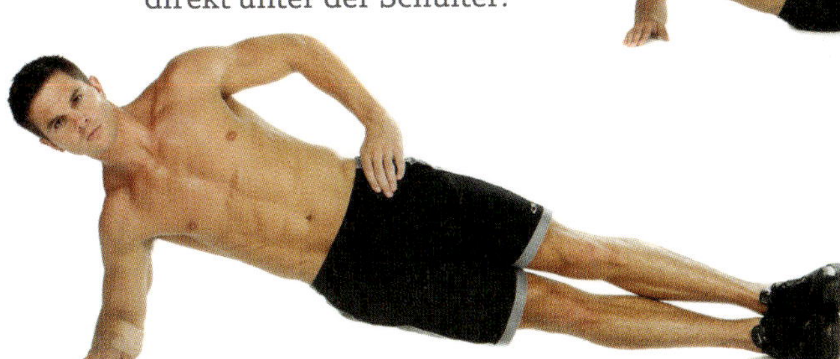

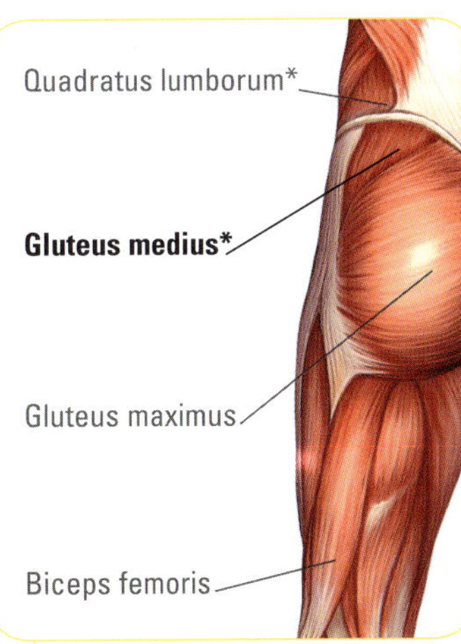

AUSFALLSCHRITT NACH VORNE

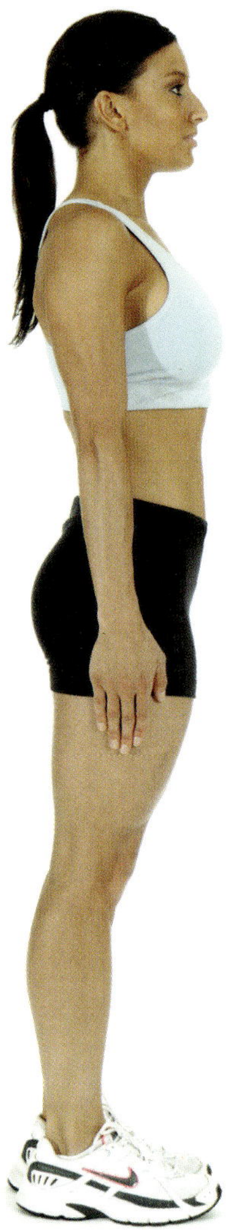

❶ Gehen Sie aus dem Stand mit dem rechten Fuß einen Schritt nach vorne. Beugen Sie sich aus der Hüfte nach unten und legen Sie die Hände links und rechts neben dem Fuß ab.

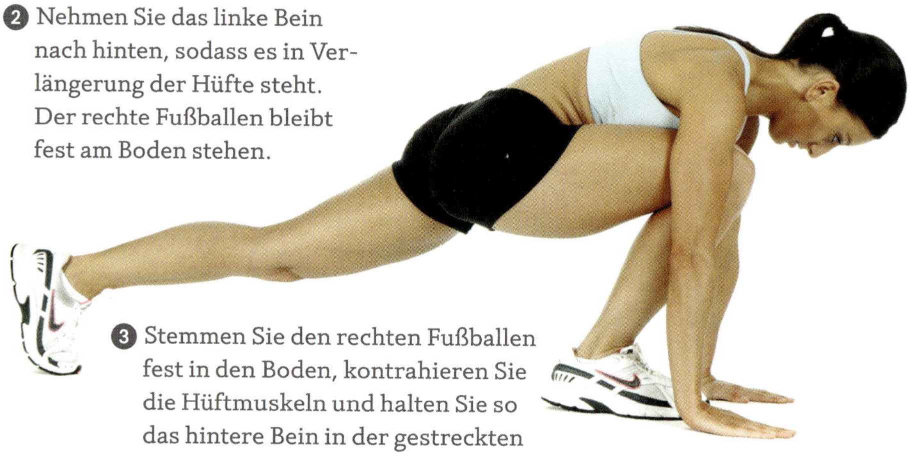

❷ Nehmen Sie das linke Bein nach hinten, sodass es in Verlängerung der Hüfte steht. Der rechte Fußballen bleibt fest am Boden stehen.

❸ Stemmen Sie den rechten Fußballen fest in den Boden, kontrahieren Sie die Hüftmuskeln und halten Sie so das hintere Bein in der gestreckten Position. Die Spannung fünf Sekunden halten.

ÜBUNGSTIPPS

RICHTIG

- durch Beibehaltung der korrekten Schulter- und Oberkörperstellung streckt sich die Wirbelsäule

FALSCH

- das Knie des gestreckten Beins zu Boden fallen lassen

ÜBERBLICK

ZIELE

- Beine
- Bauchmuskulatur

VORTEILE

- dehnt den Lendenbereich
- kräftigt Bauchmuskulatur, Beine und Arme

NICHT ANGERATEN BEI

- Hüftverletzungen
- hohem oder niedrigem Blutdruck

TRAINING

- Biceps femoris
- Adductor longus
- Adductor magnus
- Gastrocnemius
- Tibialis posterior
- Iliopsoas
- Biceps femoris
- Rectus femoris

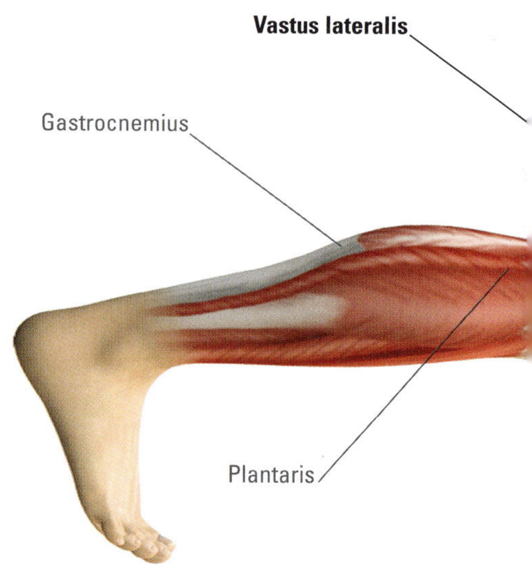

4 Kehren Sie langsam in den Stand zurück. Anschließend führen Sie die Übung mit dem anderen Bein aus. Zehnmal pro Bein wiederholen.

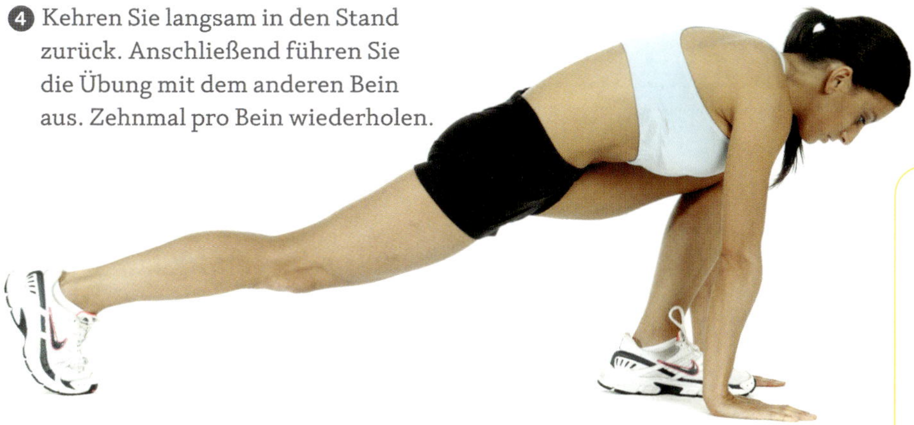

ERLÄUTERUNG

Schwarzer Text steht für aktive Muskeln.

Grauer Text steht für stabilisierende Muskeln.

* steht für tiefe Muskeln.

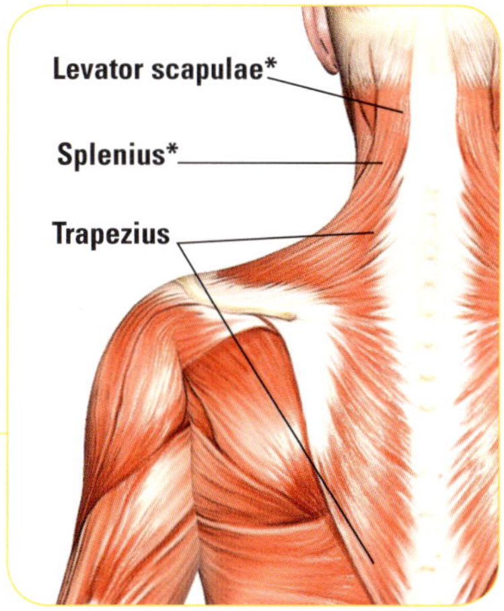

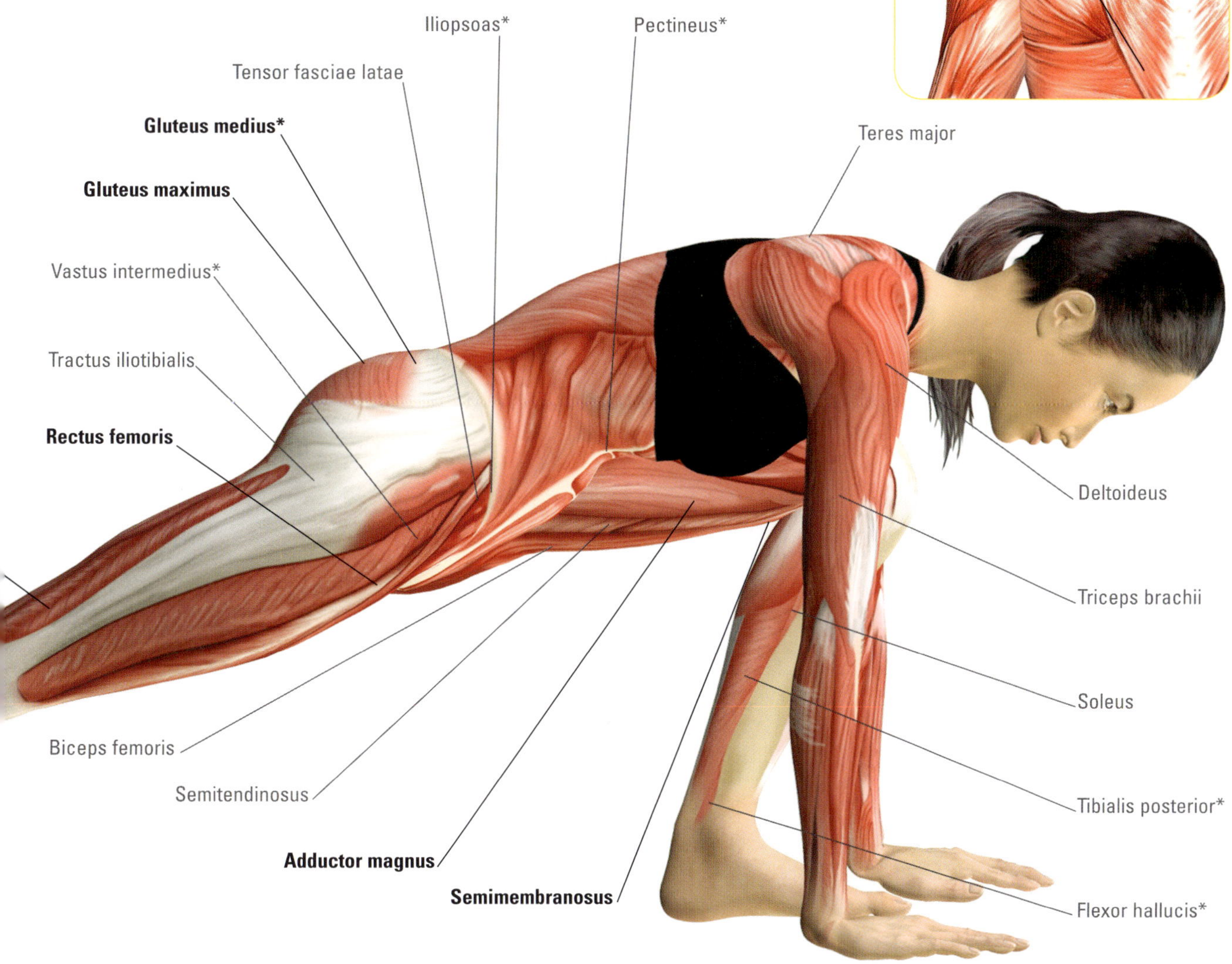

BEINHEBEN AUS DER BRÜCKE

TRAINING

- Gluteus medius
- Gluteus maximus
- Rectus abdominis
- Transversus abdominis
- Quadratus lumborum
- Biceps femoris
- Iliopsoas
- Rectus femoris
- Sartorius
- Tensor fasciae latae
- Pectineus
- Adductor longus
- Gracilis

❶ Legen Sie sich auf den Rücken und winkeln Sie die Knie an. Die Arme sind neben den Beinen ausgestreckt.

❷ Heben Sie Becken und Wirbelsäule vom Boden, sodass Knie und Schultern eine gerade Linie bilden. Das Körpergewicht ruht weiterhin auf den Füßen.

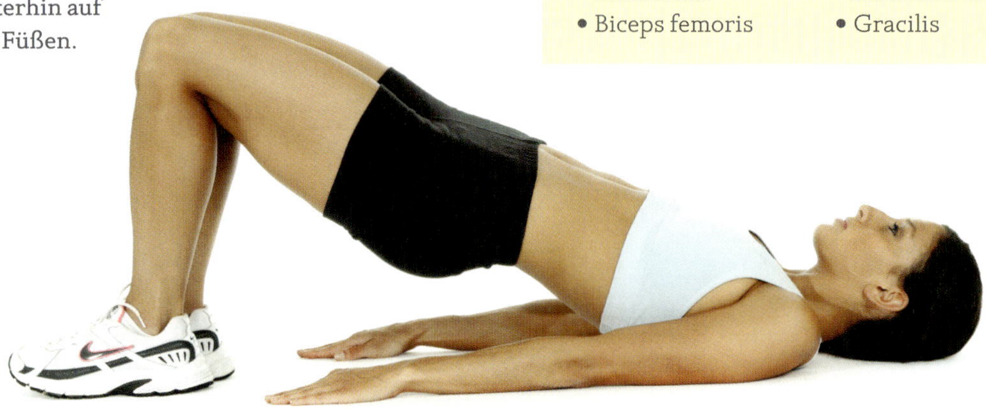

❸ Heben Sie das gebeugte linke Knie zur Brust.

❹ Führen Sie das linke Bein wieder zurück und berühren Sie mit den Zehen den Boden. Achten Sie darauf, dass Ihr Becken dabei nicht kippt.

❺ Führen Sie das linke Knie wieder zur Brust und wiederholen Sie diese Abfolge fünfmal.

❻ Setzen Sie das linke Bein ab und wiederholen Sie die Übung mit dem rechten Bein.

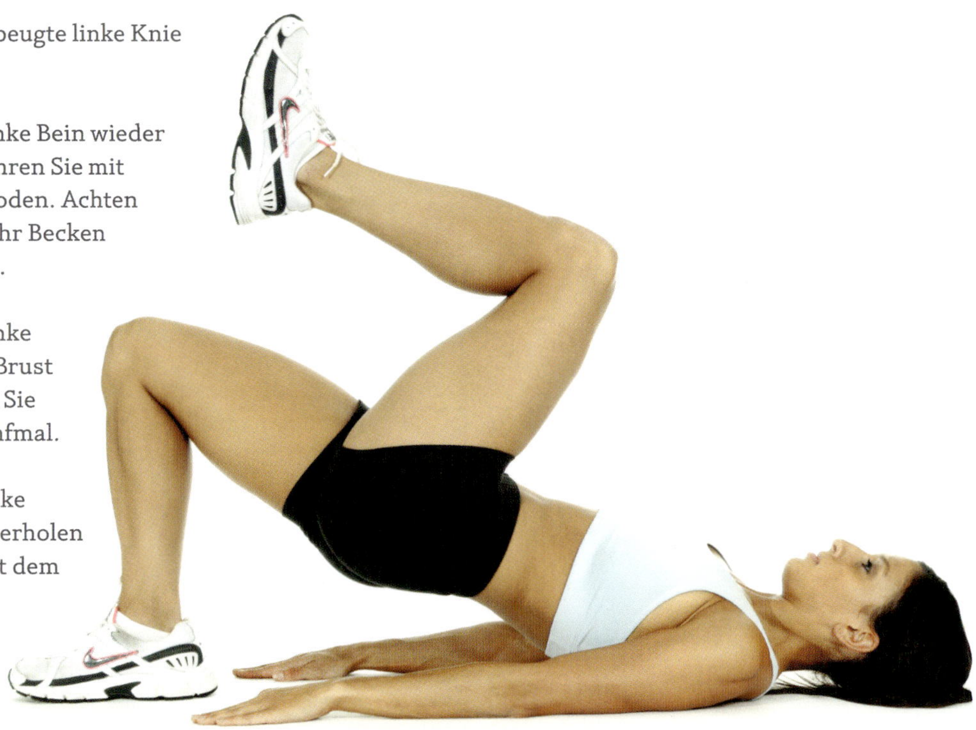

ÜBUNGSTIPPS

RICHTIG

- Becken und Rumpf während der Übung stabil halten; falls nötig, zur Aufrechterhaltung der Brücke mit den Händen in der Taille abstützen
- die Gesäßmuskeln während der Übung anspannen; gleichzeitig den Bauchnabel nach innen ziehen, um die Position besser zu stabilisieren

FALSCH

- die Hüfte so hoch nehmen, dass das Gewicht auf dem Nacken liegt

ÜBERBLICK

ZIELE

- Hüftstreckmuskulatur
- Bauchmuskulatur

VORTEILE

- verbessert die Becken- und Wirbelsäulenstabilität
- erhöht die Ausdauer der Hüftbeuger

NICHT ANGERATEN BEI

- Hals-/Nackenbeschwerden
- Knieverletzungen

ERLÄUTERUNG

Schwarzer Text steht für aktive Muskeln.

Grauer Text steht für stabilisierende Muskeln.

* steht für tiefe Muskeln.

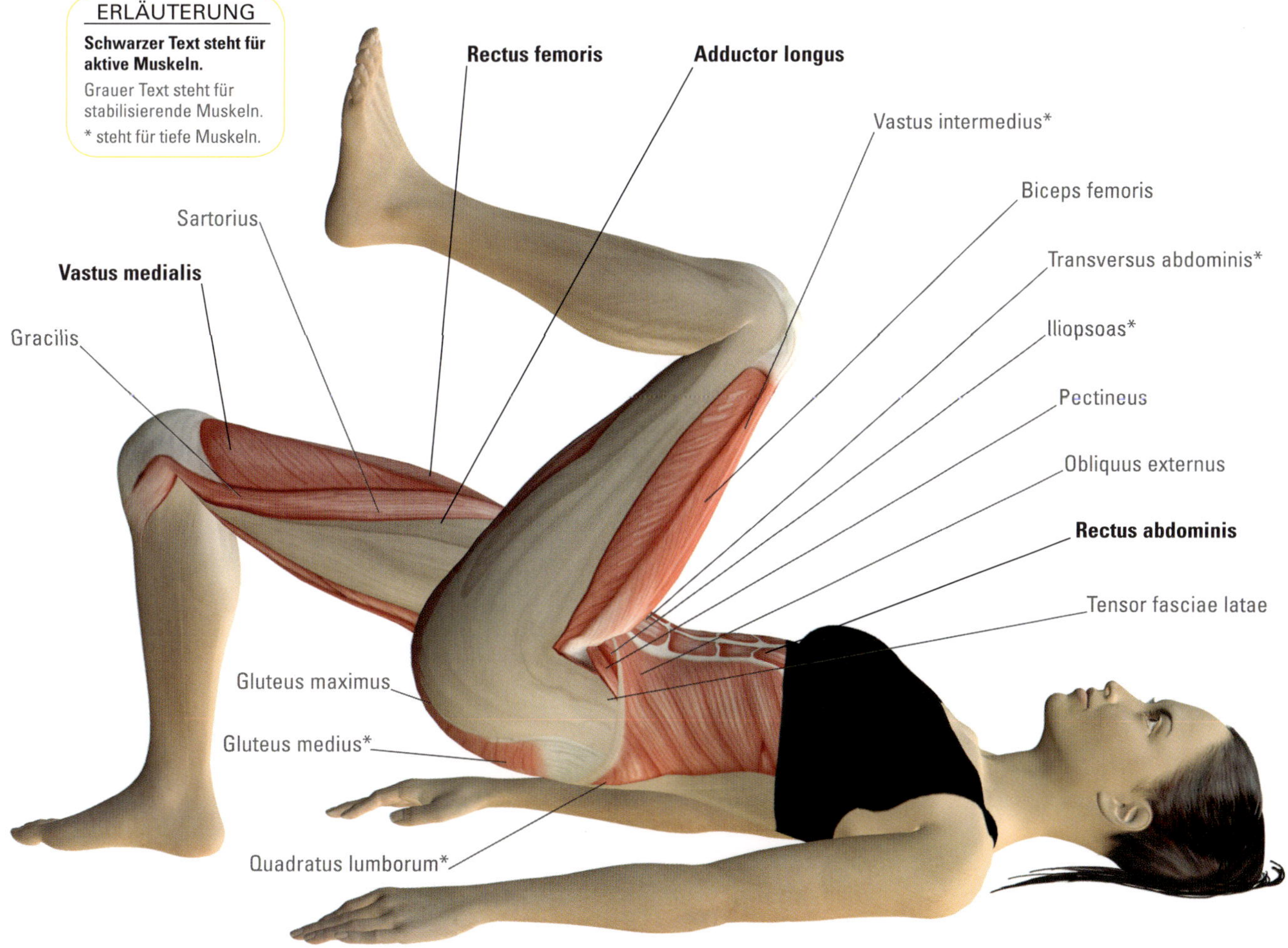

LIEGESTÜTZ

❶ Atmen Sie im Stand ein und ziehen Sie den Nabel zur Wirbelsäule.

❷ Rollen Sie den Rumpf Wirbel für Wirbel nach unten, bis die Hände den Boden berühren, und atmen Sie dabei aus.

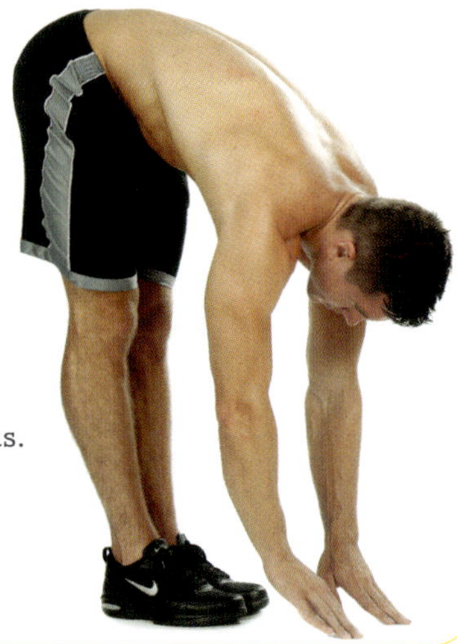

TRAINING

- Triceps brachii
- Pectoralis major
- Pectoralis minor
- Coracobrachialis
- Deltoideus
- Transversus abdominis
- Rectus abdominis
- Obliquus externus
- Obliquus internus
- Trapezius

❸ Laufen Sie mit den Händen nach vorne, bis Sie in der Liegestützposition sind.

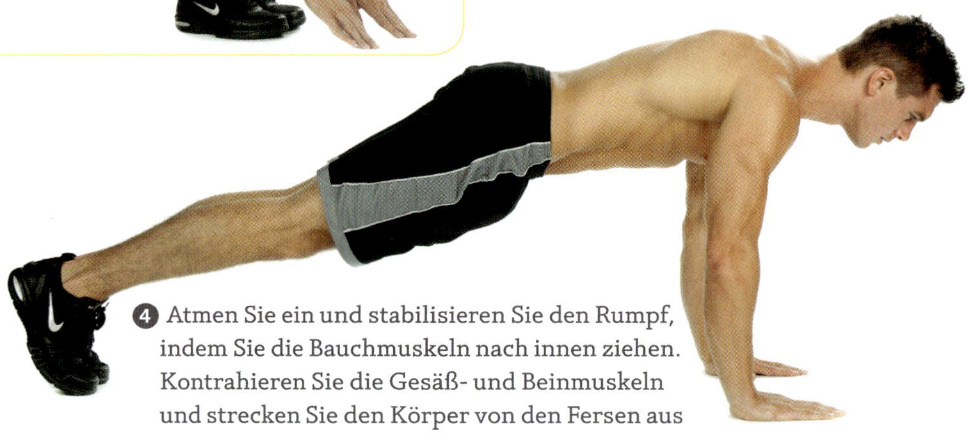

❹ Atmen Sie ein und stabilisieren Sie den Rumpf, indem Sie die Bauchmuskeln nach innen ziehen. Kontrahieren Sie die Gesäß- und Beinmuskeln und strecken Sie den Körper von den Fersen aus zu einer geraden Linie.

❺ Atmen Sie aus und wieder ein, während Sie durch Ellbogenbeugung dicht am Körper den Rumpf Richtung Boden absenken. Drücken Sie sich danach wieder nach oben. Achtmal wiederholen.

❻ Drücken Sie die Hüfte nach oben und atmen Sie ein. Laufen Sie mit den Händen zu den Füßen zurück. Atmen Sie aus und rollen Sie einen Wirbel nach dem anderen zur Ausgangsposition zurück. Die Übung dreimal wiederholen.

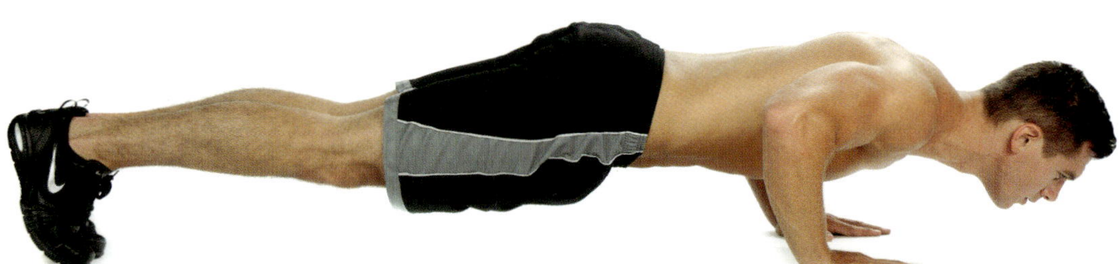

ÜBERBLICK

ZIELE
- Brustmuskulatur
- Trizeps

VORTEIL
- kräftigt die Haltemuskulatur der Körpermitte sowie die Schulter-, Rücken-, Gesäß- und Brustmuskulatur

NICHT ANGERATEN BEI
- Schulterbeschwerden
- Handgelenksschmerzen
- Schmerzen im Lendenwirbelbereich

ÜBUNGSTIPPS

RICHTIG
- Nacken und Hals bleiben während der Liegestütze lang und entspannt
- durch angespannte Gesäß- und nach innen gezogene Bauchmuskeln den Körper stabilisieren

FALSCH
- die Schultern zu den Ohren hochziehen

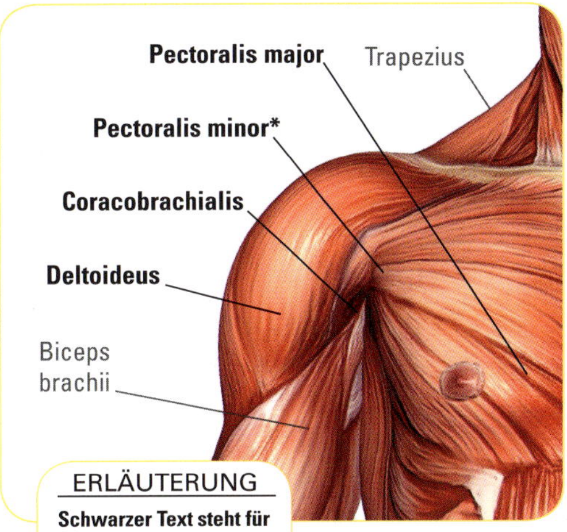

ERLÄUTERUNG

Schwarzer Text steht für aktive Muskeln.

Grauer Text steht für stabilisierende Muskeln.

* steht für tiefe Muskeln.

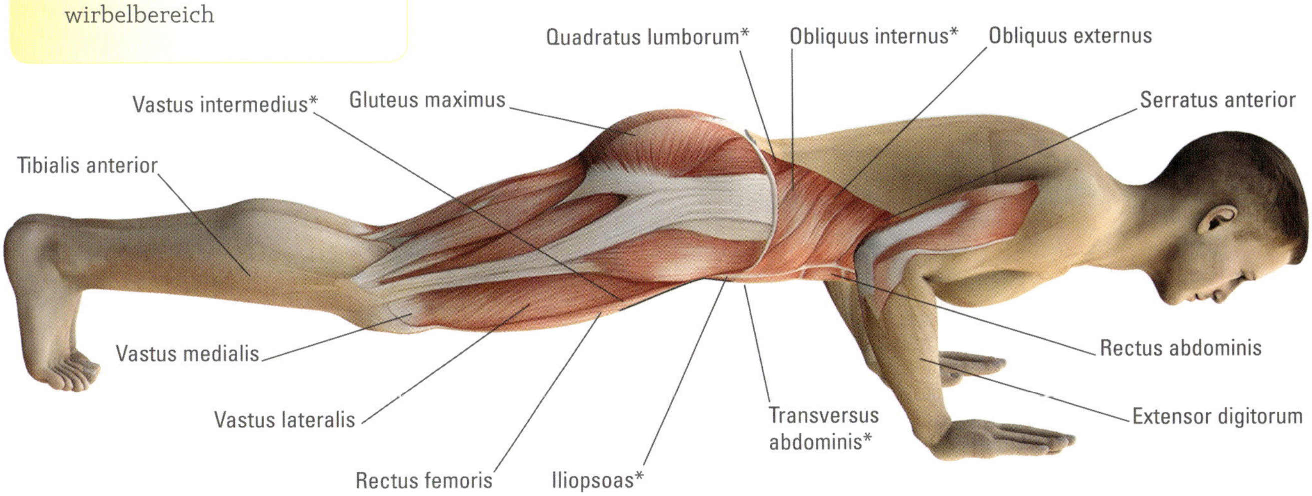

VARIANTEN

Leichter: Führen Sie die Liegestütze aus dem Kniestand heraus aus. In breiter Hüftstellung die Ellbogen wie gewohnt beugen und strecken.

Anspruchsvoller: Platzieren Sie die Hände schulterbreit auf einem Gymnastikball. Der Körper stützt sich auf die Fußballen. Führen Sie nun die Liegestütze aus und versuchen Sie dabei, auf dem Ball das Gleichgewicht zu halten.

Anspruchsvoller: Stützen Sie sich mit den Fußballen auf einem Ball ab, während Sie die Hände auf dem Boden aufstellen. Aktivieren Sie die Bauchmuskulatur, um den Körper zu balancieren und beim Liegestütz in einer geraden Linie zu halten.

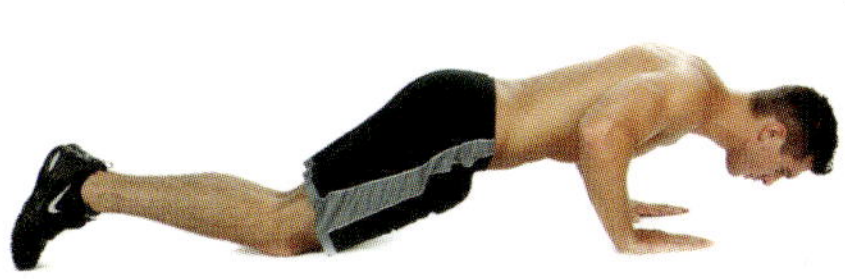

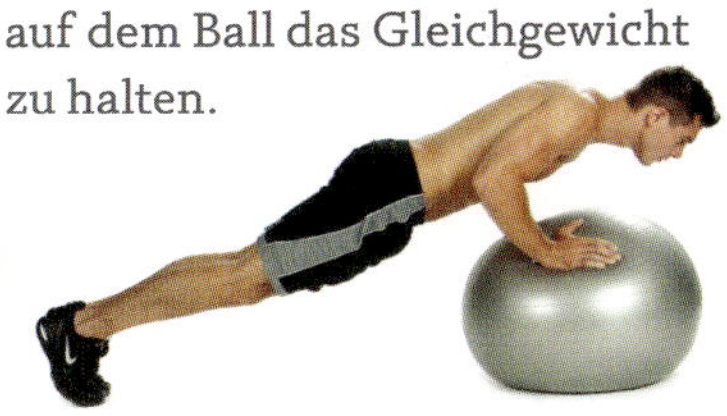

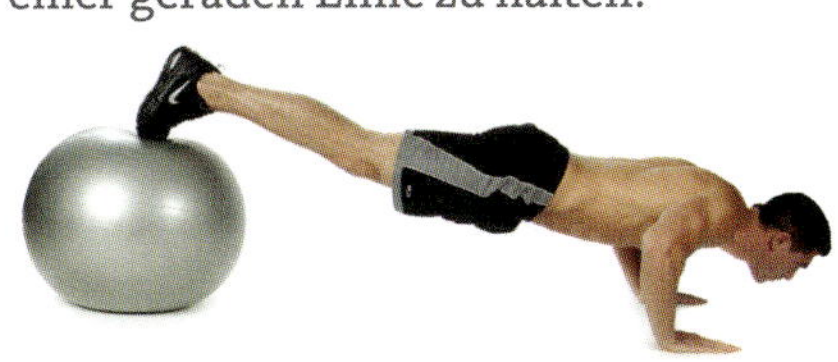

TRIZEPSDIP AM STUHL

1. Setzen Sie sich aufrecht auf die Vorderkante eines stabilen Stuhls. Legen Sie die Hände seitlich neben dem Becken auf die Sitzfläche und halten Sie sich an der Kante ein.

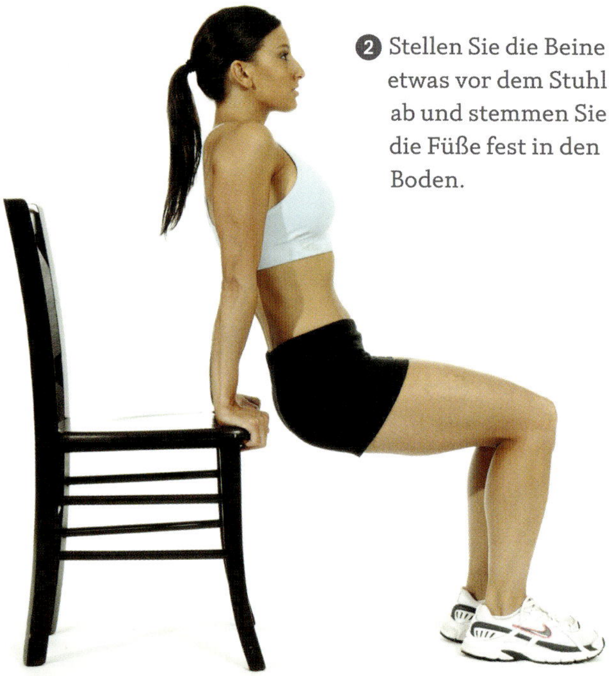

2. Stellen Sie die Beine etwas vor dem Stuhl ab und stemmen Sie die Füße fest in den Boden.

3. Rutschen Sie so weit nach vorne, bis die Knie über den Füßen stehen und Sie beim Absenken der Arme mit dem Rumpf nicht am Stuhl anstoßen.

4. Beugen Sie die Arme hinter dem Körper, ohne sie zu weit seitlich wegzustrecken, und senken Sie den Rumpf ab, bis die Ellbogen im 90-Grad-Winkel stehen.

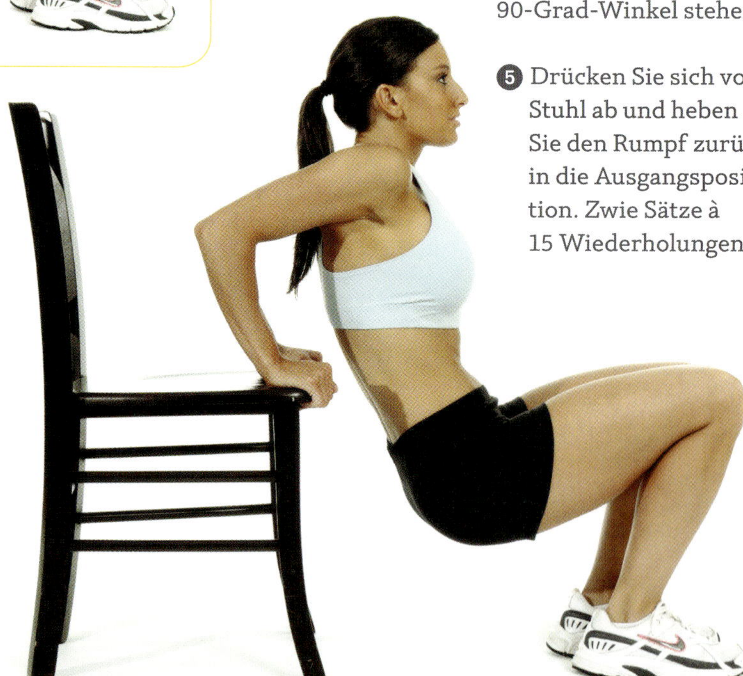

5. Drücken Sie sich vom Stuhl ab und heben Sie den Rumpf zurück in die Ausgangsposition. Zwie Sätze à 15 Wiederholungen.

ÜBUNGSTIPPS

RICHTIG

- der Körper sollte dicht beim Stuhl bleiben
- die Wirbelsäule bleibt während der Bewegung in neutraler Stellung

FALSCH

- die Schultern zu den Ohren hochziehen
- die Füße bewegen
- den Rücken über der Hüfte rund machen

ÜBERBLICK

ZIELE

- Trizeps
- Haltemuskulatur von Schultern und Körpermitte

VORTEILE

- kräftigt den Schultergürtel
- trainiert die Stabilität des Rumpfs während der Arm- und Beinbewegung

NICHT ANGERATEN BEI

- Schulterschmerzen
- Handgelenksschmerzen

TRAINING

- Rectus abdominis
- Triceps brachii
- Deltoideus
- Pectoralis major
- Pectoralis minor
- Latissimus dorsi

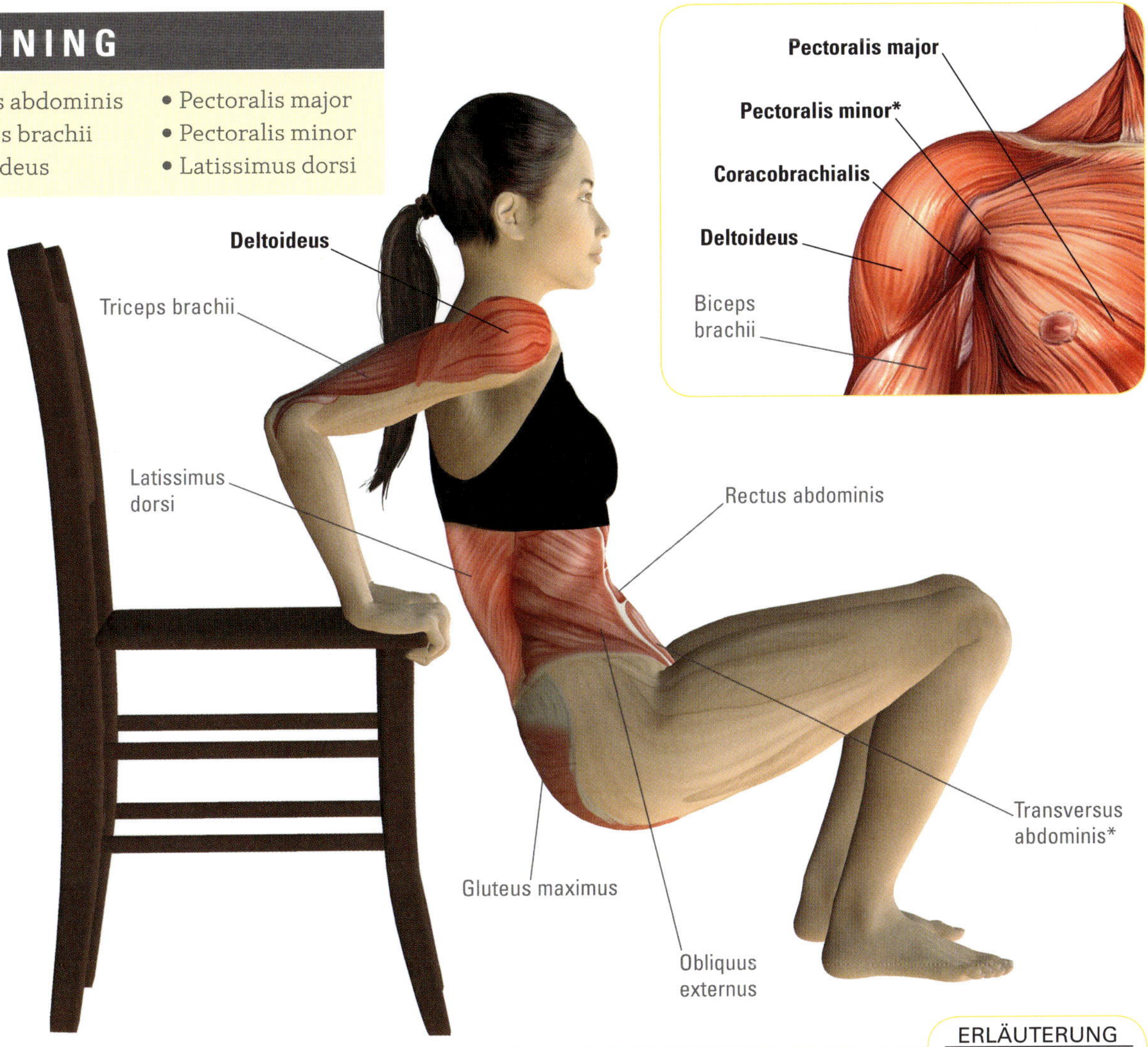

ERLÄUTERUNG

Schwarzer Text steht für aktive Muskeln.
Grauer Text steht für stabilisierende Muskeln.
* steht für tiefe Muskeln.

VARIANTE

Anspruchsvoller:
Drücken Sie die Knie aneinander und strecken Sie beim Dip ein Bein gerade nach vorne, parallel zum Boden. Wiederholen Sie die Übung 15-mal pro Seite.

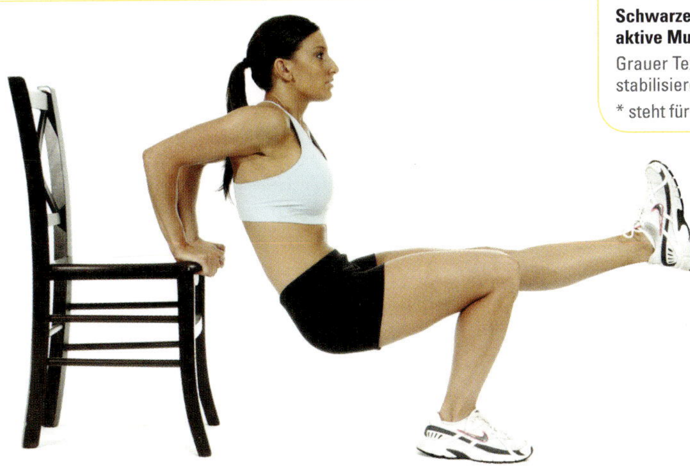

HANDTUCHSCHIEBEN

1 Breiten Sie vor sich auf dem Boden ein Handtuch aus. Gehen Sie in die Liegestützposition. Die Ellbogen sind gestreckt, die Hände liegen flach auf dem Handtuch.

TRAINING

- Deltoideus
- Pectoralis major
- Pectoralis minor
- Coracobrachialis

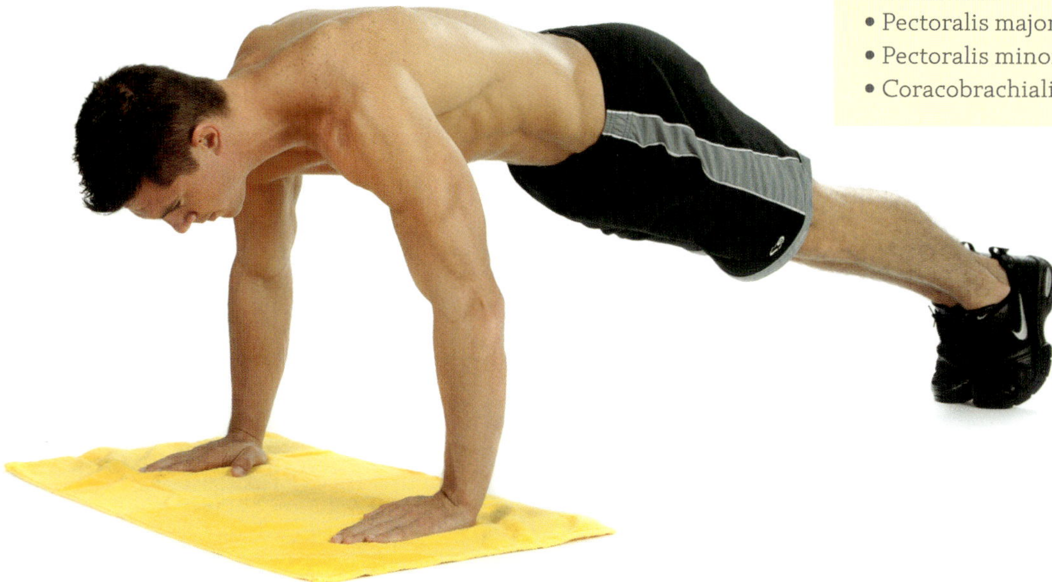

2 Verlagern Sie das Körpergewicht auf die Fersen und schieben Sie die Hände zueinander, ohne die gerade Brettposition aufzugeben. Schieben Sie so das Handtuch unter dem Brustbein zusammen.

3 Glätten Sie das Handtuch wieder, indem Sie die Arme nach außen drücken und in die Ausgangsposition zurückkehren. Zehnmal wiederholen.

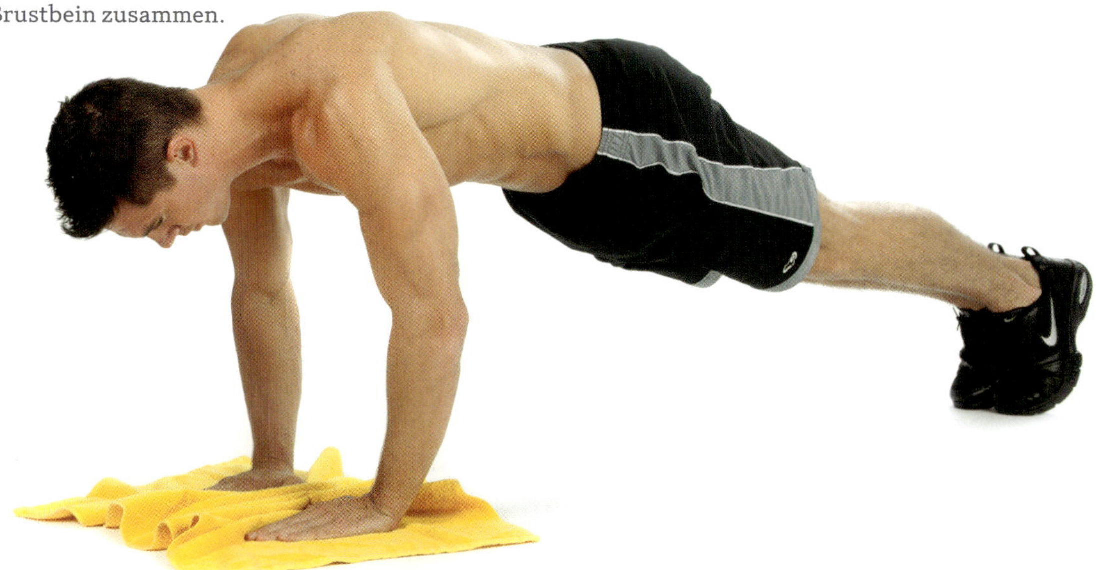

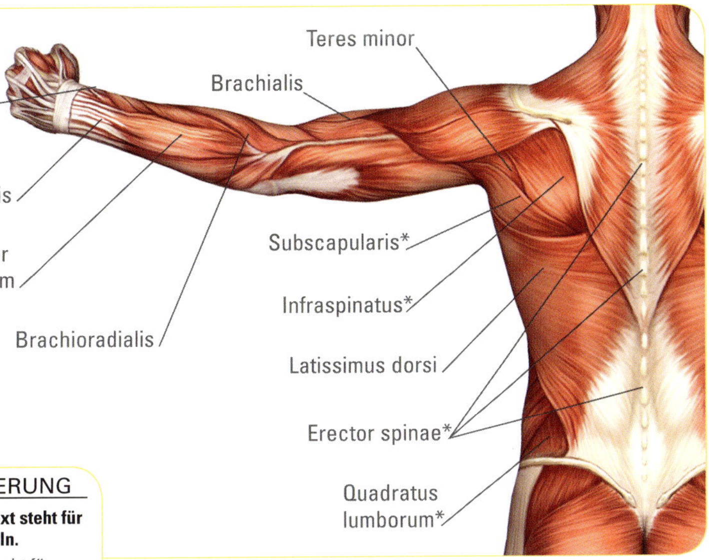

ERLÄUTERUNG

Schwarzer Text steht für aktive Muskeln.
Grauer Text steht für stabilisierende Muskeln.
* steht für tiefe Muskeln.

ÜBUNGSTIPPS

RICHTIG

- die Hände stehen in der Ausgangsposition direkt unter den Schultern
- das Gewicht ist gleichmäßig auf beide Füße verteilt

FALSCH

- die Hüfte nach unten absacken lassen
- bei der Armbewegung den Kopf nach unten nehmen
- die Ellbogen beugen

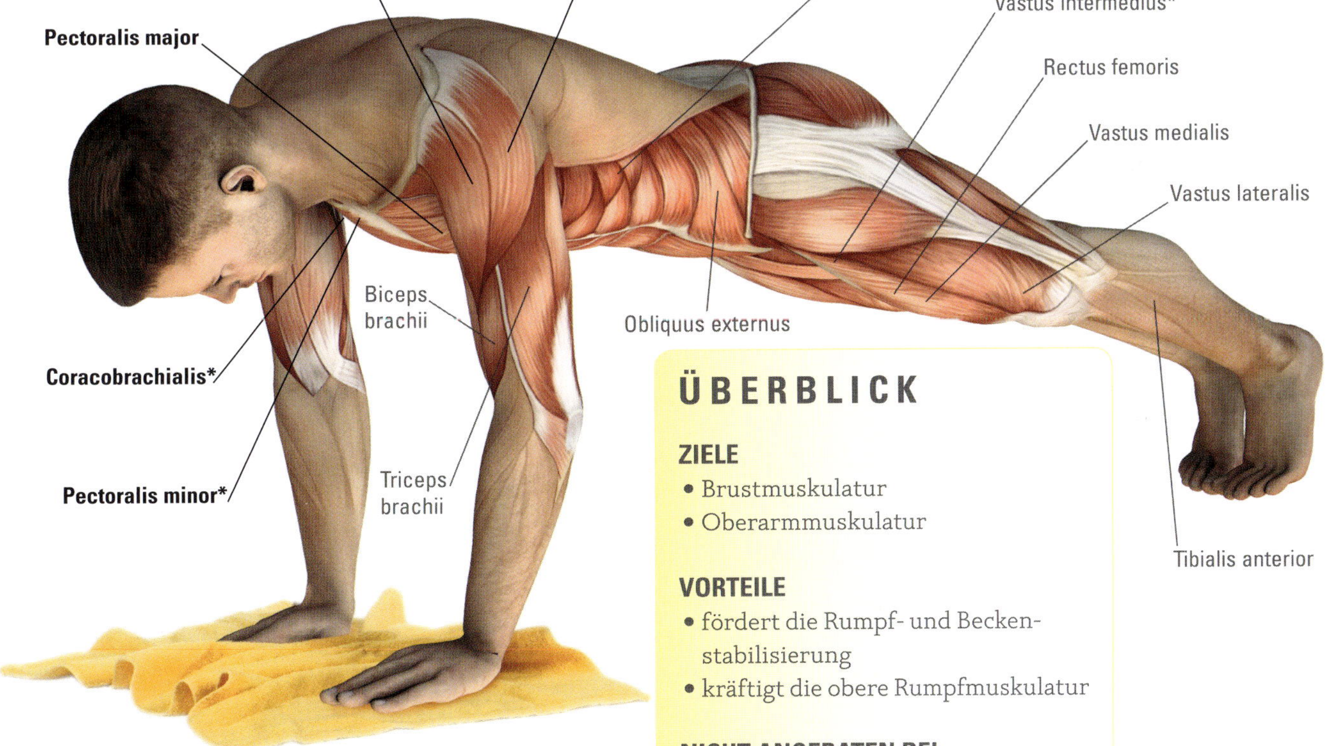

ÜBERBLICK

ZIELE

- Brustmuskulatur
- Oberarmmuskulatur

VORTEILE

- fördert die Rumpf- und Beckenstabilisierung
- kräftigt die obere Rumpfmuskulatur

NICHT ANGERATEN BEI

- Schulterschmerzen
- Hals-/Nackenschmerzen
- Schmerzen im Lendenwirbelbereich

HAND-ZEHEN-POSE

❶ Stellen Sie sich aufrecht und ausbalanciert hin. Nehmen Sie die Schultern zurück, ohne sie anzuspannen. Verlagern Sie Ihr Gewicht auf das rechte Standbein.

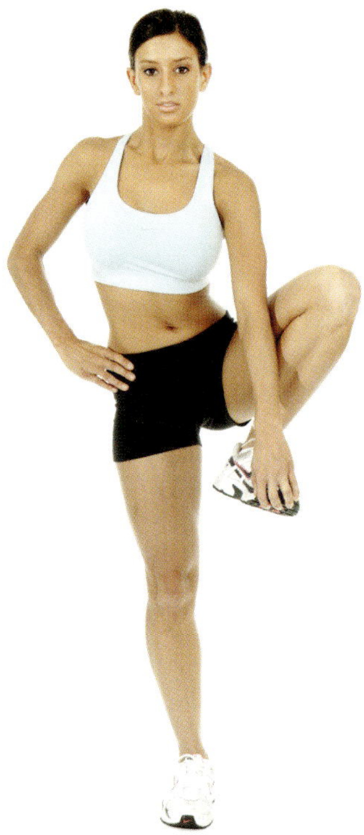

❷ Beugen Sie das linke Knie und heben Sie das Bein an. Umfassen Sie die Zehen mit der linken Hand. Die rechte Hand stützt sich auf die rechte Hüfte.

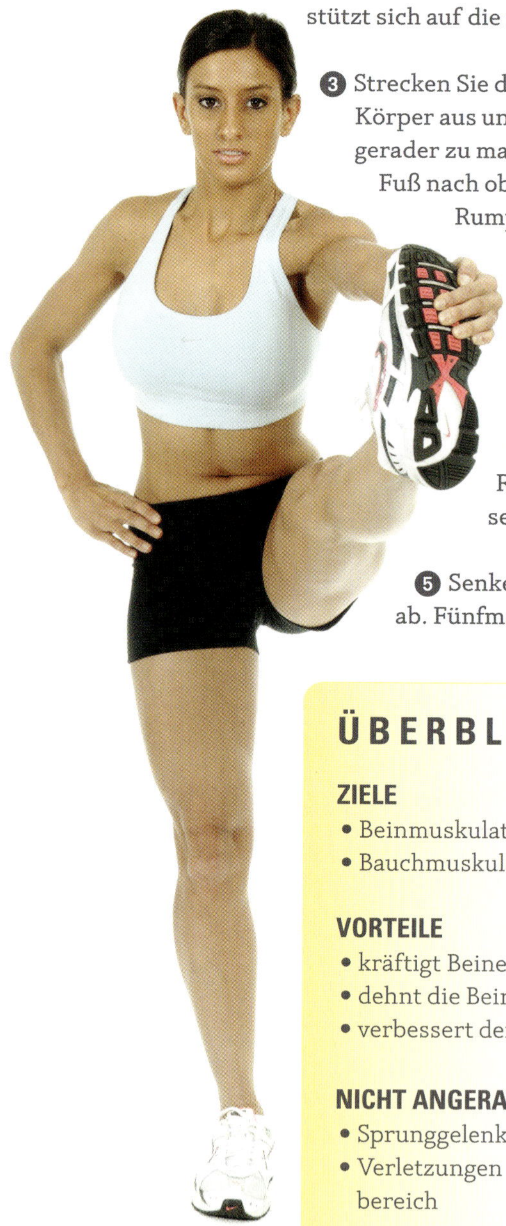

❸ Strecken Sie das linke Bein vor dem Körper aus und versuchen Sie, es noch gerader zu machen, während Sie den Fuß nach oben ziehen und in Richtung Rumpf bringen.

❹ Fixieren Sie den Blick auf einen Punkt ungefähr eine Körperlänge vor Ihnen auf dem Boden. Ziehen Sie die Zehen an, sodass sie zum Rumpf zeigen. Fünf bis sechs Sekunden halten.

❺ Senken Sie den Fuß zum Boden ab. Fünfmal pro Bein wiederholen.

TRAINING

- Rectus femoris
- Vastus lateralis
- Vastus medialis
- Pronator teres
- Flexor carpi radialis
- Palmaris longus
- Biceps femoris
- Semitendinosus
- Semimembranosus
- Quadratus lumborum
- Piriformis
- Gemellus superior
- Gemellus inferior
- Tibialis anterior
- Gracilis
- Gluteus maximus

ÜBERBLICK

ZIELE

- Beinmuskulatur
- Bauchmuskulatur

VORTEILE

- kräftigt Beine und Sprunggelenke
- dehnt die Beinunterseite
- verbessert den Gleichgewichtssinn

NICHT ANGERATEN BEI

- Sprunggelenksverletzungen
- Verletzungen im Lendenwirbelbereich

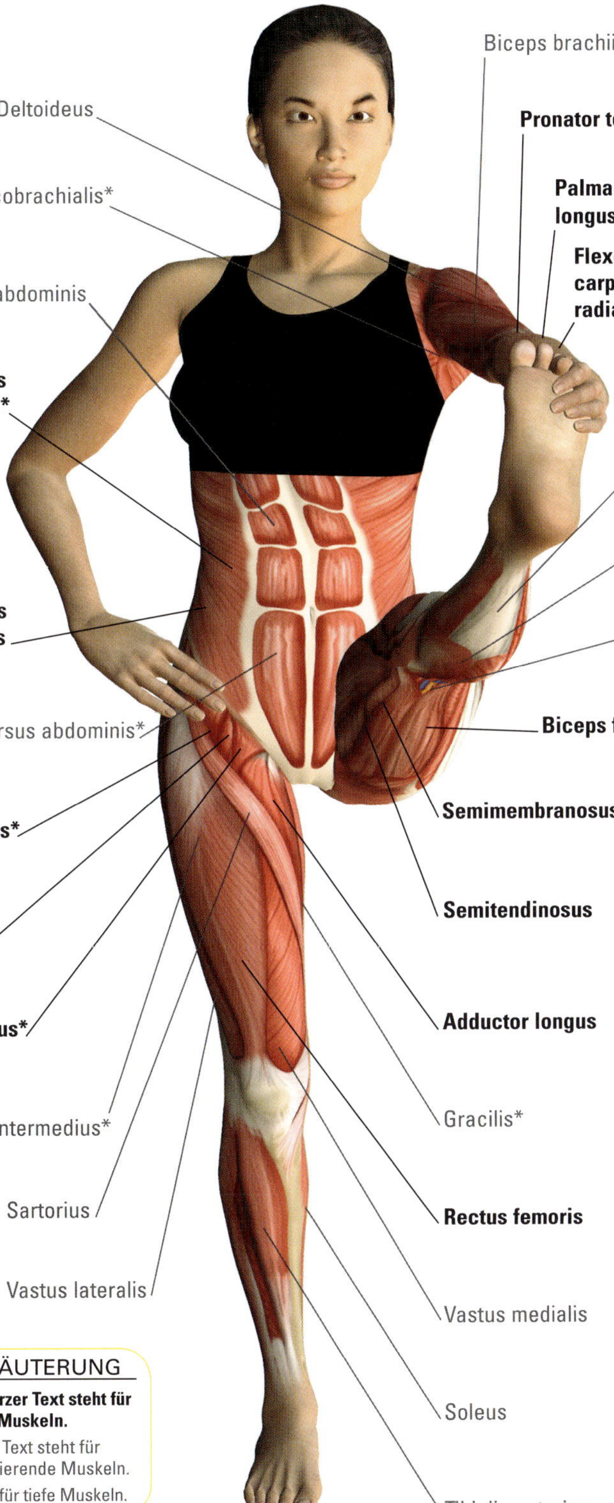

ERLÄUTERUNG

Schwarzer Text steht für aktive Muskeln.

Grauer Text steht für stabilisierende Muskeln.

* steht für tiefe Muskeln.

ÜBUNGSTIPPS

RICHTIG

- das Becken bleibt parallel nach vorne gerichtet, auch beim Beinheben
- der Oberkörper darf sich nicht nach unten neigen

FALSCH

- die Hüfte des erhobenen Beins in Richtung der unteren Rippen hochziehen

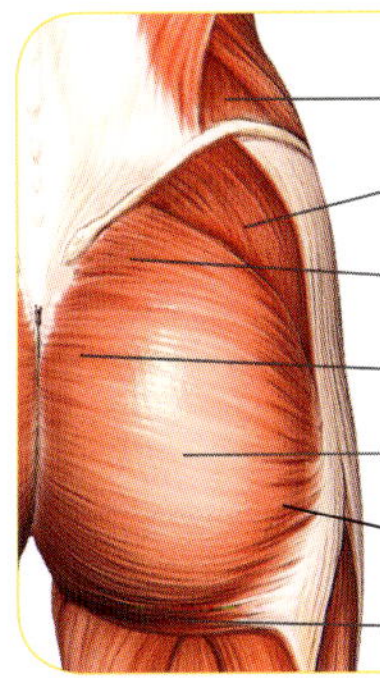

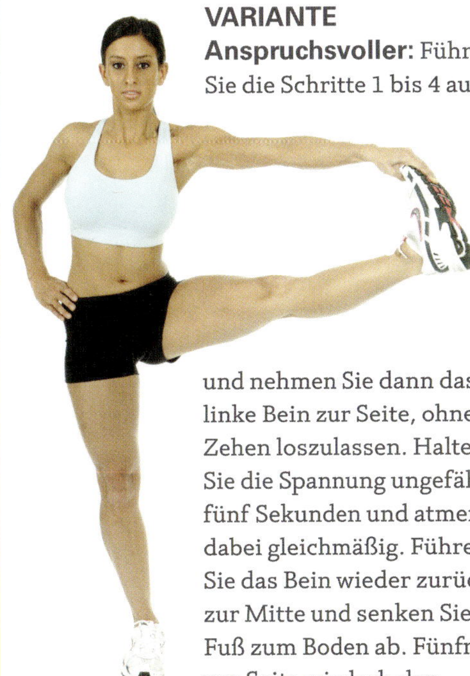

VARIANTE

Anspruchsvoller: Führen Sie die Schritte 1 bis 4 aus und nehmen Sie dann das linke Bein zur Seite, ohne die Zehen loszulassen. Halten Sie die Spannung ungefähr fünf Sekunden und atmen Sie dabei gleichmäßig. Führen Sie das Bein wieder zurück zur Mitte und senken Sie den Fuß zum Boden ab. Fünfmal pro Seite wiederholen.

KNIEBEUGE AN DER WAND

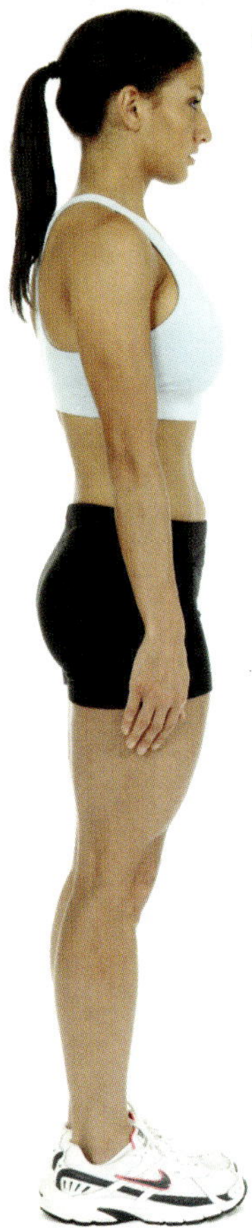

1 Stellen Sie sich mit dem Rücken vor eine Wand und lehnen Sie sich an. Gehen Sie mit den Füßen so weit von der Wand weg, dass oberer Rücken und Gesäß bequem anliegen.

TRAINING

- Vastus medialis
- Vastus lateralis
- Vastus intermedius
- Rectus femoris
- Semitendinosus
- Semimembranosus
- Biceps femoris
- Gluteus maximus

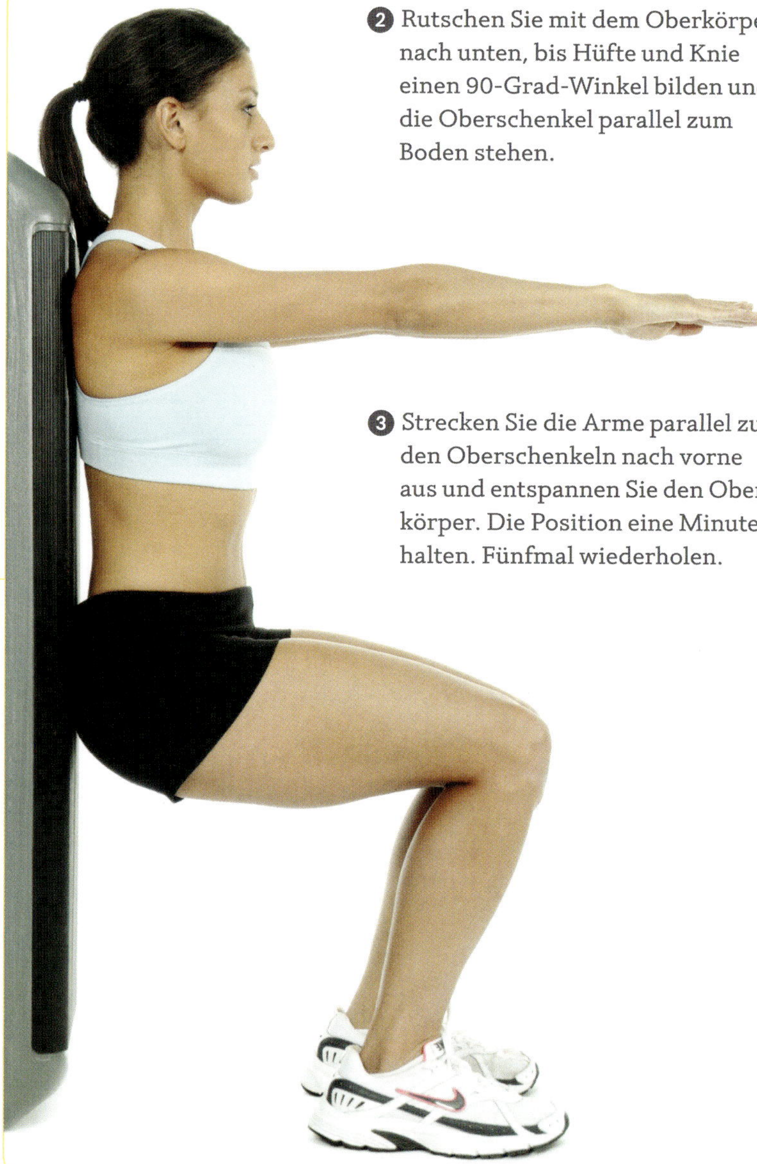

2 Rutschen Sie mit dem Oberkörper nach unten, bis Hüfte und Knie einen 90-Grad-Winkel bilden und die Oberschenkel parallel zum Boden stehen.

3 Strecken Sie die Arme parallel zu den Oberschenkeln nach vorne aus und entspannen Sie den Oberkörper. Die Position eine Minute halten. Fünfmal wiederholen.

ÜBERBLICK

ZIELE

- Quadrizeps
- Gesäßmuskulatur

VORTEILE

- stärkt Quadrizeps und Gesäßmuskeln
- trainiert den Körper, das Gewicht gleichmäßig auf beide Beine zu verteilen

NICHT ANGERATEN BEI

- Knieschmerzen

ÜBUNGSTIPPS

RICHTIG

- die Rumpfmuskulatur während der Übung anspannen
- Schultern und Hals-/Nackenbereich entspannt lassen
- für den optimalen Trainingseffekt den Hüft-Knie-Winkel auf 90 Grad halten

FALSCH

- den Hüft-Knie-Winkel kleiner als 90 Grad werden lassen
- den Rücken gegen die Wand drücken, um aufrecht zu bleiben
- beim Ermüden der Muskeln von einer Seite auf die andere rutschen

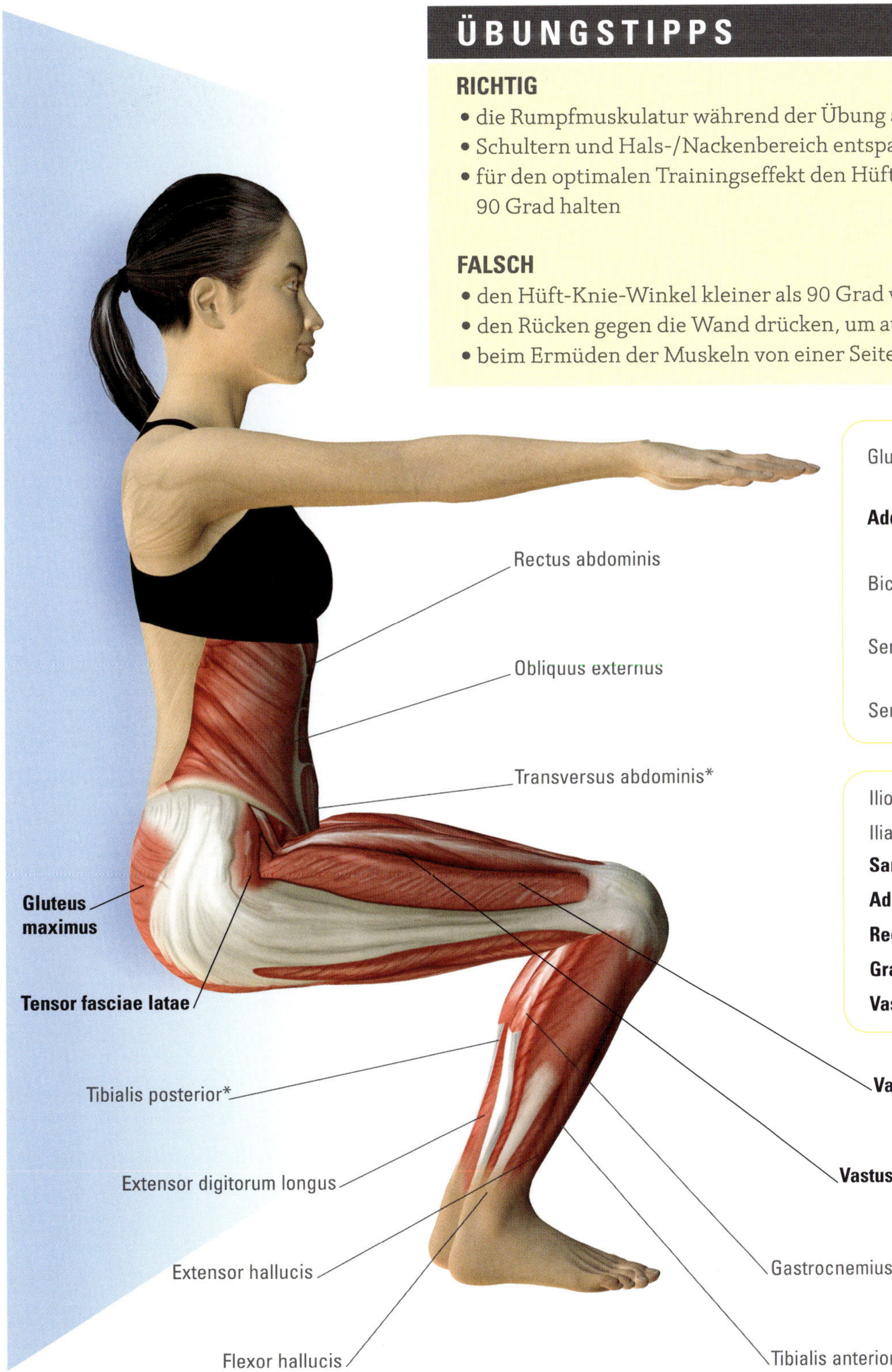

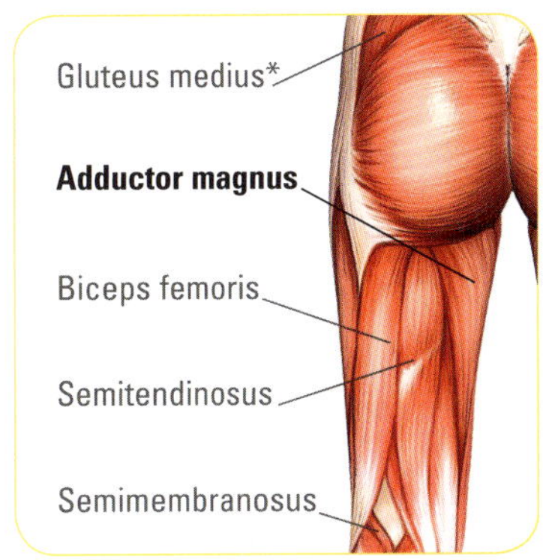

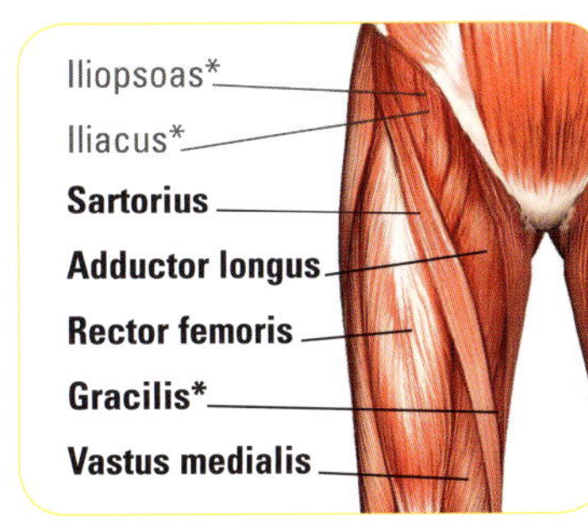

ERLÄUTERUNG

Schwarzer Text steht für aktive Muskeln.

Grauer Text steht für stabilisierende Muskeln.

* steht für tiefe Muskeln.

BECKENHEBEN AUS DEM STÜTZ

❶ Setzen Sie sich auf den Boden und strecken sie die Beine aus. Stützen Sie die Hände hinter dem Rumpf auf, die Fingerspitzen zeigen zur Hüfte.

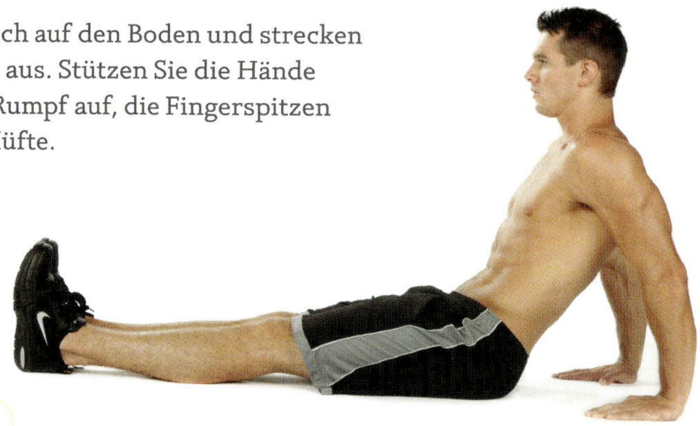

ÜBERBLICK

ZIELE

- Hüftstreckmuskulatur
- Haltemuskulatur der Körpermitte
- Armmuskulatur
- Beinmuskulatur

NICHT ANGERATEN BEI

- Handgelenksschmerzen
- Knieschmerzen
- Schulterverletzungen
- stechenden Schmerzen im Bein

❷ Drücken Sie über die Arme den Brustkorb nach oben, spannen Sie die Gesäßmuskeln an und heben Sie das Becken so weit, bis der Körper von den Schultern bis zu den Fersen eine gerade Linie bildet. Die Fersen sind dabei fest in den Boden gestemmt.

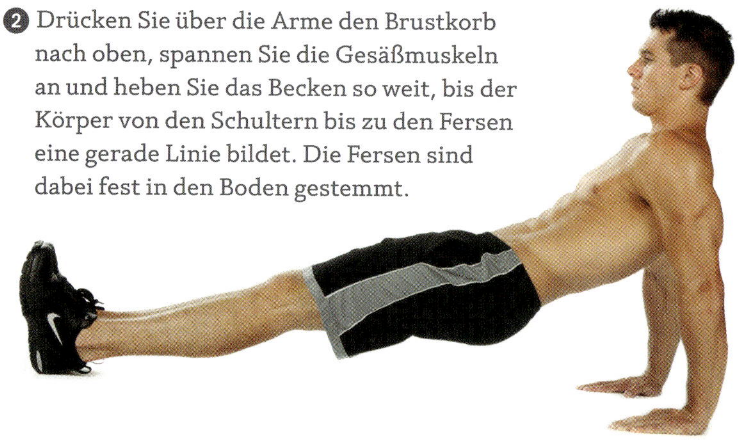

TRAINING

- Gluteus maximus
- Biceps femoris
- Deltoideus
- Rectus femoris
- Adductor magnus
- Tensor fasciae latae
- Rectus abdominis
- Transversus abdominis
- Adductor longus
- Obliquus externus
- Latissimus dorsi
- Triceps brachii

❸ Heben Sie den rechten Fuß gestreckt nach oben, ohne die Hüfte abzusenken.

❹ Führen Sie das Bein langsam wieder zum Boden und heben Sie das andere Bein. Vier- bis sechsmal pro Seite wiederholen.

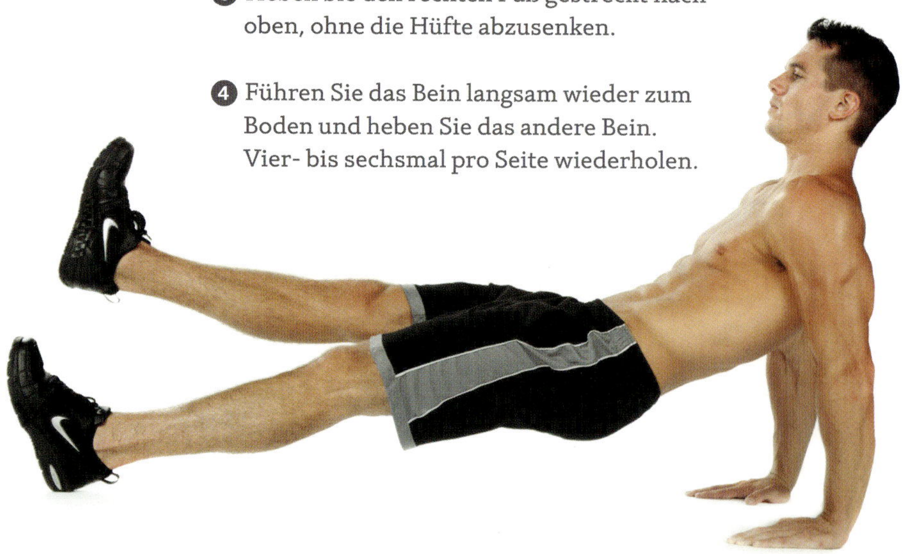

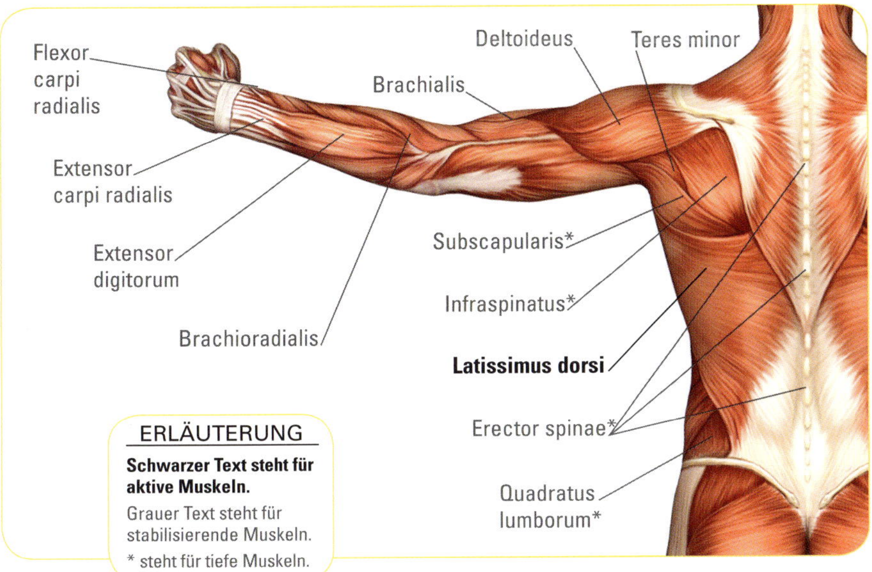

ERLÄUTERUNG

Schwarzer Text steht für aktive Muskeln.

Grauer Text steht für stabilisierende Muskeln.

* steht für tiefe Muskeln.

ÜBUNGSTIPPS

RICHTIG

- das Becken muss während der ganzen Übung oben gehalten werden

FALSCH

- die Schulterblätter nach unten sinken lassen; falls die Beine das Körpergewicht nicht halten können, die Knie etwas beugen

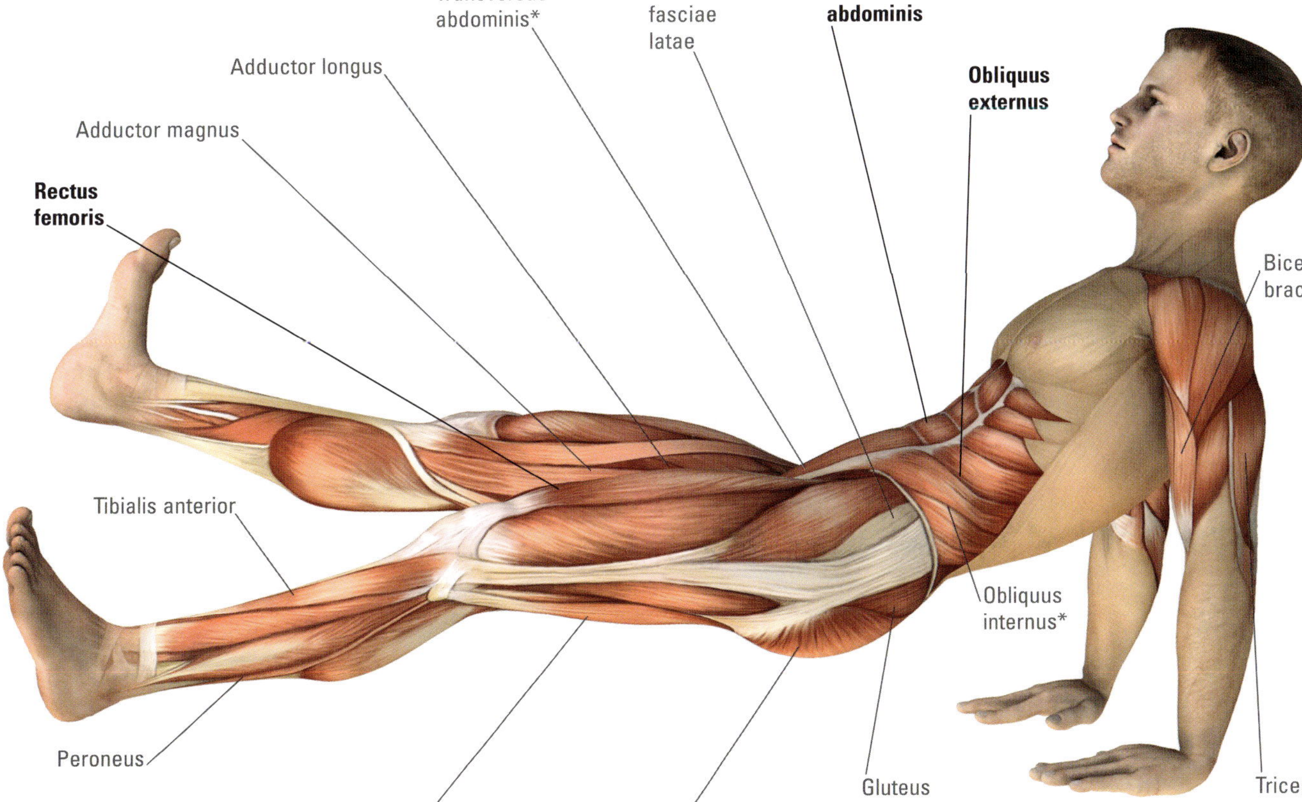

BEINSCHERE

STABILISIERUNGSÜBUNGEN

1. Legen Sie sich auf den Rücken. Die Arme liegen parallel zum Rumpf auf dem Boden. Die Beine sind im 90-Grad-Winkel gebeugt. Atmen Sie ein und ziehen Sie die Bauchmuskeln nach innen.

2. Strecken Sie die Beine senkrecht nach oben und heben Sie Kopf und Schultern vom Boden ab. Die Beine dabei so lang wie möglich machen, ohne die Position aufzugeben.

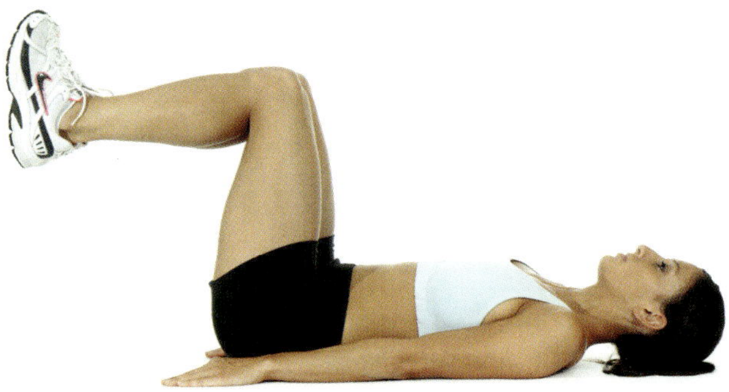

3. Senken Sie das rechte Bein ab und strecken Sie es lang nach vorne. Führen Sie das linke Bein möglichst nah an den Rumpf heran und umfassen Sie die Wade mit beiden Händen. Federn Sie das Bein zweimal in Richtung Oberkörper, ohne die Schultern nach vorne zu nehmen.

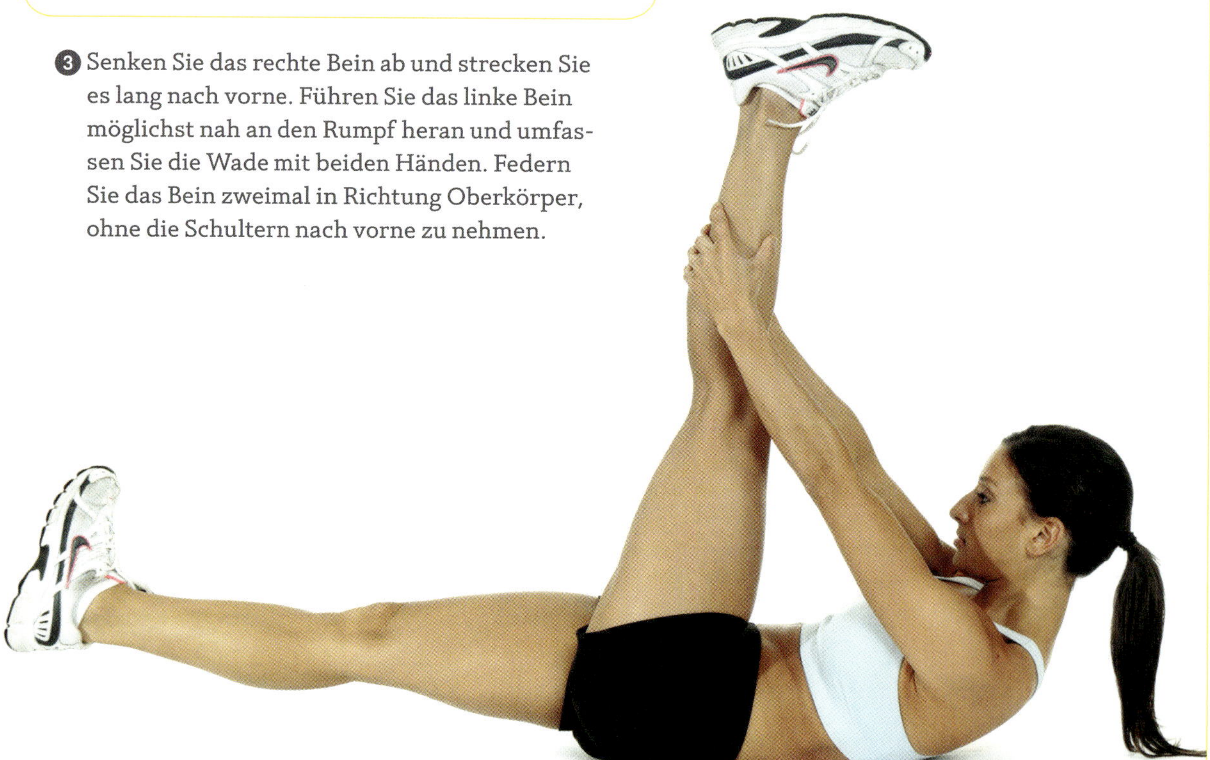

TRAINING

- Biceps femoris
- Rectus femoris
- Tensor fasciae latae
- Rectus abdominis
- Obliquus externus
- Deltoideus

ÜBUNGSTIPPS

RICHTIG
- die Beine so gestreckt wie möglich halten
- den Bauchnabel fest zur Wirbelsäule ziehen

FALSCH
- die Beine beugen

ÜBERBLICK

ZIEL

- Bauchmuskulatur

VORTEILE

- erhöht die Körperstabilisierung bei einseitiger Bewegung
- fördert Kraft und Ausdauer der Bauchmuskeln

NICHT ANGERATEN BEI

- Verhärtung der hinteren Oberschenkelmuskulatur; wer damit Probleme hat, winkelt das zum Rumpf geführte Bein an

4 Wechseln Sie die Beinstellung und umfassen Sie die Wade des rechten Beins. Stabilisieren Sie das Becken und die Wirbelsäule. Wiederholen Sie die Übung sechsmal pro Bein.

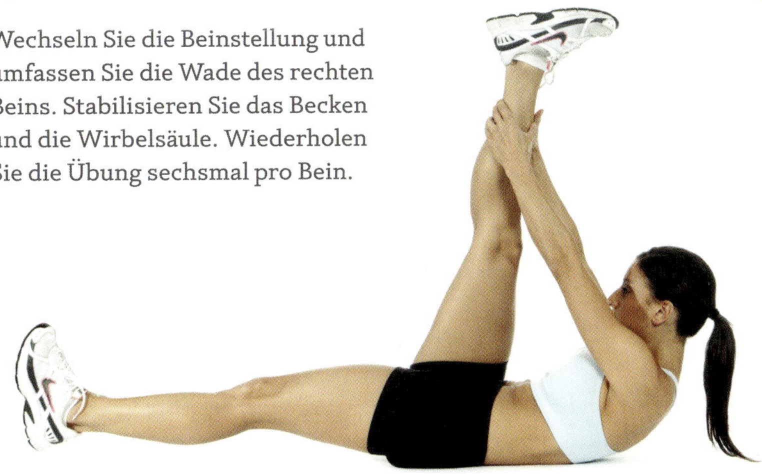

ERLÄUTERUNG

Schwarzer Text steht für aktive Muskeln.

Grauer Text steht für stabilisierende Muskeln.

* steht für tiefe Muskeln.

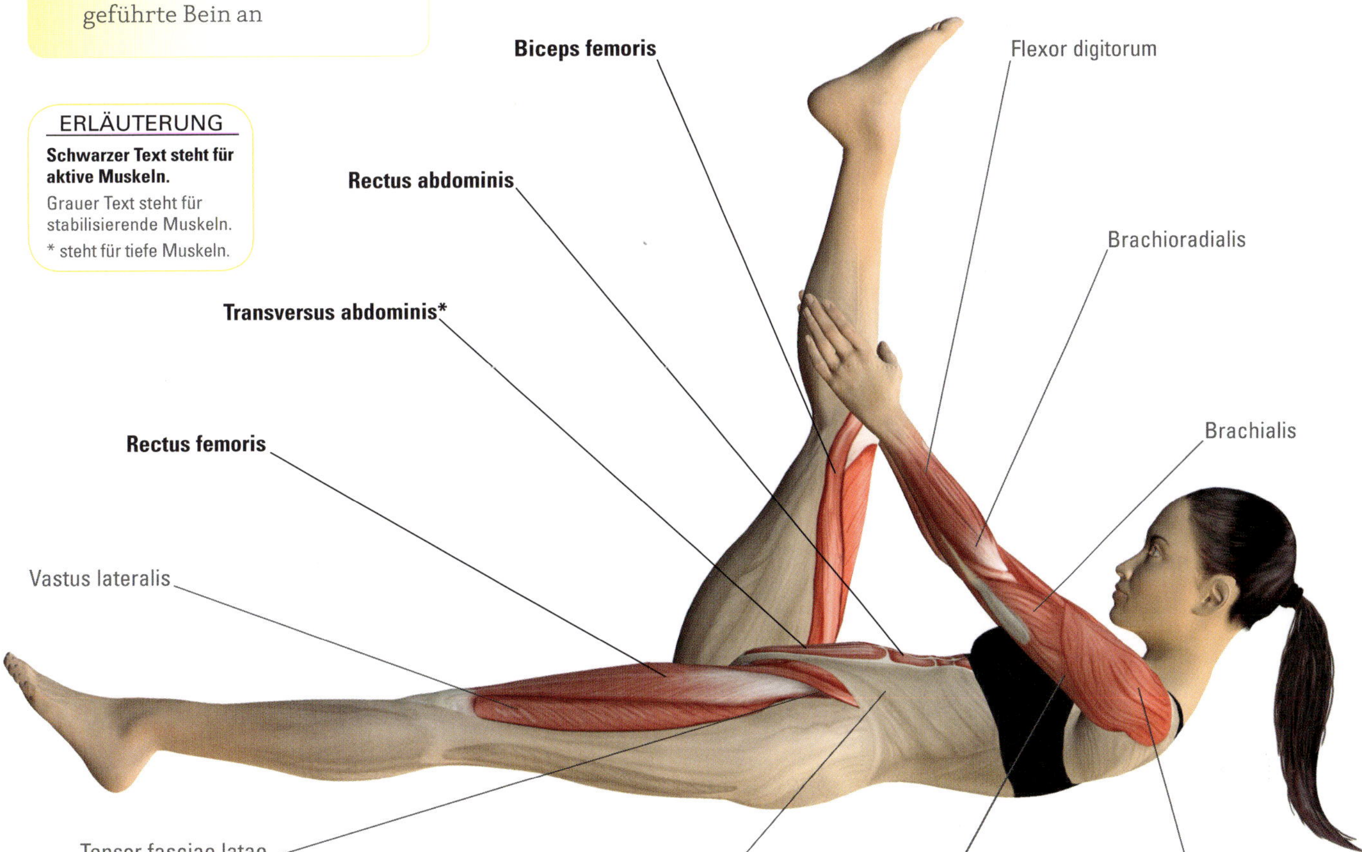

SCHWIMMEN

❶ Legen Sie sich in Bauchlage auf den Boden, die Beine sind hüftbreit auseinander. Strecken Sie die Arme nach vorne aus. Spannen Sie den Beckenboden an und ziehen Sie den Nabel nach innen zur Wirbelsäule.

❷ Heben Sie das rechte Bein und gleichzeitig den linken Arm und strecken Sie dabei den oberen Rücken. Heben Sie Kopf und Schultern vom Boden ab.

❸ Senken Sie Arm und Bein wieder in die Ausgangsposition, ohne die Körperspannung aufzugeben.

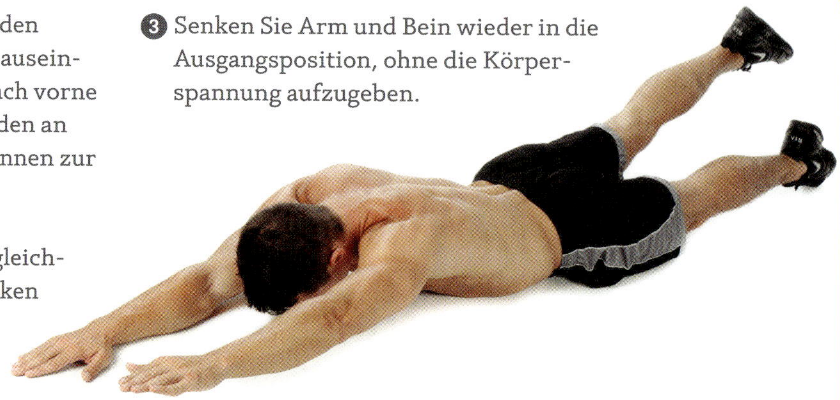

❹ Heben Sie nun das gegengleiche Arm-Bein-Paar vom Boden ab, ohne die Körperstabilisierung und Kopfhaltung zu verändern.

❺ Strecken Sie die Gliedmaßen wieder bei der Rückkehr in die Ausgangsposition. Sechs- bis achtmal wiederholen.

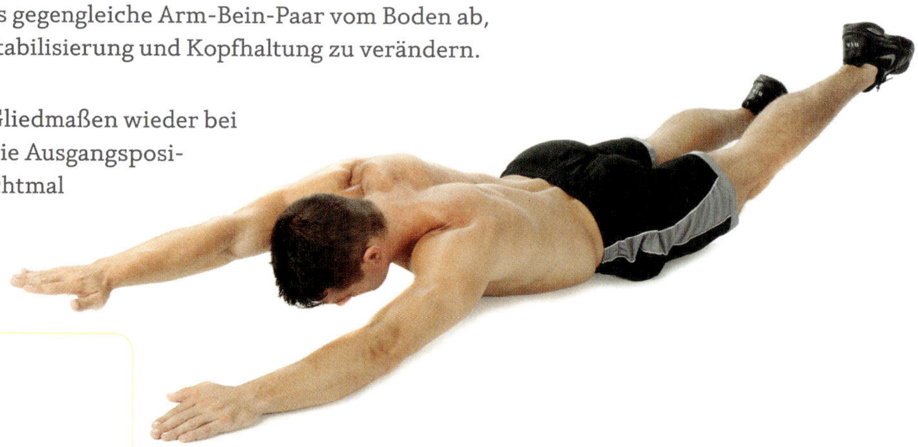

ÜBERBLICK

ZIELE

- Wirbelsäulenstreckmuskulatur
- Hüftstreckmuskulatur

VORTEILE

- kräftigt Hüft- und Wirbelsäulenstreckmuskeln
- trainiert die Körperstabilisierung bei Rotationsbewegungen

NICHT ANGERATEN BEI

- Schmerzen im Lendenwirbelbereich
- extremer Wirbelsäulenkrümmung im oberen Bereich
- Hohlkreuz

TRAINING

- Gluteus maximus
- Biceps femoris
- Erector spinae
- Quadratus lumborum
- Rhomboideus
- Latissimus dorsi

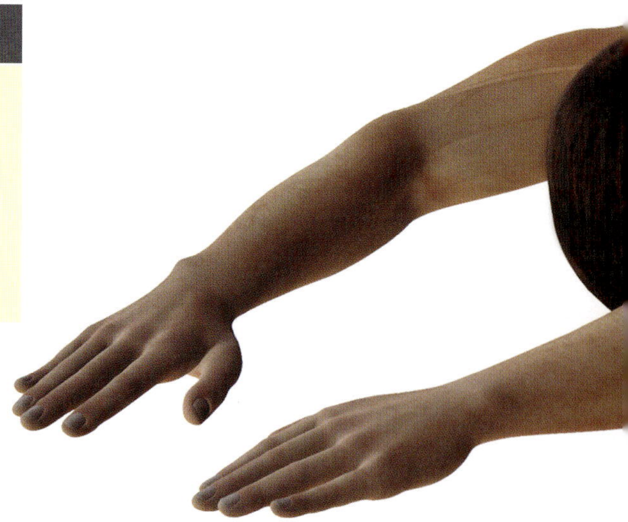

VARIANTE

Anspruchsvoller: Heben Sie gleichzeitig beide Arme und Beine. Der Bauchnabel bleibt weiterhin fest zur Wirbelsäule gezogen. Diese Variante ist auch als „Superman" bekannt.

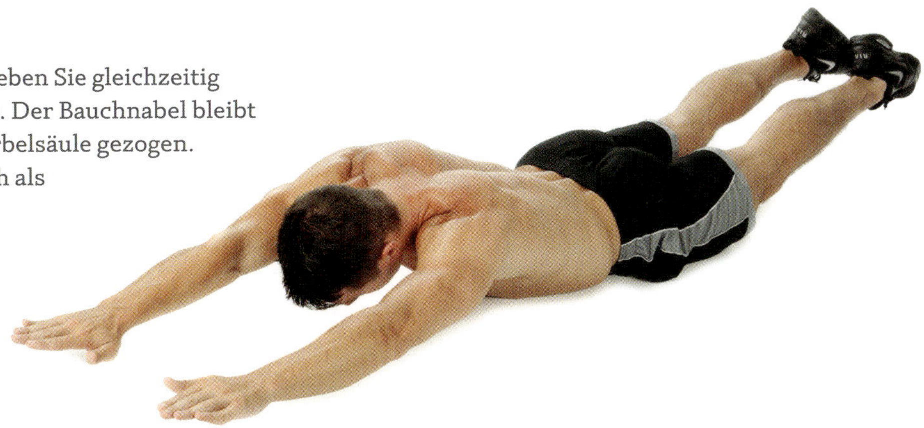

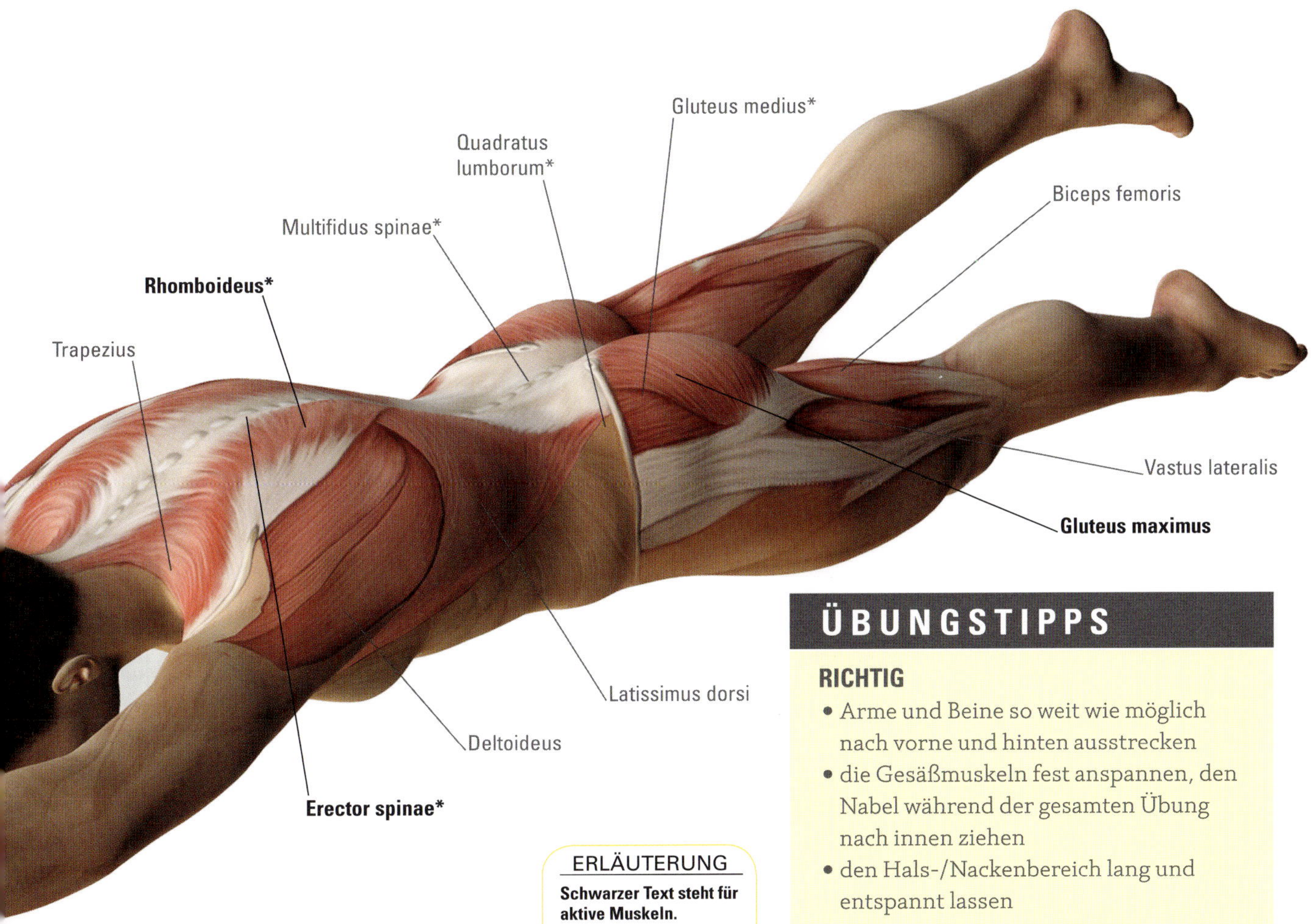

ERLÄUTERUNG

Schwarzer Text steht für aktive Muskeln.

Grauer Text steht für stabilisierende Muskeln.

* steht für tiefe Muskeln.

ÜBUNGSTIPPS

RICHTIG

- Arme und Beine so weit wie möglich nach vorne und hinten ausstrecken
- die Gesäßmuskeln fest anspannen, den Nabel während der gesamten Übung nach innen ziehen
- den Hals-/Nackenbereich lang und entspannt lassen

FALSCH

- die Schultern zu den Ohren hochziehen

CRUNCH MIT ANGEHOBENEN BEINEN

❶ Legen Sie sich auf den Rücken und heben Sie die Beine, sodass Ober- und Unterschenkel und die Hüfte im 90-Grad-Winkel stehen. Legen Sie die Handflächen an die Knie, die Fingerspitzen zeigen nach oben.

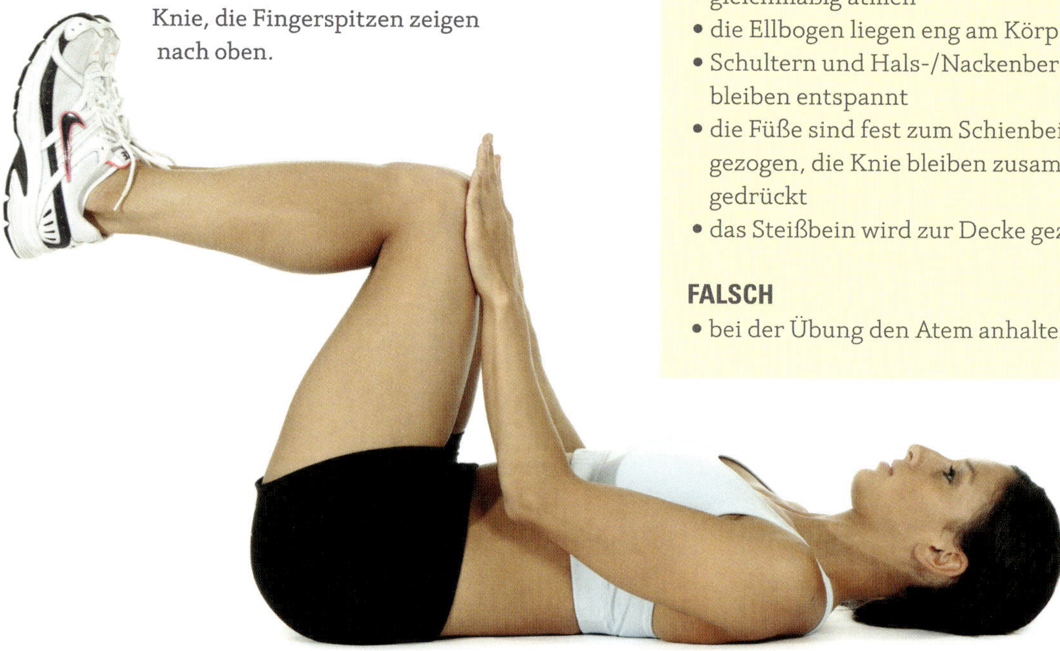

ÜBUNGSTIPPS

RICHTIG

- gleichmäßig atmen
- die Ellbogen liegen eng am Körper an
- Schultern und Hals-/Nackenbereich bleiben entspannt
- die Füße sind fest zum Schienbein gezogen, die Knie bleiben zusammengedrückt
- das Steißbein wird zur Decke gezogen

FALSCH

- bei der Übung den Atem anhalten

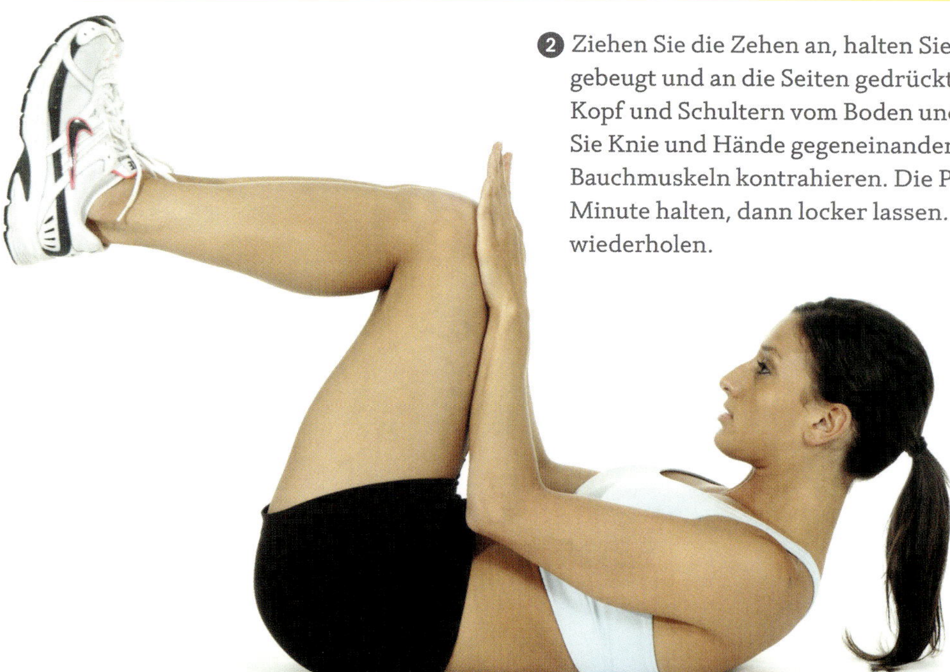

❷ Ziehen Sie die Zehen an, halten Sie die Ellbogen gebeugt und an die Seiten gedrückt, heben Sie Kopf und Schultern vom Boden und stemmen Sie Knie und Hände gegeneinander, sodass die Bauchmuskeln kontrahieren. Die Position eine Minute halten, dann locker lassen. Fünfmal wiederholen.

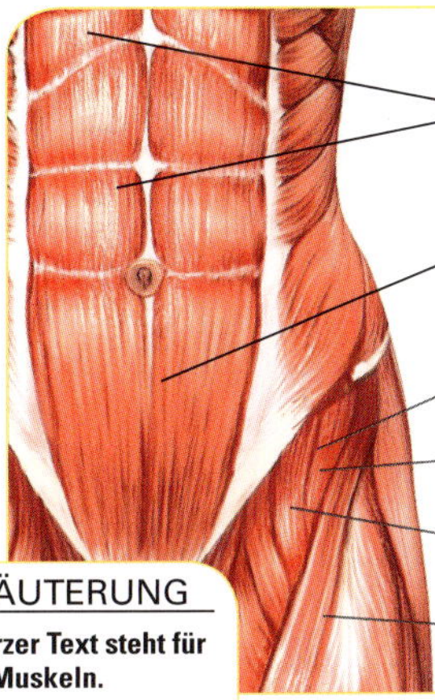

ERLÄUTERUNG

Schwarzer Text steht für aktive Muskeln.

Grauer Text steht für stabilisierende Muskeln.

* steht für tiefe Muskeln.

TRAINING

- Rectus abdominis
- Transversus abdominis
- Triceps brachii
- Iliacus
- Iliopsoas
- Vastus medialis
- Vastus lateralis
- Vastus intermedius
- Rectus femoris

ÜBERBLICK

ZIEL

- Ganzkörpertraining

VORTEIL

- kräftigt Körpermitte, Hüftbeuger und Trizeps

NICHT ANGERATEN BEI

- Rückenschmerzen
- Hüftschmerzen

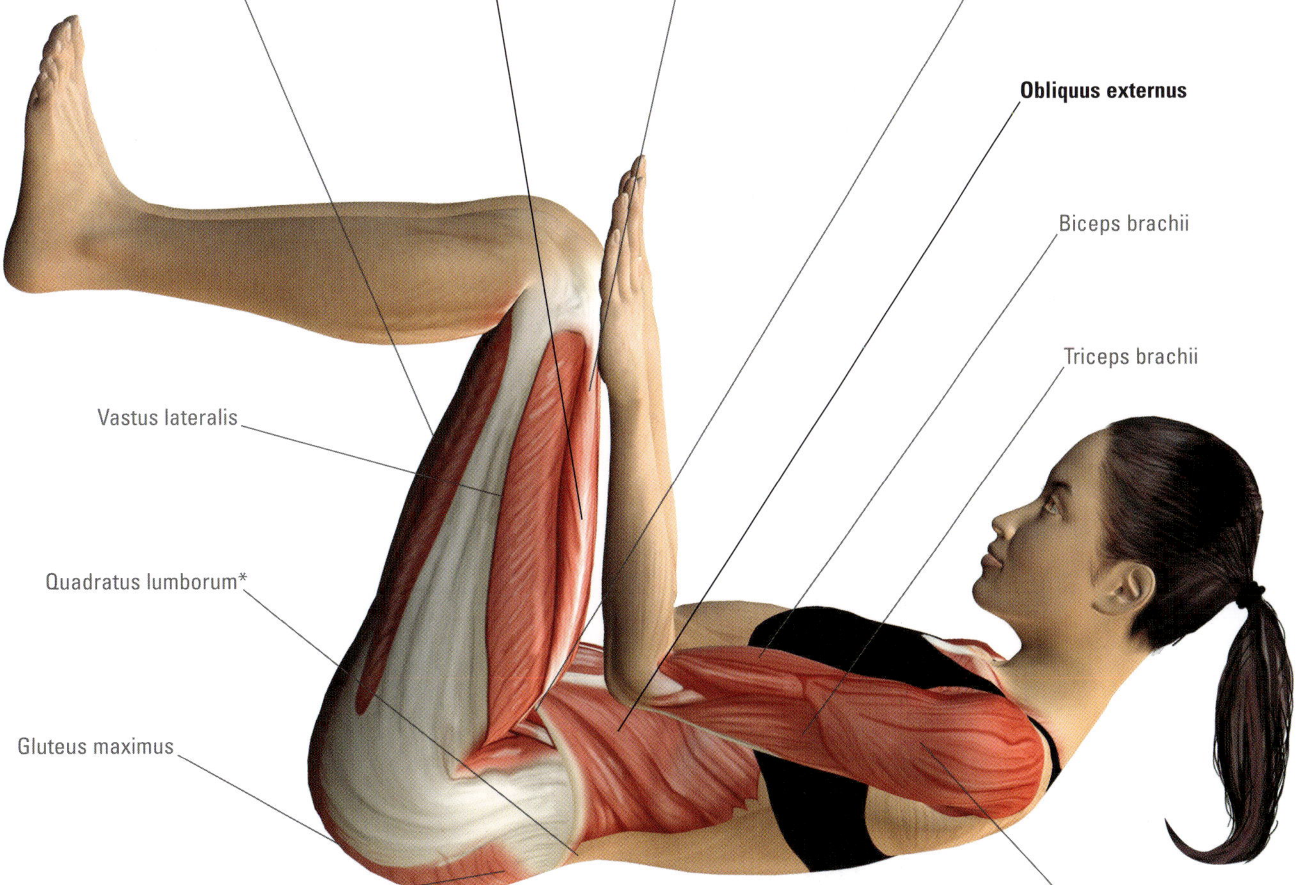

MUSCHELÜBUNG

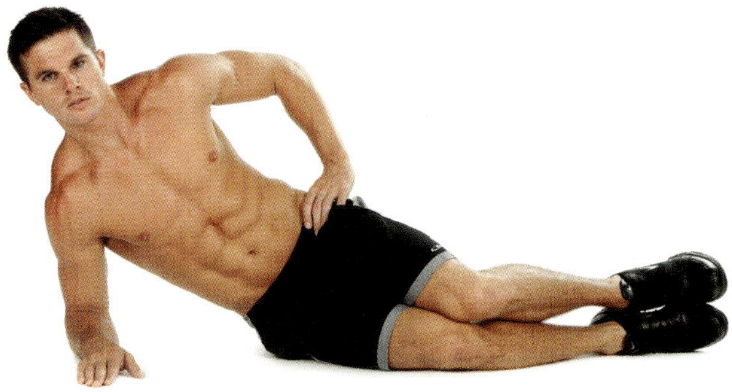

1. Legen Sie sich mit übereinandergelegten Beinen und leicht abgewinkelten Knien auf die rechte Seite. Stützen Sie das Körpergewicht auf den abgewinkelten rechten Unterarm. Platzieren Sie die linke Hand auf der Hüfte.

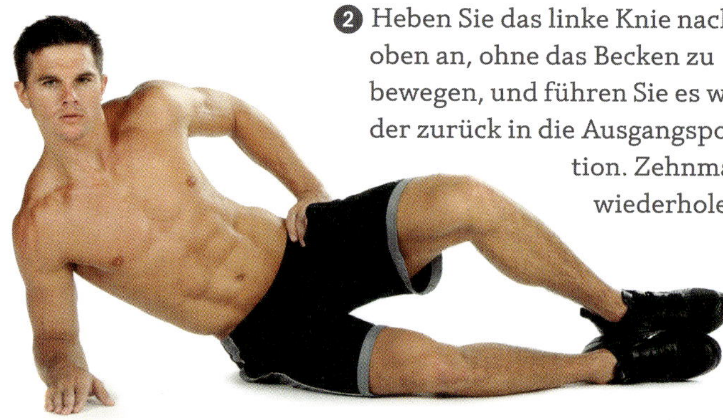

2. Heben Sie das linke Knie nach oben an, ohne das Becken zu bewegen, und führen Sie es wieder zurück in die Ausgangsposition. Zehnmal wiederholen.

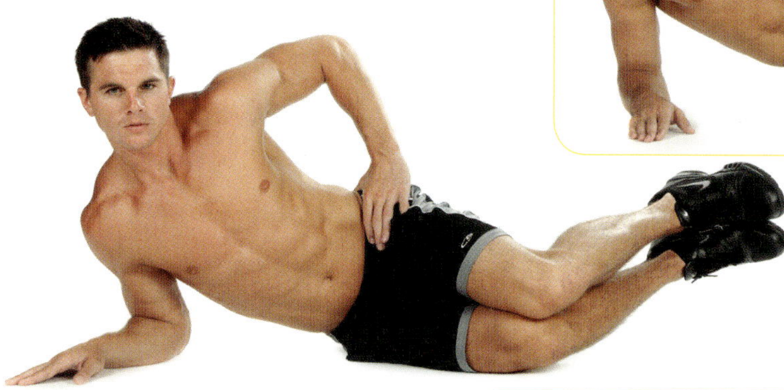

3. Heben Sie beide Sprunggelenke vom Boden ab. Achten Sie darauf, dass der Rumpf gerade bleibt.

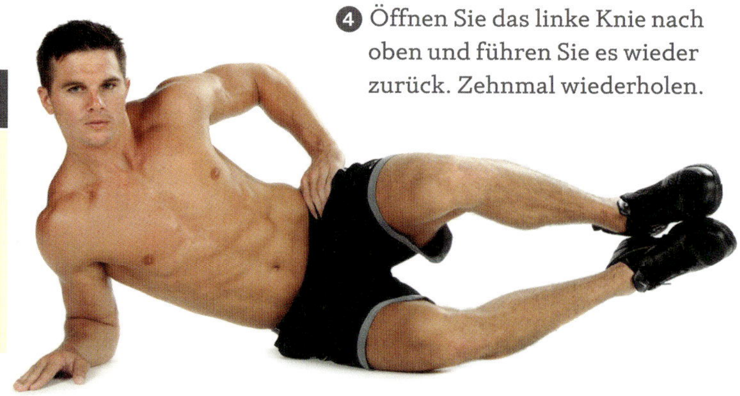

4. Öffnen Sie das linke Knie nach oben und führen Sie es wieder zurück. Zehnmal wiederholen.

ÜBUNGSTIPPS

RICHTIG

- das Becken aufrecht stellen und nicht nach vorne kippen
- Schulter und Oberarm fest in den Boden drücken
- Hals-/Nackenbereich und Schultern entspannen

FALSCH

- bei der Beinbewegung das Becken bewegen

TRAINING

- Rectus abdominis
- Obliquus internus
- Obliquus externus
- Tensor fasciae latae
- Adductor magnus
- Adductor longus
- Iliopsoas
- Iliacus
- Gluteus medius
- Quadratus lumborum

ÜBERBLICK

ZIELE

- Bauchmuskulatur
- Abduktoren und Adduktoren
- Rotatorenmanschette

VORTEILE

- verbessert die Beckenstabilisierung
- kräftigt die Hüftabduktoren
- kräftigt die Haltemuskulatur der Schulter und erhöht deren Ausdauer

NICHT ANGERATEN BEI

- Schulterverletzungen
- Schmerzen im Lendenwirbelbereich

❺ Der letzte Teil der Übung beginnt mit erhobenen Füßen. Heben Sie das linke Bein und strecken Sie es lang aus, ohne die Hüftstellung zu ändern. Beugen Sie das Bein wieder und senken Sie es in die Ausgangsposition ab. Zehnmal wiederholen, dann die Seite wechseln und den Übungsablauf von vorne beginnen.

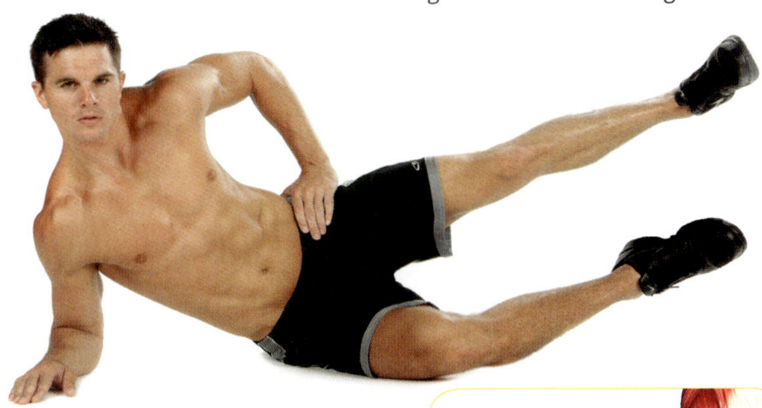

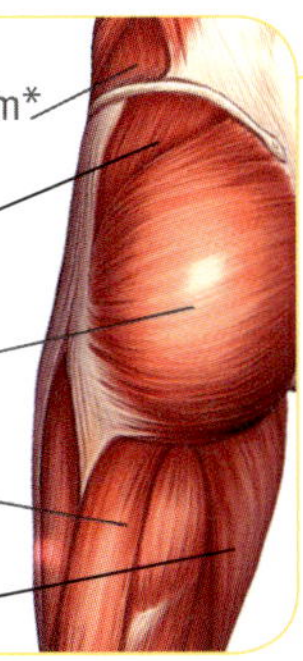

ERLÄUTERUNG

Schwarzer Text steht für aktive Muskeln.

Grauer Text steht für stabilisierende Muskeln.

* steht für tiefe Muskeln.

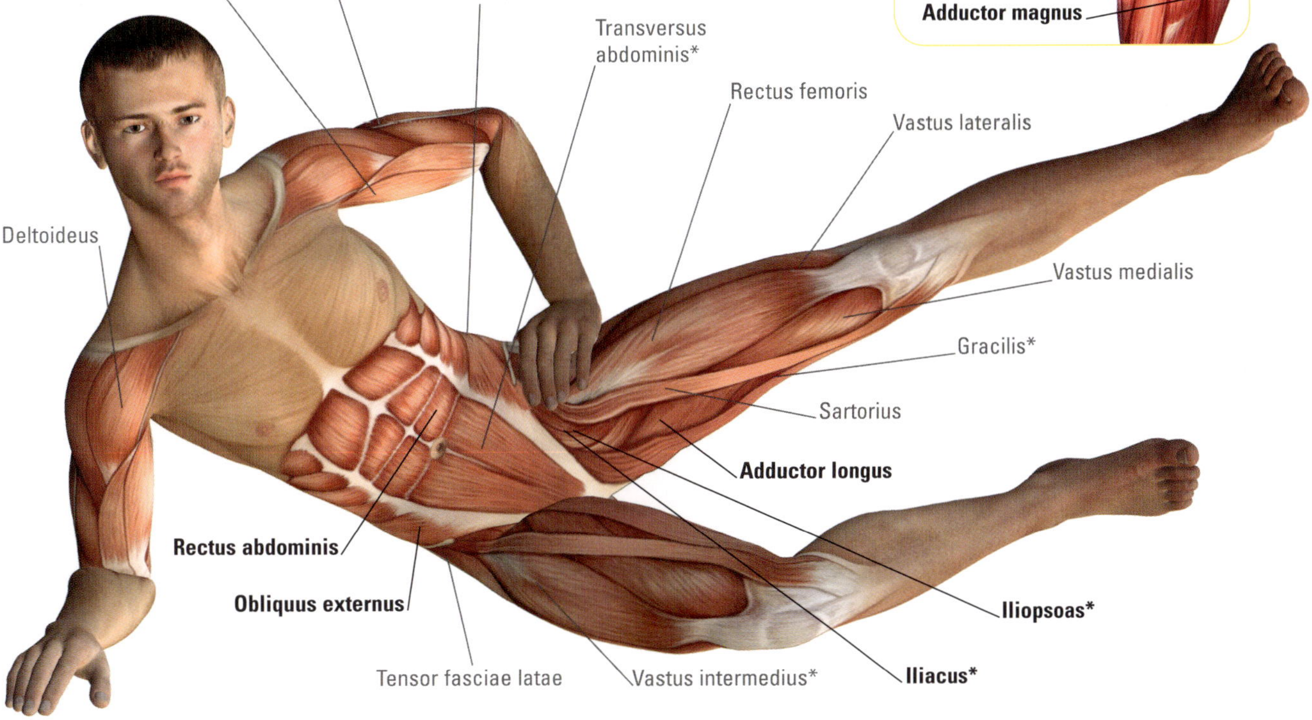

FERSENSCHLÄGE IN BAUCHLAGE

1. Legen Sie sich in Bauchlage auf die Matte. Die Arme werden parallel zum Rumpf über dem Boden gehalten, die Handflächen zeigen nach oben. Ziehen Sie die Schultern nach unten, weg von den Ohren. Drehen Sie die Beine nach außen und legen Sie die Innenseiten der Oberschenkel aneinander.

2. Ziehen Sie den Bauchnabel nach innen zur Wirbelsäule und drücken Sie das Schambein auf die Matte. Strecken Sie die Beine und heben Sie sie durch Anspannen des Gesäßes vom Boden ab.

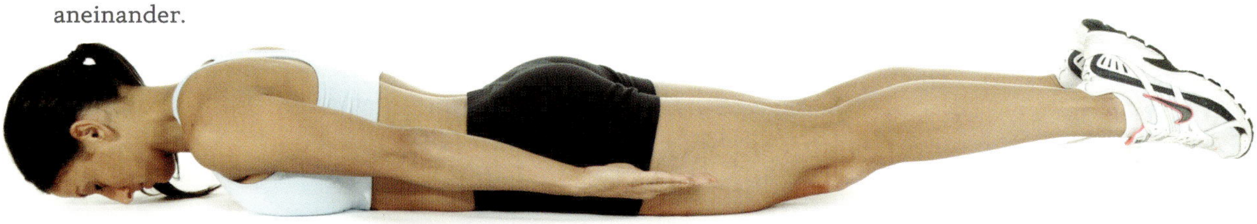

ÜBUNGSTIPPS

RICHTIG

- Gesäß- und Bauchmuskulatur beim Fersenschlagen angespannt halten
- gleichmäßig atmen

FALSCH

- die Schultern verkrampfen

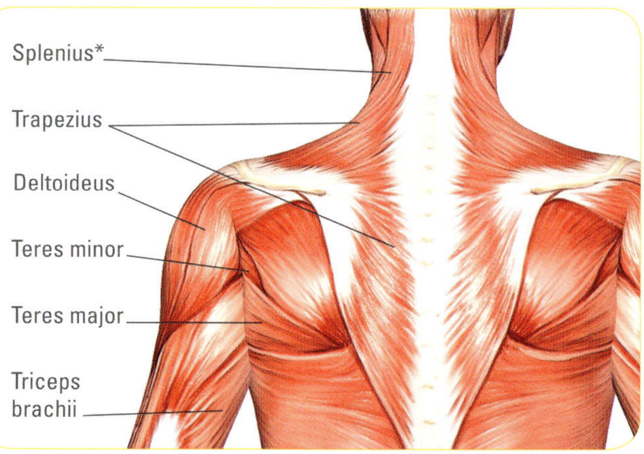

ERLÄUTERUNG

Schwarzer Text steht für aktive Muskeln.

Grauer Text steht für stabilisierende Muskeln.

* steht für tiefe Muskeln.

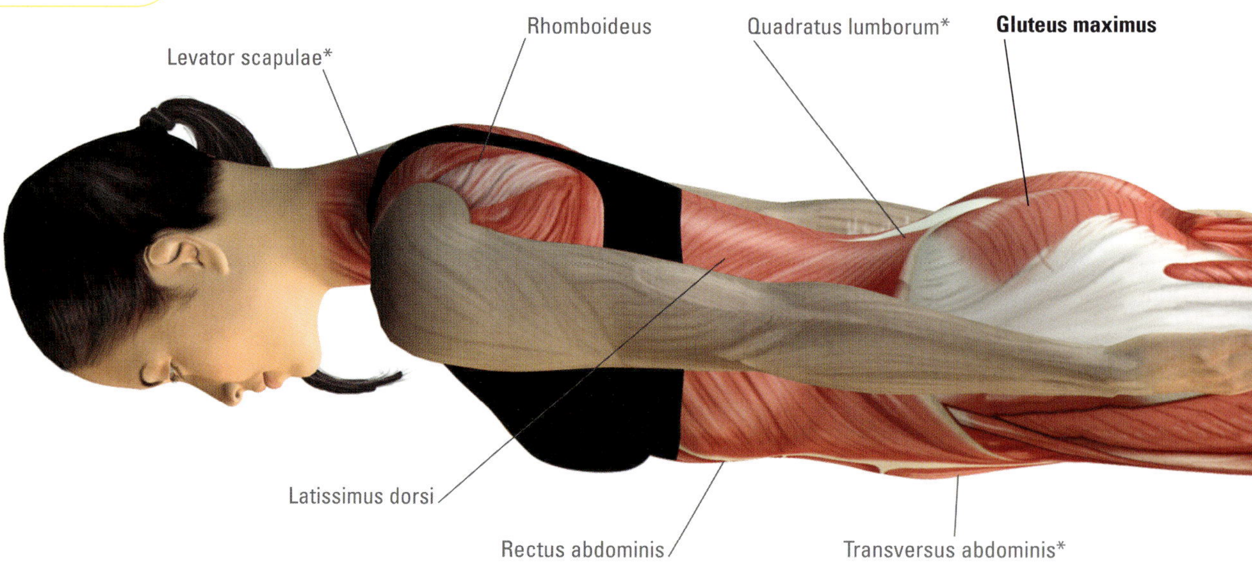

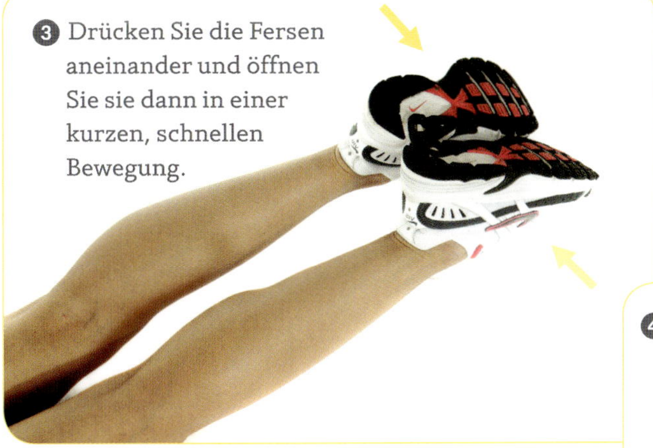

❸ Drücken Sie die Fersen aneinander und öffnen Sie sie dann in einer kurzen, schnellen Bewegung.

TRAINING

- Trapezius
- Latissimus dorsi
- Teres major
- Teres minor
- Deltoideus
- Gluteus maximus
- Biceps femoris
- Adductor magnus
- Soleus
- Vastus lateralis

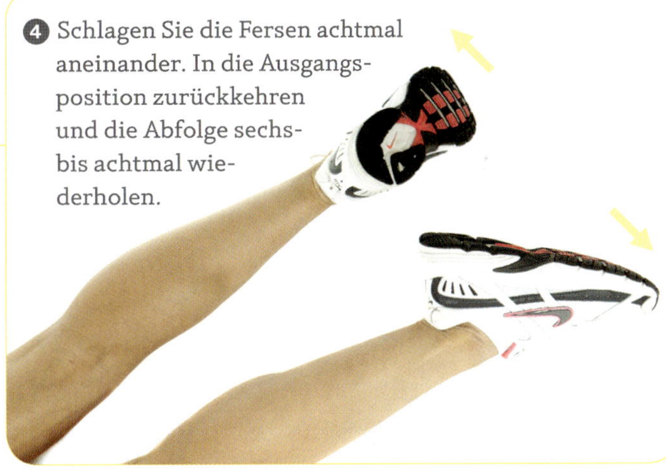

❹ Schlagen Sie die Fersen achtmal aneinander. In die Ausgangsposition zurückkehren und die Abfolge sechs- bis achtmal wiederholen.

ÜBERBLICK

ZIEL

- Haltemuskulatur der Körpermitte

VORTEILE

- fördert die Koordination der gesamten Körpermuskulatur
- dehnt die Streckmuskulatur

NICHT ANGERATEN BEI

- Rückenschmerzen

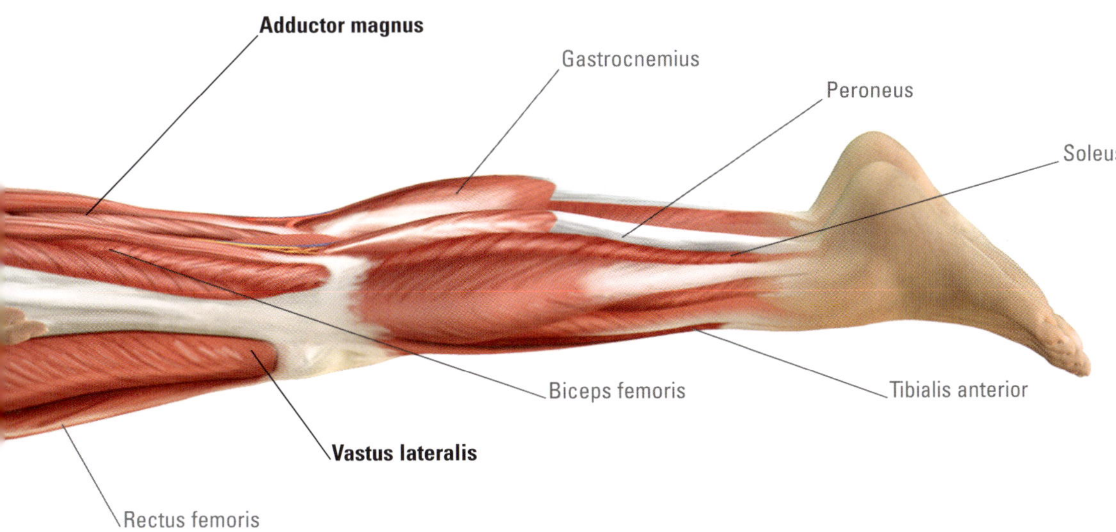

KRÄFTIGUNGSÜBUNGEN

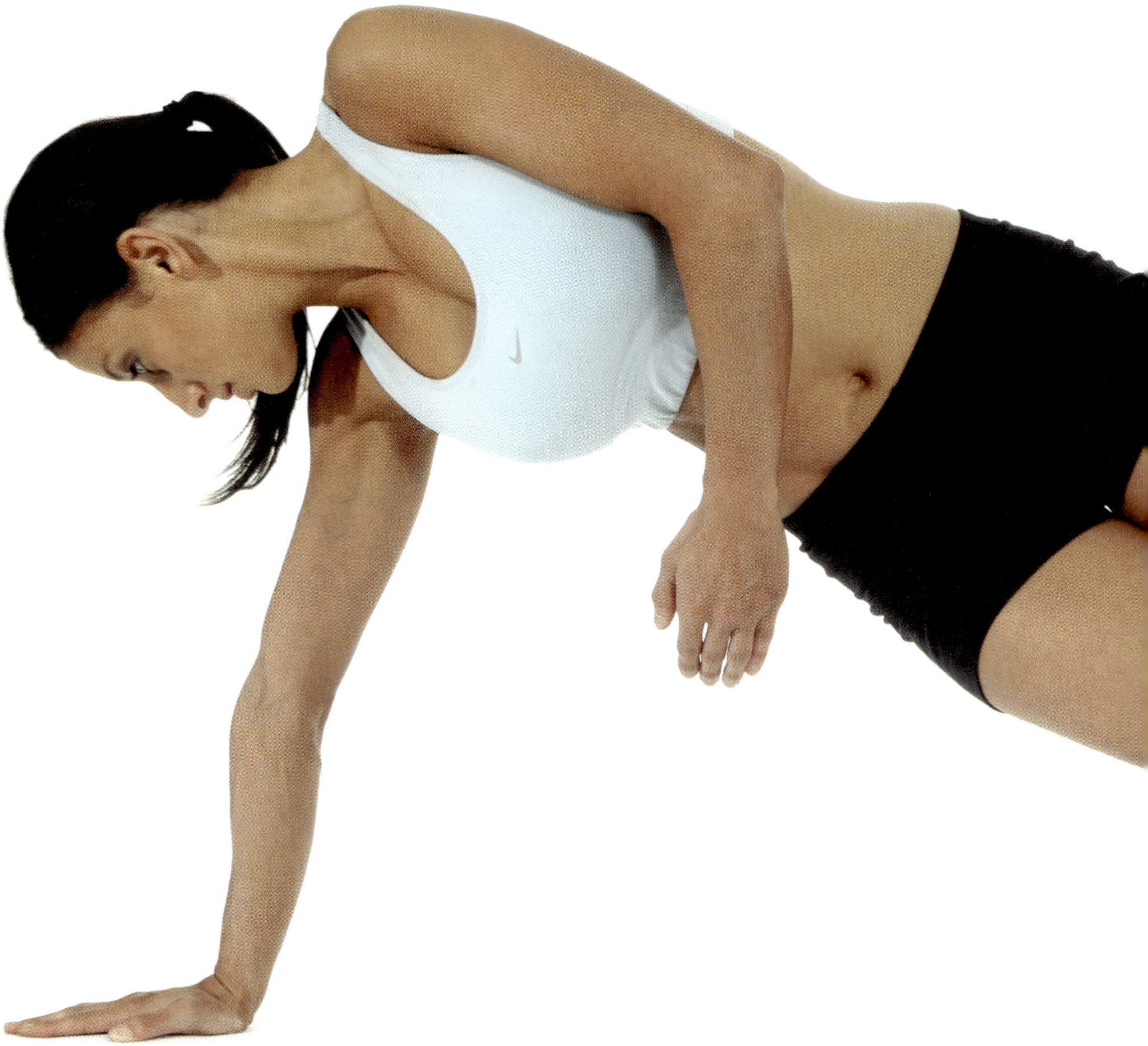

Sobald die Muskeln der Körpermitte ausreichend stabilisiert sind, können sie durch die entsprechende Körperarbeit gekräftigt werden. Das Ziel ist es dabei, sowohl die tiefe wie auch die oberflächliche Muskulatur gleichmäßig zur Stabilisierung, Ausrichtung und Bewegung des Rumpfes zu entwickeln. Die dabei angesprochenen Muskeln haben zwar unterschiedliche Aufgaben im Körper, doch ihre Hauptfunktion ist es, die Wirbelsäule zu stützen. Eine schwache Körpermitte macht den Körper wesentlich verletzungsanfälliger, da der Rücken und die anderen Körperteile weitaus mehr Belastung aufnehmen müssen. Kraftübungen stabilisieren die Muskeln der mittleren Körperpartie sowie die Hüfte und das Becken noch weiter. Sie verbessern Bewegungsfolgen wie beim Gehen oder Laufen, was die Ausführung vieler Aktivitäten erleichtert.

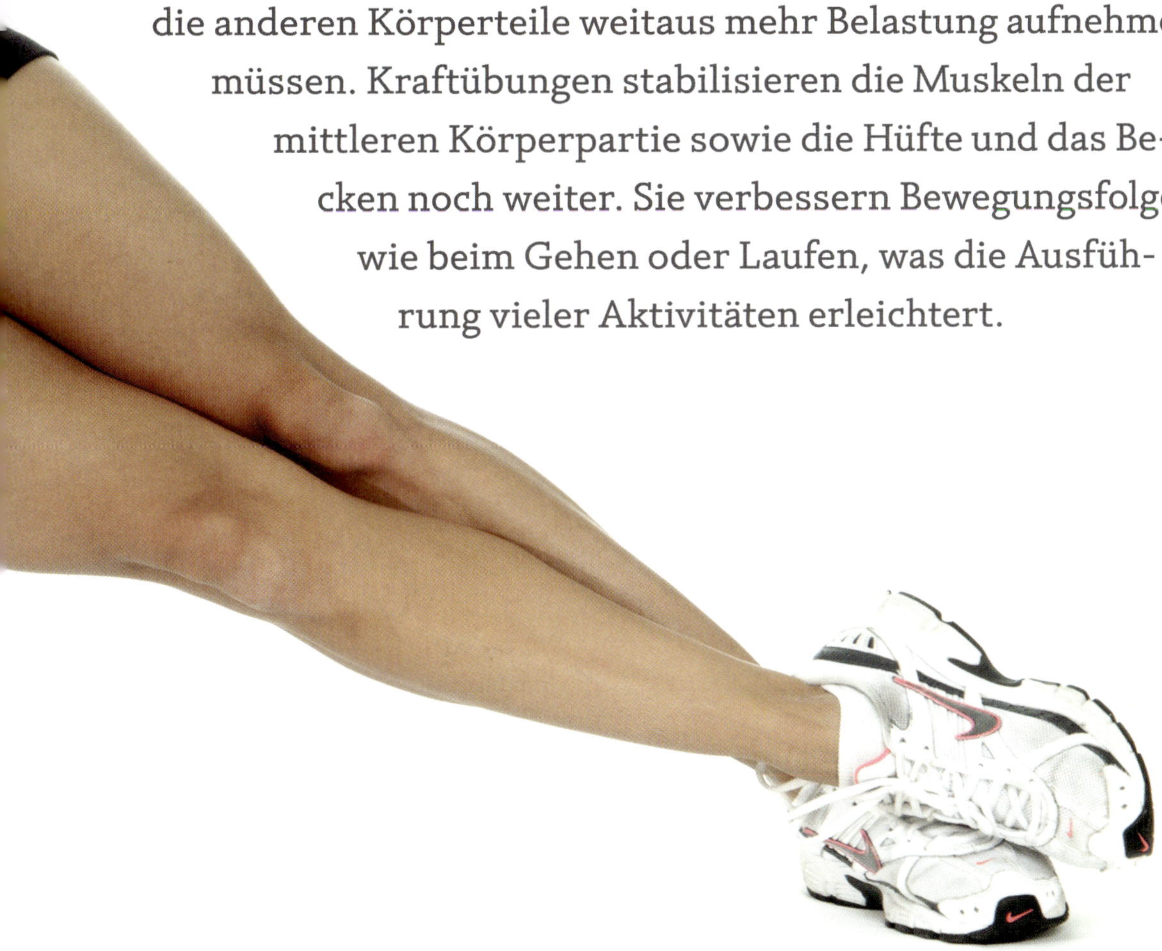

CRUNCH MIT ANGEWINKELTEN BEINEN

❶ Legen Sie sich in Rückenlage auf den Boden. Stellen Sie die Beine auf und verschränken Sie die Hände hinter dem Kopf. Die Ellbogen werden seitlich gehalten.

TRAINING

- Rectus abdominis
- Obliquus internus
- Obliquus externus
- Transversus abdominis

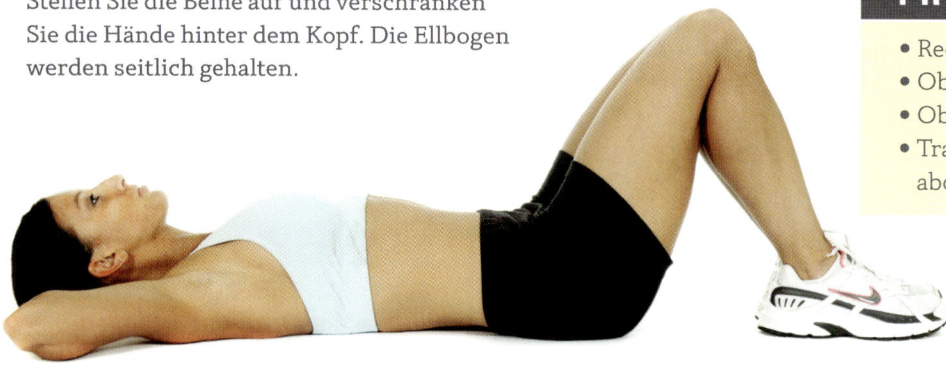

❷ Aktivieren Sie die Bauchmuskulatur und heben Sie den Rumpf an. Kontrahieren Sie die Bauchmuskeln in einer Pressbewegung.

❸ Kehren Sie langsam in die Ausgangsposition zurück. Zwei Sätze à 15 Wiederholungen.

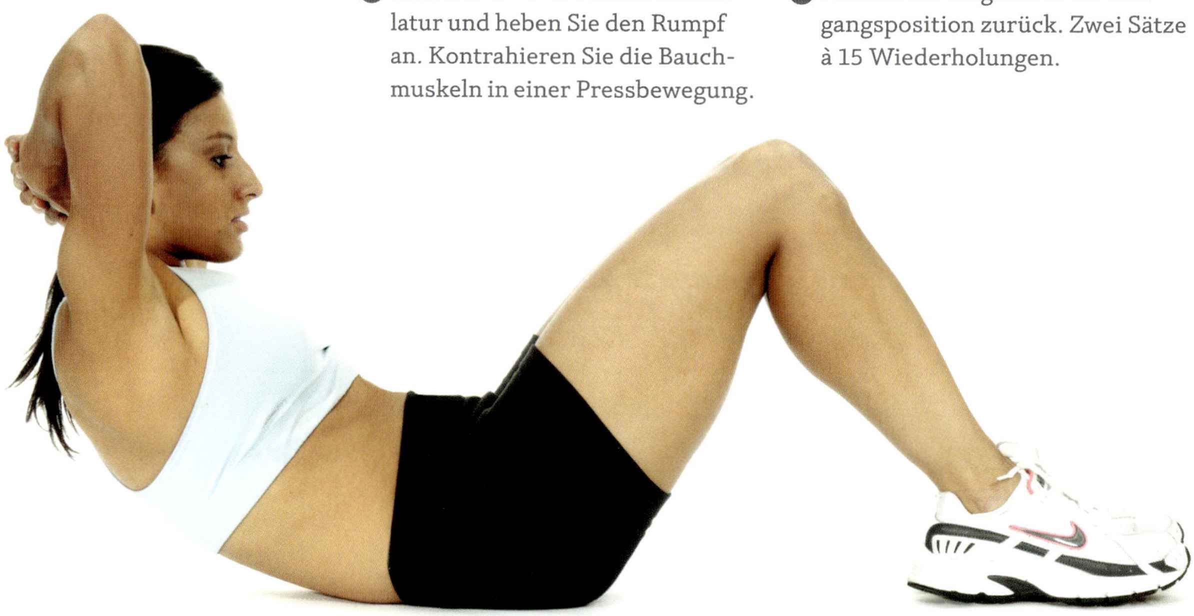

VARIANTE

Anspruchsvoller: Beginnen Sie in Rückenlage mit gestreckten Beinen und hinter dem Kopf ausgestreckten Armen. Heben Sie Arme und Rumpf in einer kontrollierten Bewegung. Rollen Sie nach vorne ab und berühren Sie die Füße.

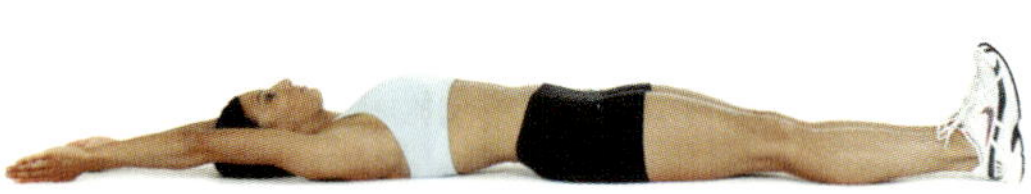

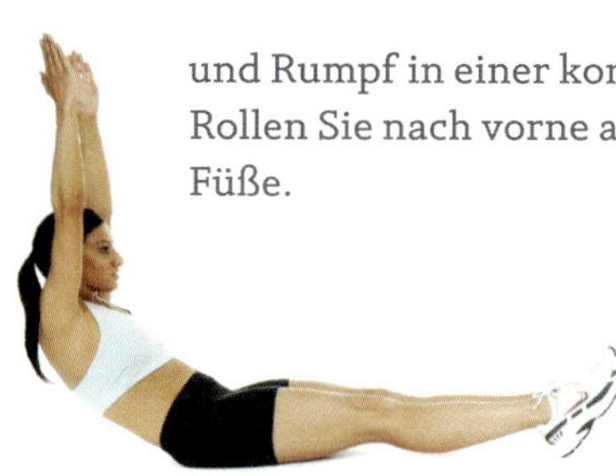

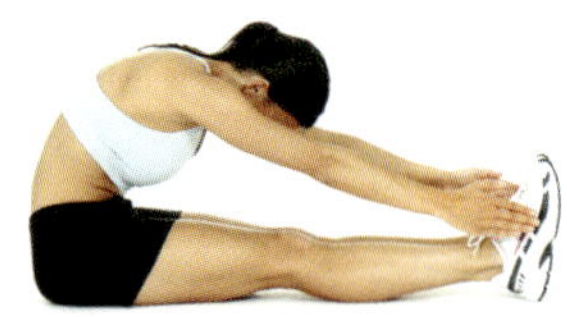

ERLÄUTERUNG

Schwarzer Text steht für aktive Muskeln.

Grauer Text steht für stabilisierende Muskeln.

* steht für tiefe Muskeln.

ÜBUNGSTIPPS

RICHTIG

- Schultern and Bauchmuskulatur starten die Bewegung
- das Becken bleibt während der Pressbewegung der Bauchmuskeln stabil in der neutralen Position
- das Kinn wird leicht zur Brust gezogen, der Blick geht Richtung Oberschenkelinnenseite

FALSCH

- am Nacken ziehen
- das Becken nach vorne kippen

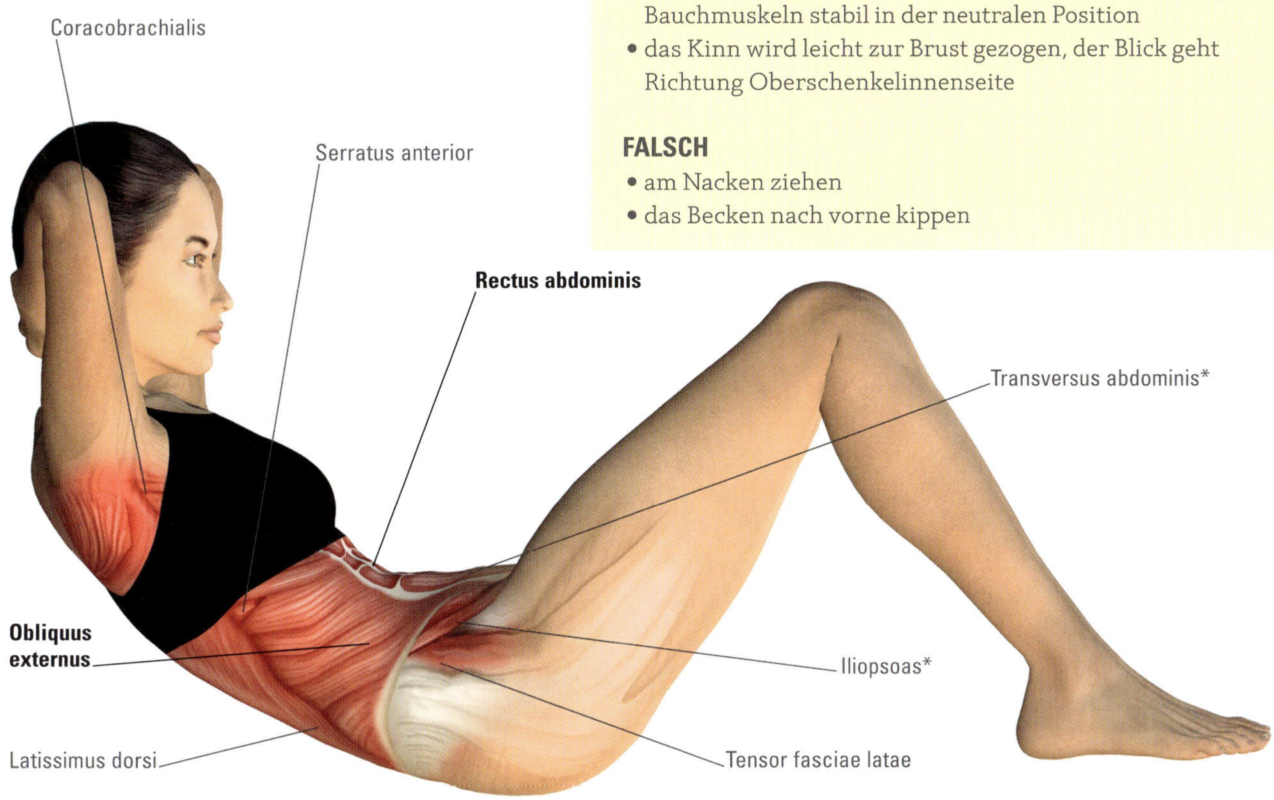

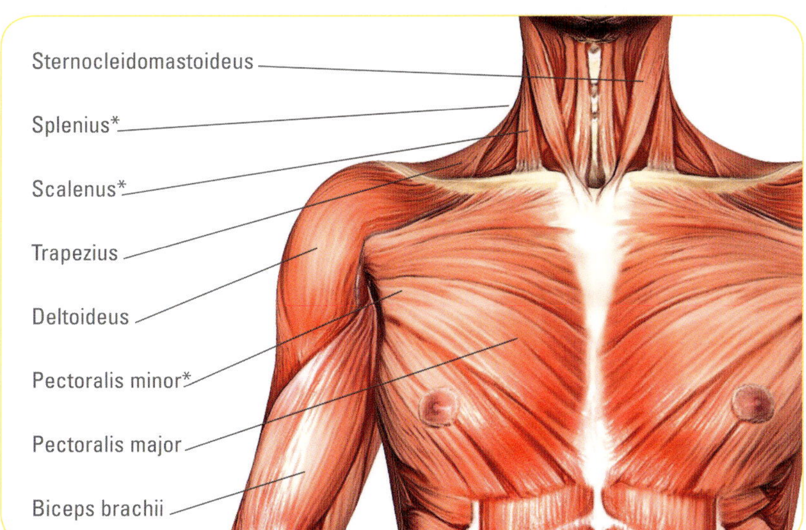

ÜBERBLICK

ZIEL

- Bauchmuskulatur

VORTEILE

- kräftigt den Rumpf
- verbessert die Stabilität von Becken und Körpermitte

NICHT ANGERATEN BEI

- Rückenschmerzen
- Hals-/Nackenschmerzen

CRUNCH MIT ÜBERKREUZTEN BEINEN

KRÄFTIGUNGSÜBUNGEN

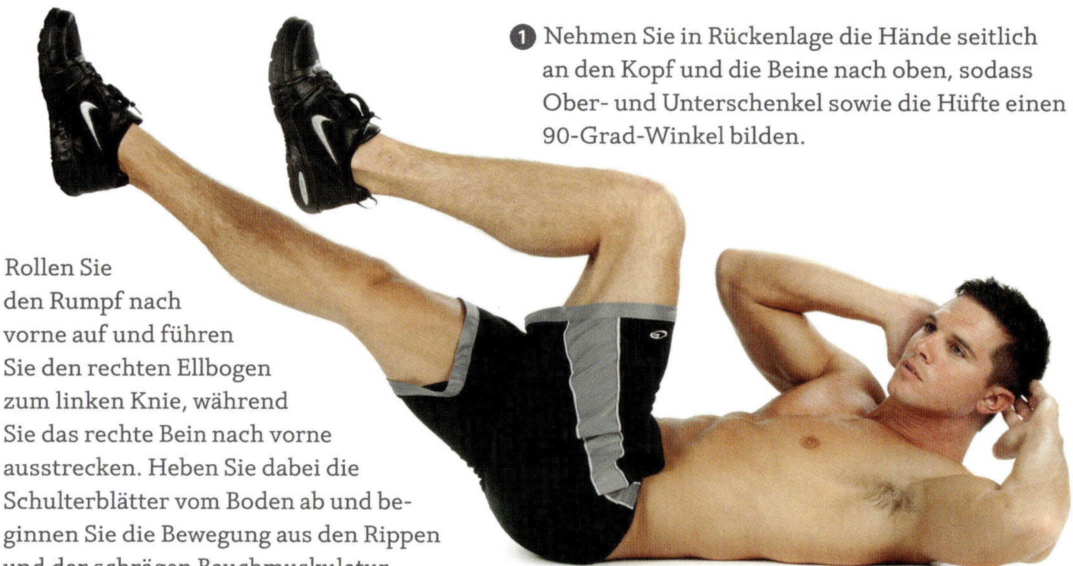

❶ Nehmen Sie in Rückenlage die Hände seitlich an den Kopf und die Beine nach oben, sodass Ober- und Unterschenkel sowie die Hüfte einen 90-Grad-Winkel bilden.

❷ Rollen Sie den Rumpf nach vorne auf und führen Sie den rechten Ellbogen zum linken Knie, während Sie das rechte Bein nach vorne ausstrecken. Heben Sie dabei die Schulterblätter vom Boden ab und beginnen Sie die Bewegung aus den Rippen und der schrägen Bauchmuskulatur.

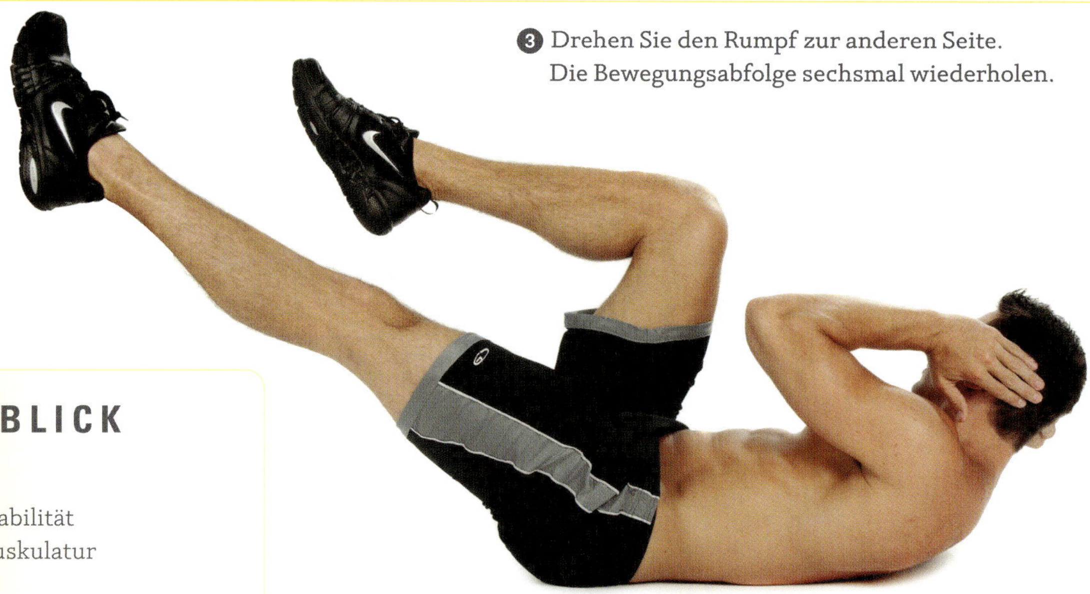

❸ Drehen Sie den Rumpf zur anderen Seite. Die Bewegungsabfolge sechsmal wiederholen.

ÜBERBLICK

ZIELE

- Rumpfstabilität
- Bauchmuskulatur

VORTEILE

- stabilisiert die Körpermitte
- kräftigt die Bauchmuskulatur

NICHT ANGERATEN BEI

- Hals-/Nackenbeschwerden
- Schmerzen im Lendenwirbelbereich

TRAINING

- Rectus abdominis
- Transversus abdominis
- Obliquus externus
- Obliquus internus
- Rectus femoris
- Vastus medialis
- Sartorius
- Tensor fasciae latae

VARIANTE

Leichter: Beginnen Sie mit aufgestellten Beinen. Legen Sie die Außenseite des linken Fußes oberhalb des Knies auf den rechten Oberschenkel. Führen Sie den rechten Ellbogen zum linken Knie und kehren Sie anschließend in die Ausgangsposition zurück. Sechs Wiederholungen pro Seite.

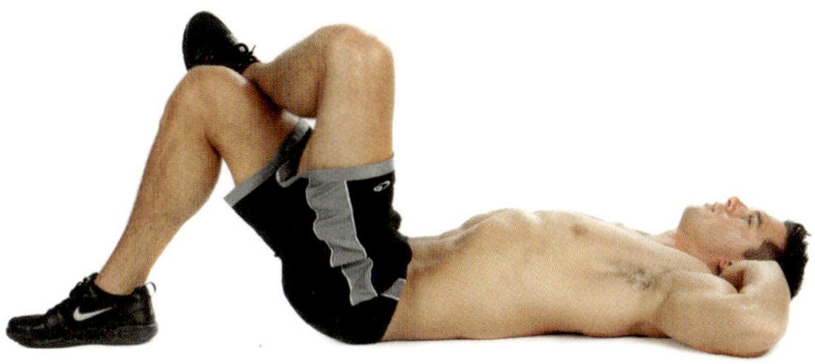

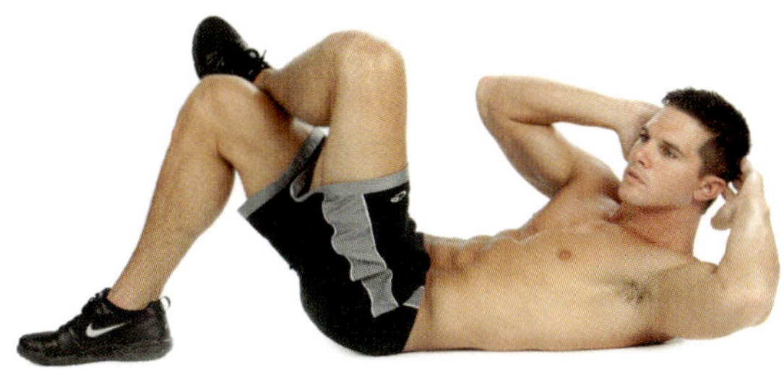

ERLÄUTERUNG

Schwarzer Text steht für aktive Muskeln.

Grauer Text steht für stabilisierende Muskeln.

* steht für tiefe Muskeln.

ÜBUNGSTIPPS

RICHTIG

- den Hals lang gestreckt lassen, das Kinn ist nicht zur Brust gezogen
- beide Hüften bleiben fest am Boden liegen

FALSCH

- am Nacken ziehen, das Kinn zur Brust bringen oder die Wirbelsäule krümmen
- den aktiven Ellbogen schneller als die Schulter bewegen

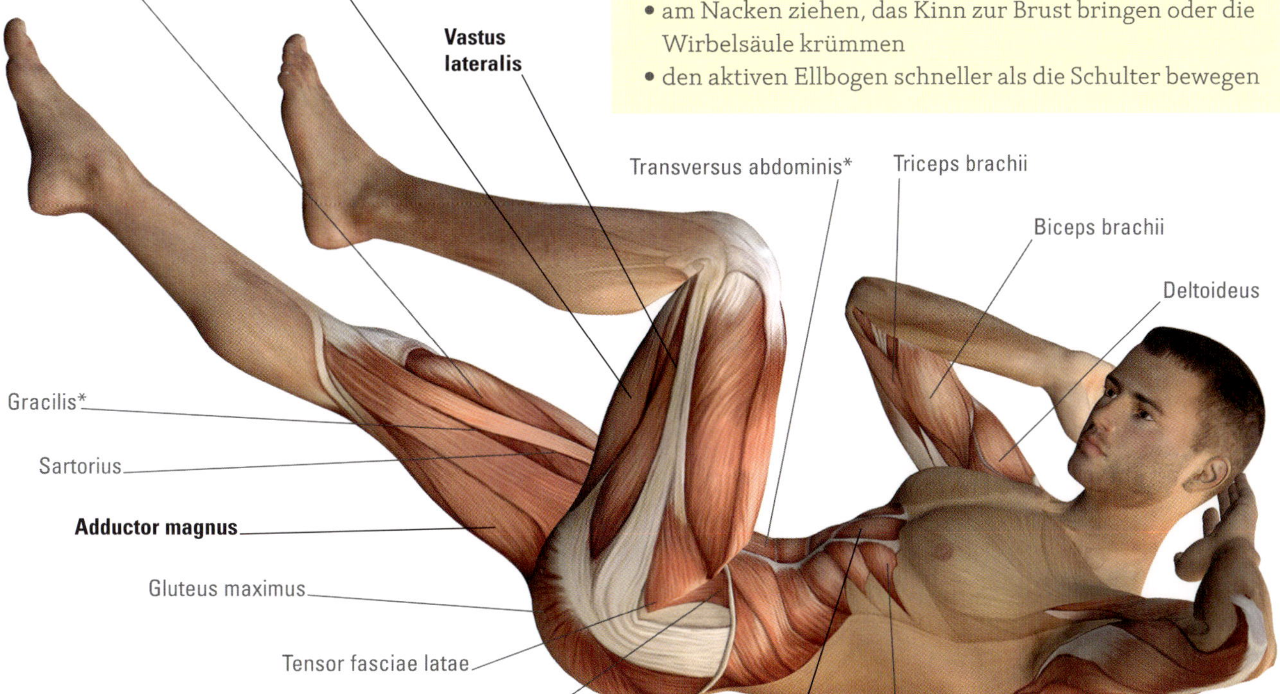

SEITLICHER AUSFALLSCHRITT

KRÄFTIGUNGSÜBUNGEN

1. Stellen Sie sich breitbeinig und aufrecht hin und strecken Sie die Arme parallel zum Boden nach vorne aus. Das Becken ist aufgerichtet.

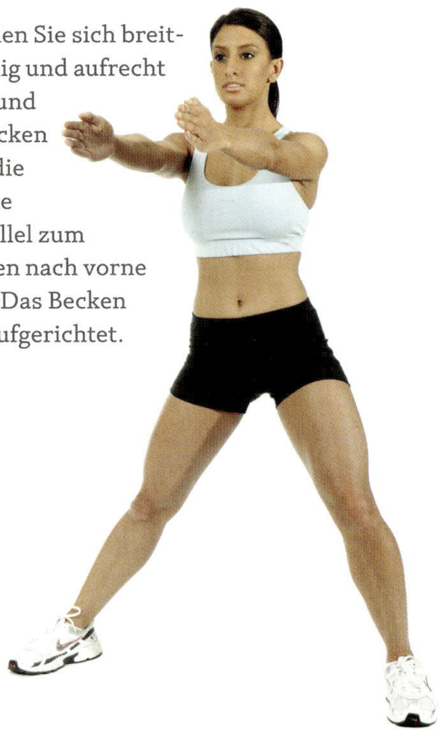

ÜBUNGSTIPPS

RICHTIG

- beim Beugen der Hüfte bleibt die Wirbelsäule in Neutralstellung
- Schultern und Hals-/Nackenbereich sind entspannt
- das Knie des gebeugten Beins steht über dem Fuß
- bei der Kniebeuge ist die Gesäßmuskulatur angespannt

FALSCH

- den Hals nach vorne strecken
- die Füße vom Boden abheben
- den Rücken krümmen oder durchstrecken

2. Machen Sie einen Ausfallschritt nach links. Beugen Sie das rechte Bein, ohne die Neutralstellung der Wirbelsäule zu verändern. Strecken Sie langsam das linke Bein. Beide Füße bleiben am Boden stehen.
3. Beugen Sie das rechte Knie, bis der Oberschenkel parallel zum Boden steht und das linke Bein voll gestreckt ist.
4. Spannen Sie die Gesäßmuskeln an und drücken Sie sich wieder in die Ausgangsposition zurück. Die Arme bleiben vor dem Körper ausgestreckt. Zehnmal pro Seite wiederholen.

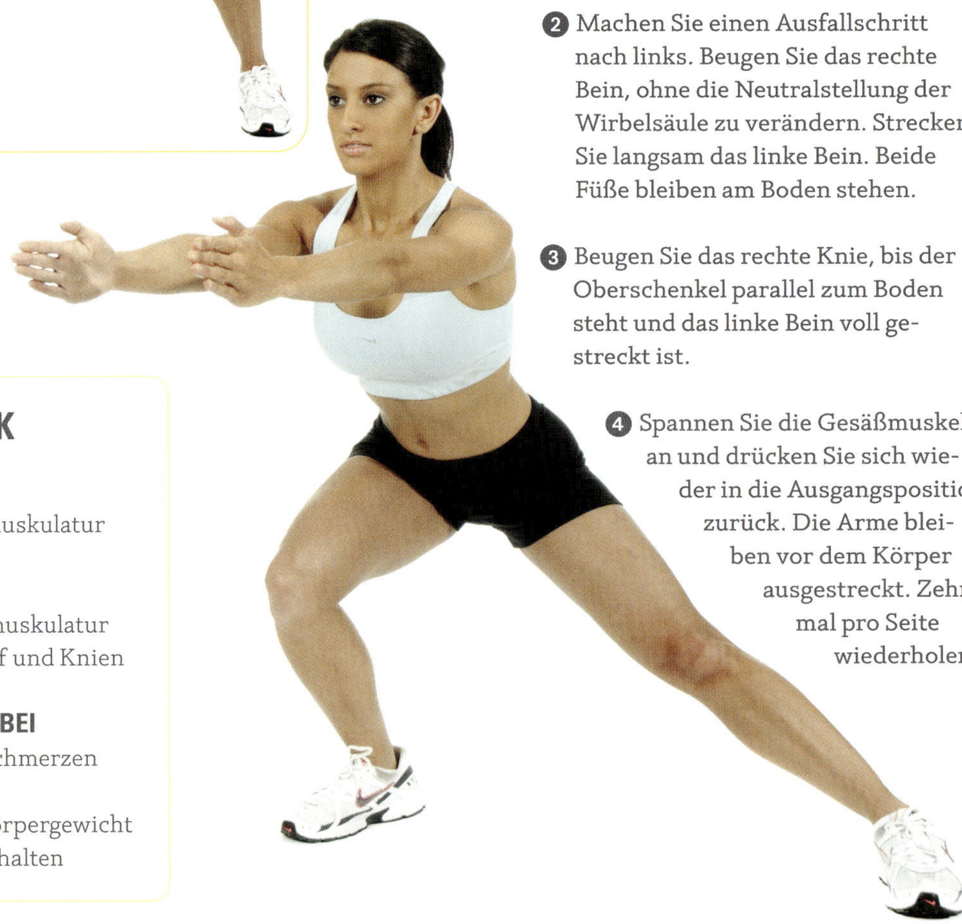

ÜBERBLICK

ZIEL

- Gesäß- und Hüftmuskulatur

VORTEIL

- kräftigt die Haltemuskulatur von Becken, Rumpf und Knien

NICHT ANGERATEN BEI

- stechenden Knieschmerzen
- Rückenschmerzen
- Problemen, das Körpergewicht auf einem Bein zu halten

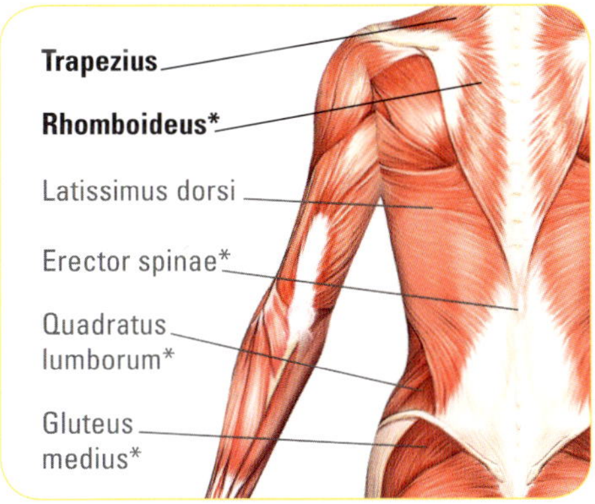

TRAINING

- Adductor longus
- Adductor magnus
- Semitendinosus
- Semimembranosus
- Biceps femoris
- Sartorius
- Vastus medialis
- Vastus lateralis
- Vastus intermedius
- Rectus femoris
- Gluteus maximus
- Gluteus medius
- Rectus abdominis

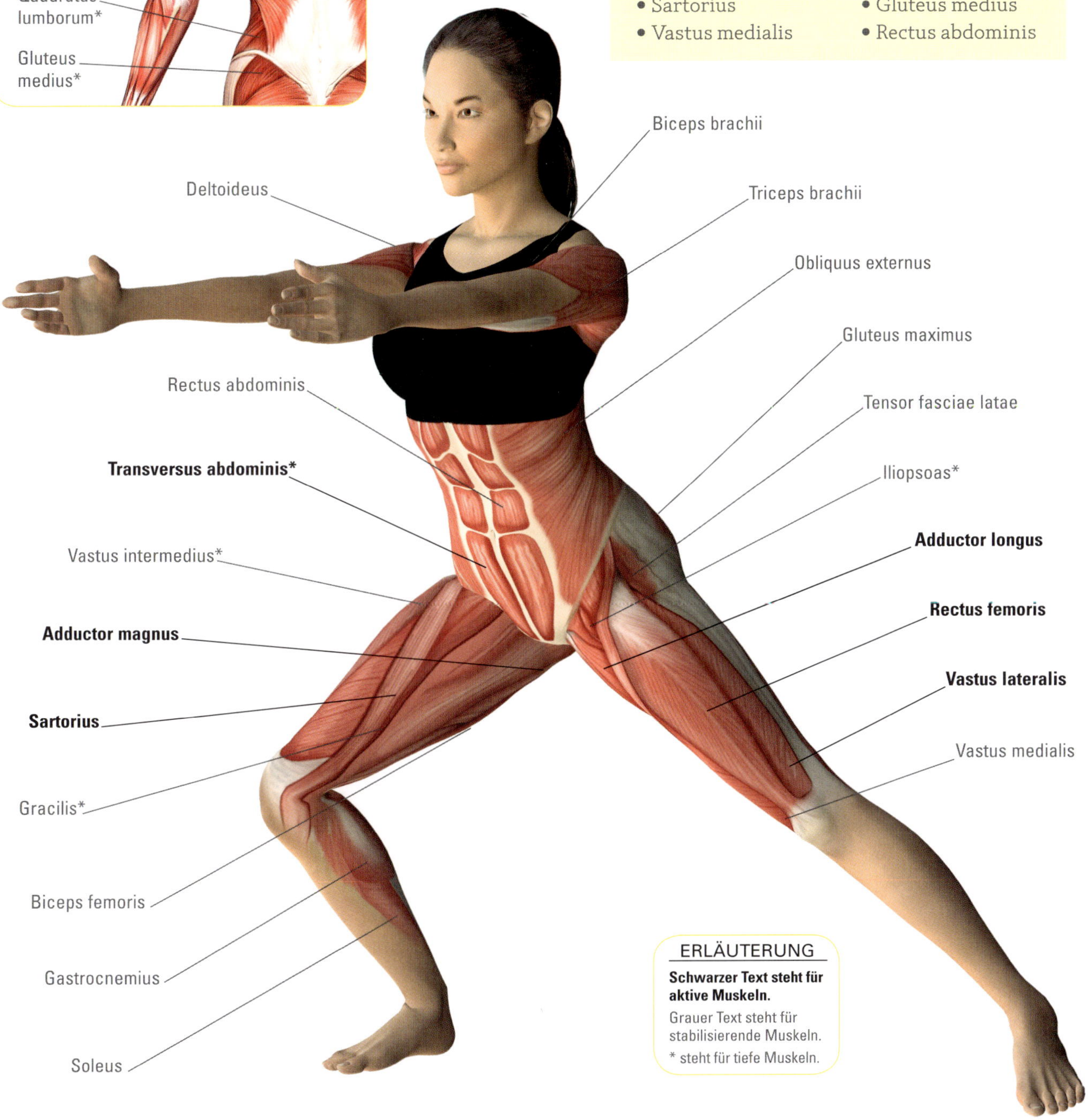

ERLÄUTERUNG

Schwarzer Text steht für aktive Muskeln.

Grauer Text steht für stabilisierende Muskeln.

* steht für tiefe Muskeln.

TIEFENSCHRITT

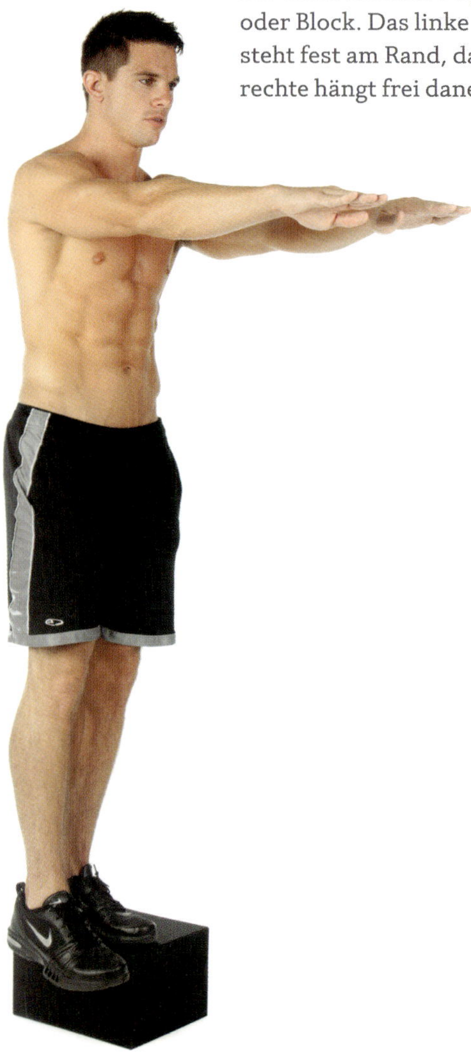

1. Stellen Sie sich aufrecht auf einen stabilen Step oder Block. Das linke Bein steht fest am Rand, das rechte hängt frei daneben.

ÜBUNGSTIPPS

RICHTIG

- das gebeugte Bein steht über dem Knie und darf nicht nach innen kippen
- Knie und Hüfte bewegen sich beim Beugen gleichzeitig
- die Hüfte bleibt beim Beugen des Beins hinter dem Fuß, der Oberkörper wird nach vorne genommen

FALSCH

- den Hals nach vorne strecken
- Gewicht auf den abgesenkten Fuß legen; er berührt den Boden nur leicht

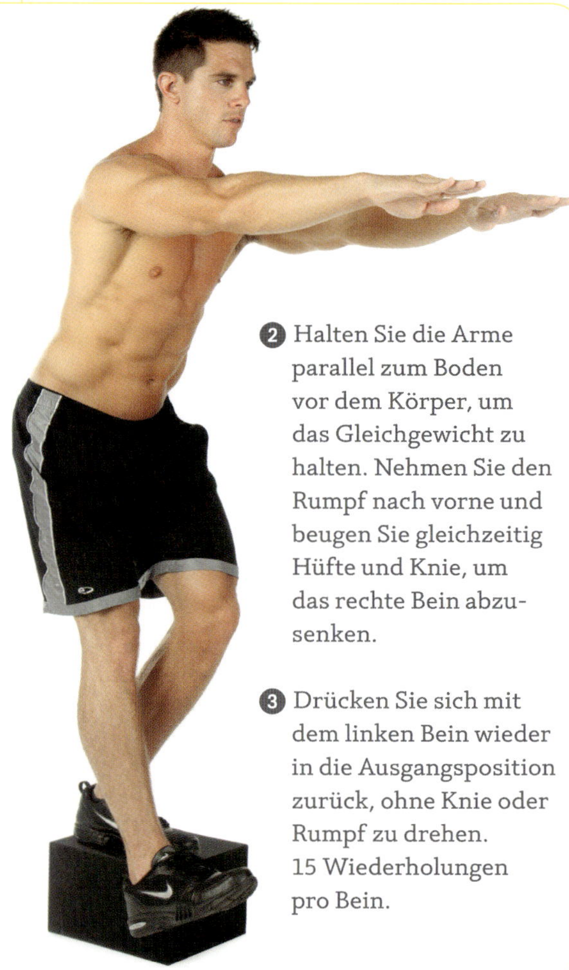

2. Halten Sie die Arme parallel zum Boden vor dem Körper, um das Gleichgewicht zu halten. Nehmen Sie den Rumpf nach vorne und beugen Sie gleichzeitig Hüfte und Knie, um das rechte Bein abzusenken.

3. Drücken Sie sich mit dem linken Bein wieder in die Ausgangsposition zurück, ohne Knie oder Rumpf zu drehen. 15 Wiederholungen pro Bein.

TRAINING

- Vastus medialis
- Vastus lateralis
- Vastus intermedius
- Rectus femoris
- Gluteus maximus
- Gluteus medius
- Semitendinosus
- Semimembranosus
- Biceps femoris

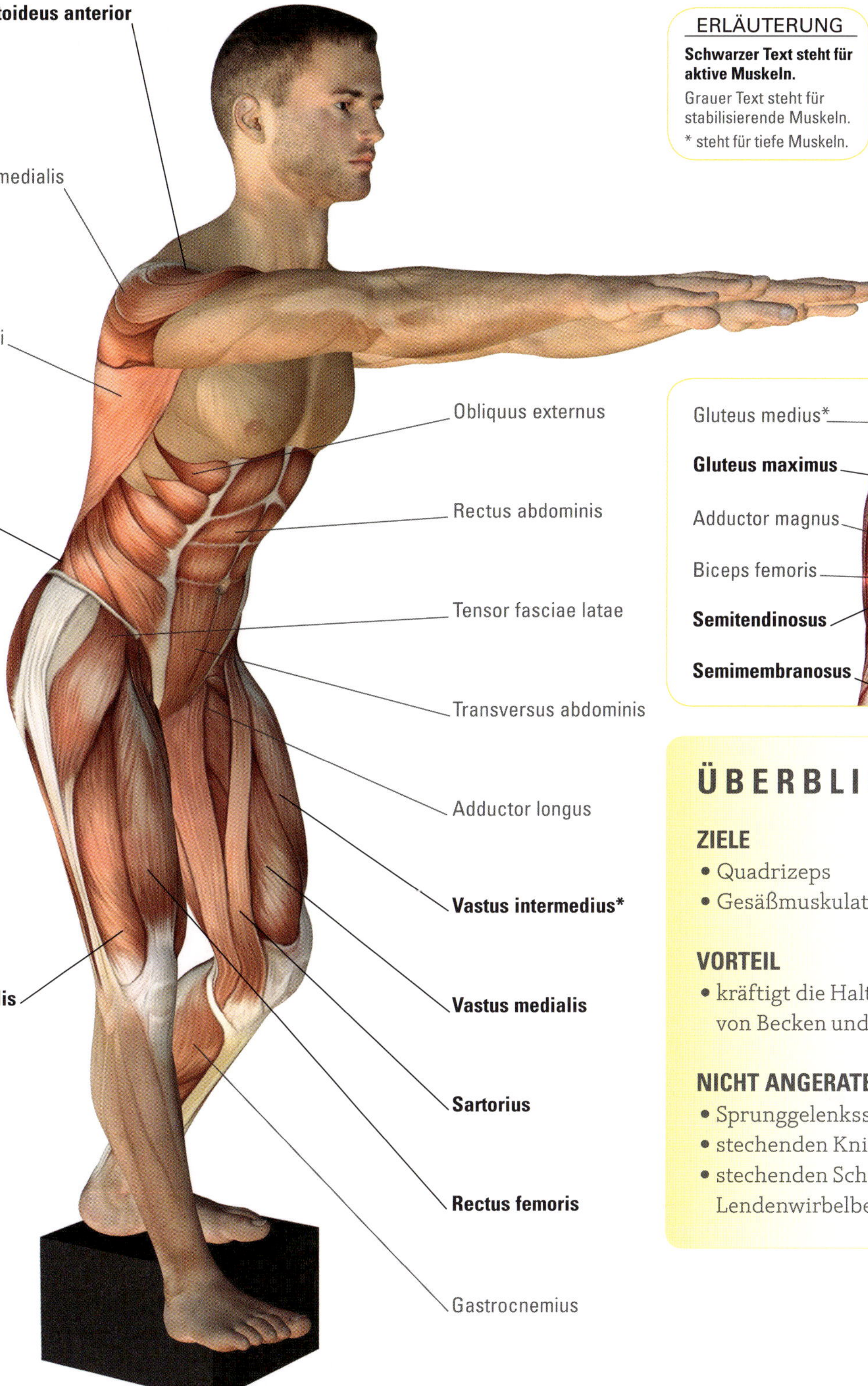

ERLÄUTERUNG

Schwarzer Text steht für aktive Muskeln.
Grauer Text steht für stabilisierende Muskeln.
* steht für tiefe Muskeln.

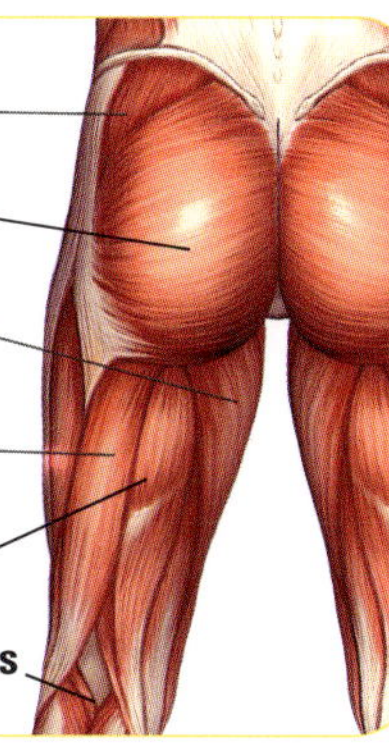

ÜBERBLICK

ZIELE
- Quadrizeps
- Gesäßmuskulatur

VORTEIL
- kräftigt die Haltemuskulatur von Becken und Knie

NICHT ANGERATEN BEI
- Sprunggelenksschmerzen
- stechenden Knieschmerzen
- stechenden Schmerzen im Lendenwirbelbereich

WADENDEHNUNG

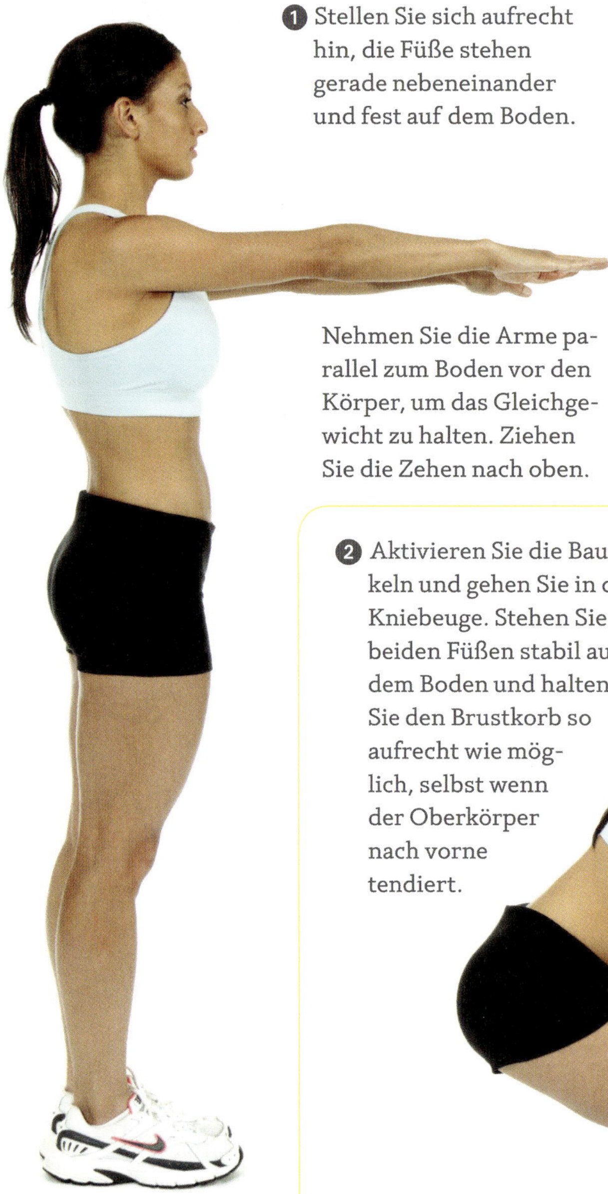

1. Stellen Sie sich aufrecht hin, die Füße stehen gerade nebeneinander und fest auf dem Boden.

Nehmen Sie die Arme parallel zum Boden vor den Körper, um das Gleichgewicht zu halten. Ziehen Sie die Zehen nach oben.

2. Aktivieren Sie die Bauchmuskeln und gehen Sie in die Kniebeuge. Stehen Sie mit beiden Füßen stabil auf dem Boden und halten Sie den Brustkorb so aufrecht wie möglich, selbst wenn der Oberkörper nach vorne tendiert.

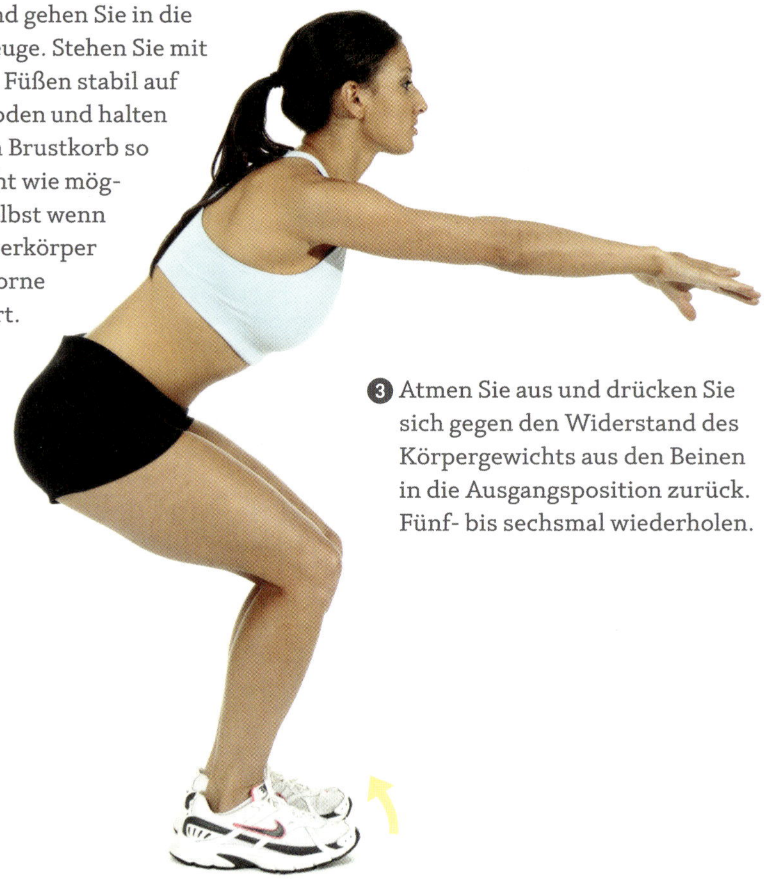

3. Atmen Sie aus und drücken Sie sich gegen den Widerstand des Körpergewichts aus den Beinen in die Ausgangsposition zurück. Fünf- bis sechsmal wiederholen.

ÜBUNGSTIPPS

RICHTIG

- den Brustkorb aufrecht lassen
- die Bauchmuskeln fest nach innen zur Wirbelsäule ziehen
- die Zehen während der gesamten Übung nach oben ziehen

FALSCH

- die Fersen vom Boden abheben
- zu schnell in die Ausgangsposition zurückkehren

ERLÄUTERUNG

Schwarzer Text steht für aktive Muskeln.

Grauer Text steht für stabilisierende Muskeln.

* steht für tiefe Muskeln.

TRAINING

- Tibialis anterior
- Gastrocnemius
- Soleus
- Gluteus maximus
- Biceps femoris
- Rectus femoris
- Adductor hallucis
- Vastus medialis

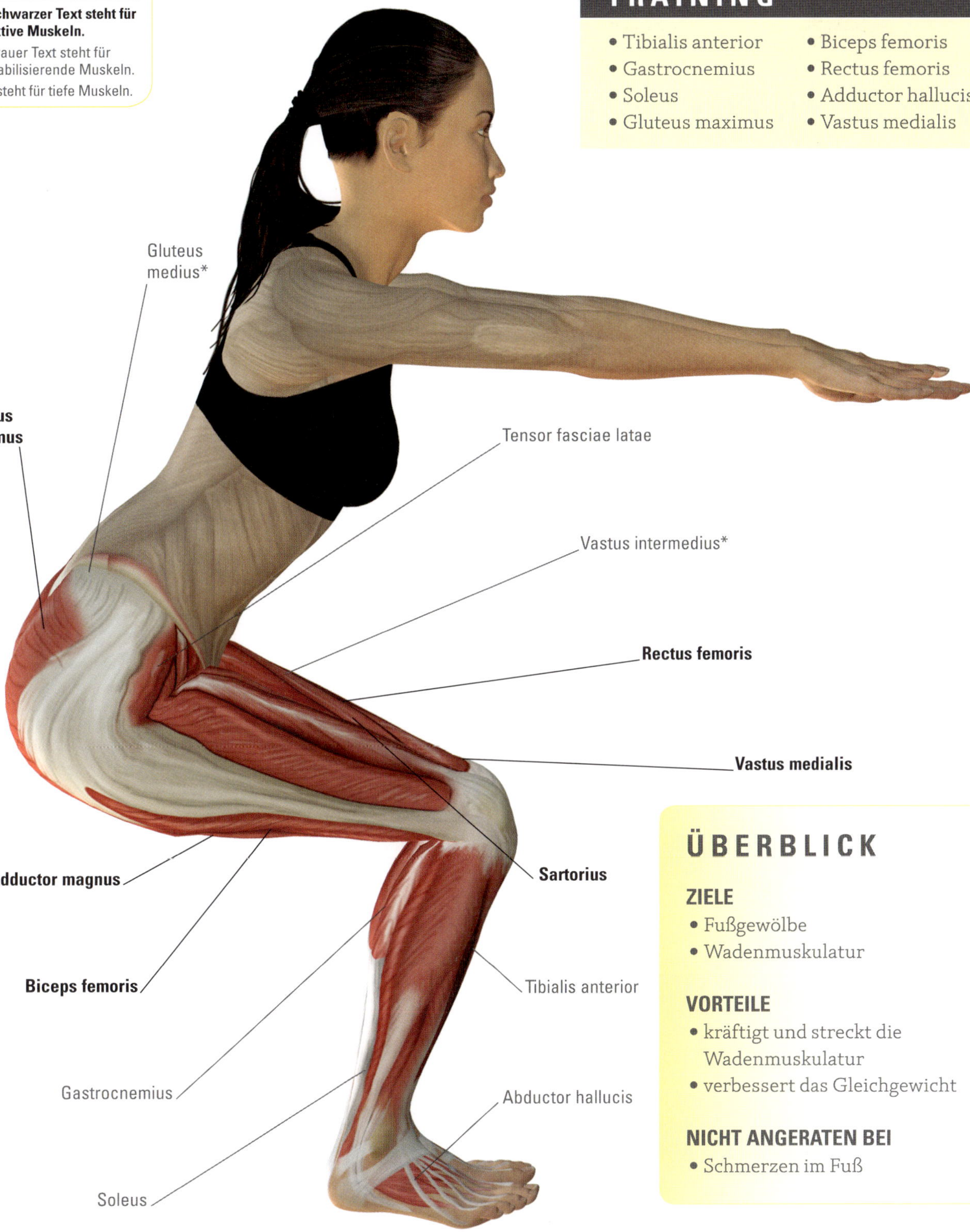

ÜBERBLICK

ZIELE

- Fußgewölbe
- Wadenmuskulatur

VORTEILE

- kräftigt und streckt die Wadenmuskulatur
- verbessert das Gleichgewicht

NICHT ANGERATEN BEI

- Schmerzen im Fuß

CRUNCH MIT BEINKICK

❶ Ziehen Sie in Rückenlage das rechte Knie zur Brust und strecken Sie das linke Bein knapp über dem Boden aus.

❷ Legen Sie die rechte Hand an das linke Sprunggelenk, die linke Hand auf das rechte Knie (damit das Bein richtig ausgerichtet ist).

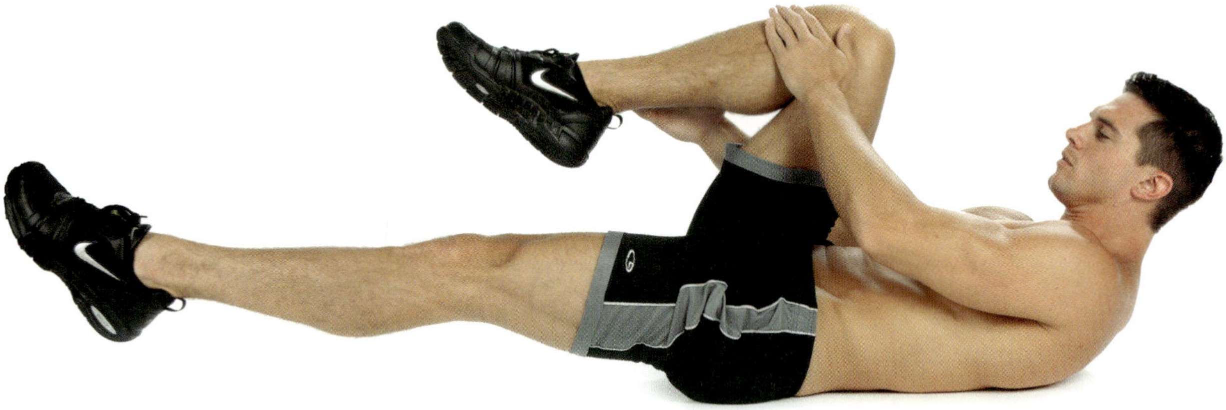

❸ Wechseln Sie zweimal gleichzeitig die Bein- und Handstellung.

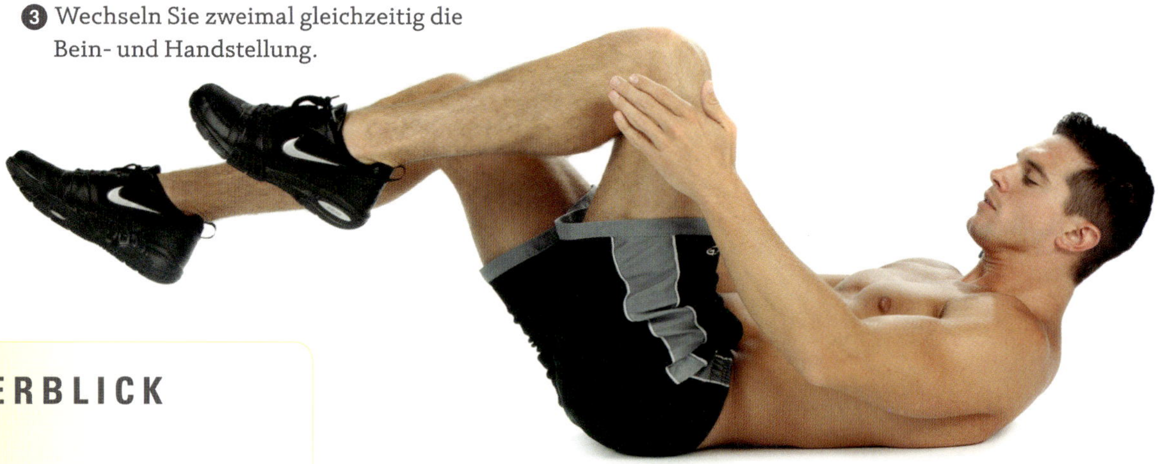

ÜBERBLICK

ZIELE

- Rumpfstabilität
- Bauchmuskulatur

VORTEILE

- kräftigt die Körpermitte bei der Bewegung der Gliedmaßen
- kräftigt die Bauchmuskulatur

NICHT ANGERATEN BEI

- Hals-/Nackenbeschwerden
- Schmerzen im Lendenwirbelbereich

ÜBUNGSTIPPS

RICHTIG

- die äußere Hand liegt auf der Sprunggelenksaußenseite des angezogenen Beins, die innere auf dem gebeugten Knie
- das Brustbein in Richtung Beine ziehen

FALSCH

- den unteren Rücken vom Boden abheben; die Bauchmuskulatur stabilisiert den Rumpf beim Beinwechsel

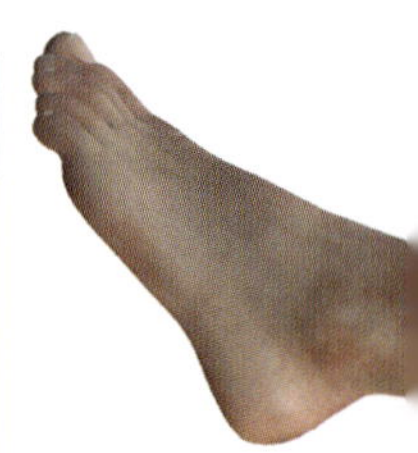

4 Wechseln Sie noch zweimal und wiederholen Sie die Übungsabfolge vier- bis sechsmal.

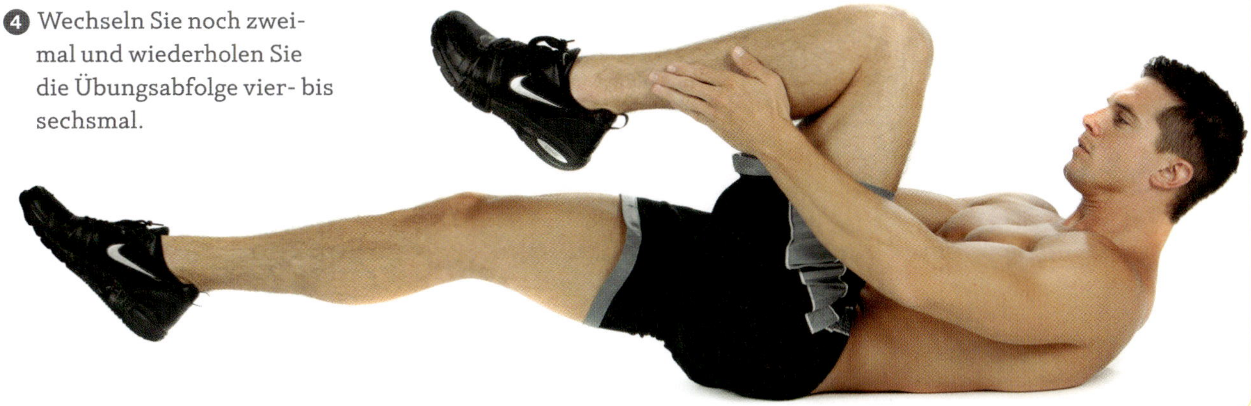

TRAINING

- Rectus abdominis
- Transversus abdominis
- Obliquus internus
- Biceps femoris
- Triceps brachii
- Biceps brachii
- Tibialis anterior
- Tensor fasciae latae

ERLÄUTERUNG

Schwarzer Text steht für aktive Muskeln.

Grauer Text steht für stabilisierende Muskeln.

* steht für tiefe Muskeln.

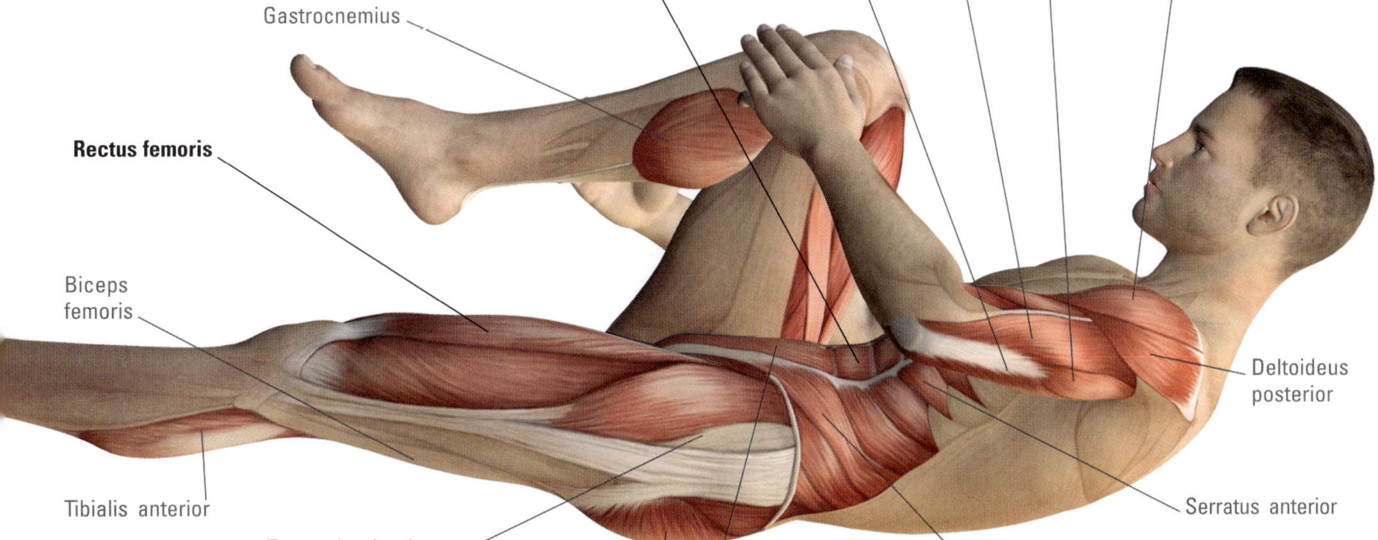

KNIEBEUGE MIT OBERKÖRPERDREHUNG

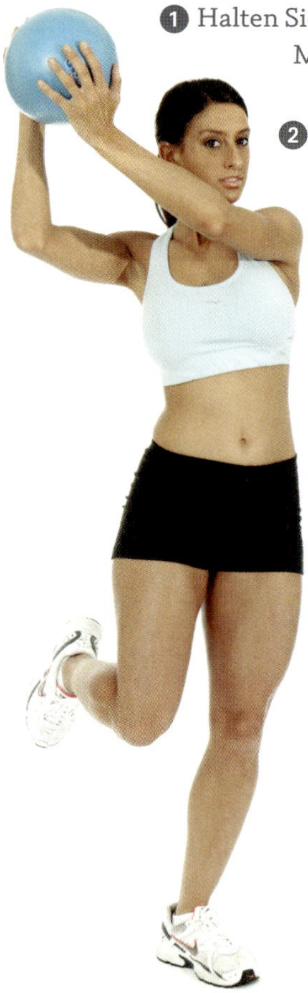

1. Halten Sie im aufrechten Stand einen Medizinball vor dem Rumpf.
2. Verlagern Sie das Gewicht auf den linken Fuß, beugen Sie das rechte Knie und ziehen Sie den rechten Fuß zum Gesäß. Beugen Sie die Ellbogen und ziehen Sie den Ball neben das rechte Ohr.

ÜBUNGSTIPPS

RICHTIG

- der Ball beschreibt eine Kurve
- Hüfte und Knie des Standbeins stehen bei der Bewegung übereinander
- Schultern und Hals-/Nackenbereich sind entspannt

FALSCH

- das Knie bei der Beugung und Drehung über die Zehenspitzen hinaus nach vorne schieben
- den Standfuß aus der Ausgangsposition bewegen
- die Wirbelsäule beugen

3. Beugen Sie bei neutral gestellter Wirbelsäule Knie und Hüfte. Beugen Sie den Rumpf nach links unten und führen Sie den Ball zum linken Sprunggelenk.
4. Drücken Sie sich mit dem linken Bein nach oben und strecken Sie Knie und Rumpf zurück in die Ausgangsposition. Zwei Sätze à 15 Wiederholungen pro Bein.

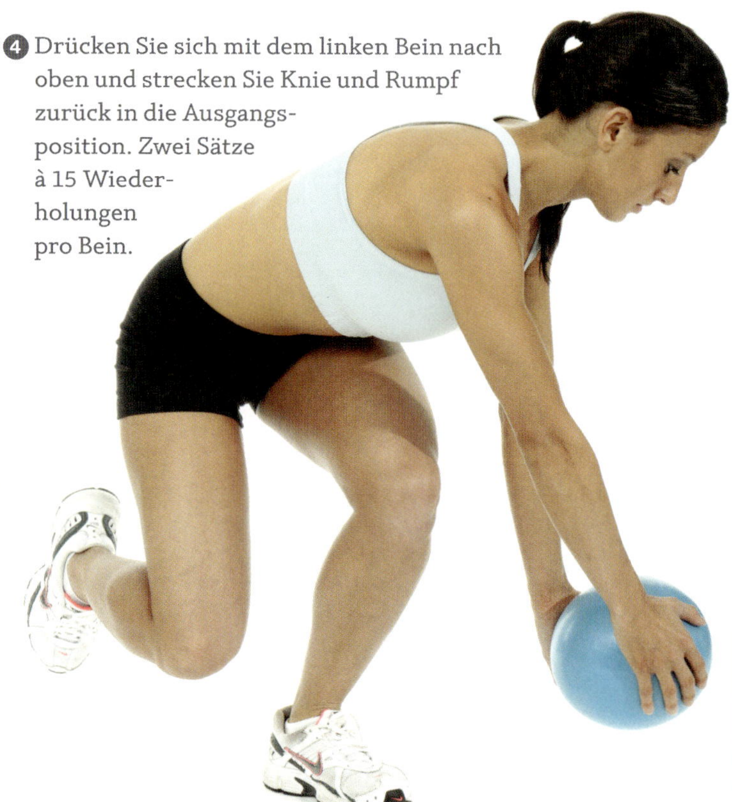

ÜBERBLICK

ZIELE

- Haltemuskulatur des Körpers
- Kräftigung von Gesäß und Hüfte

VORTEILE

- verbessert das Gleichgewicht
- verbessert die Stabilisierung von Becken, Rumpf und Knien
- kräftigt Bewegungsabläufe

NICHT ANGERATEN BEI

- stechenden Knieschmerzen
- Schmerzen im Lendenwirbelbereich
- Schulterschmerzen

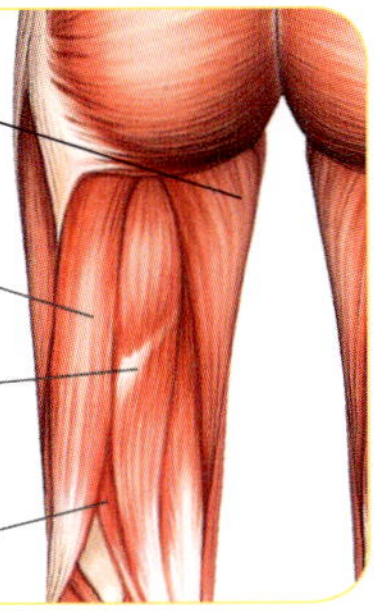

TRAINING

- Semitendinosus
- Semimembranosus
- Biceps femoris
- Vastus medialis
- Vastus lateralis
- Rectus femoris
- Gluteus maximus
- Gluteus medius
- Piriformis
- Erector spinae
- Tibialis anterior
- Tibialis posterior
- Soleus
- Gastrocnemius
- Deltoideus
- Infraspinatus
- Supraspinatus
- Teres minor

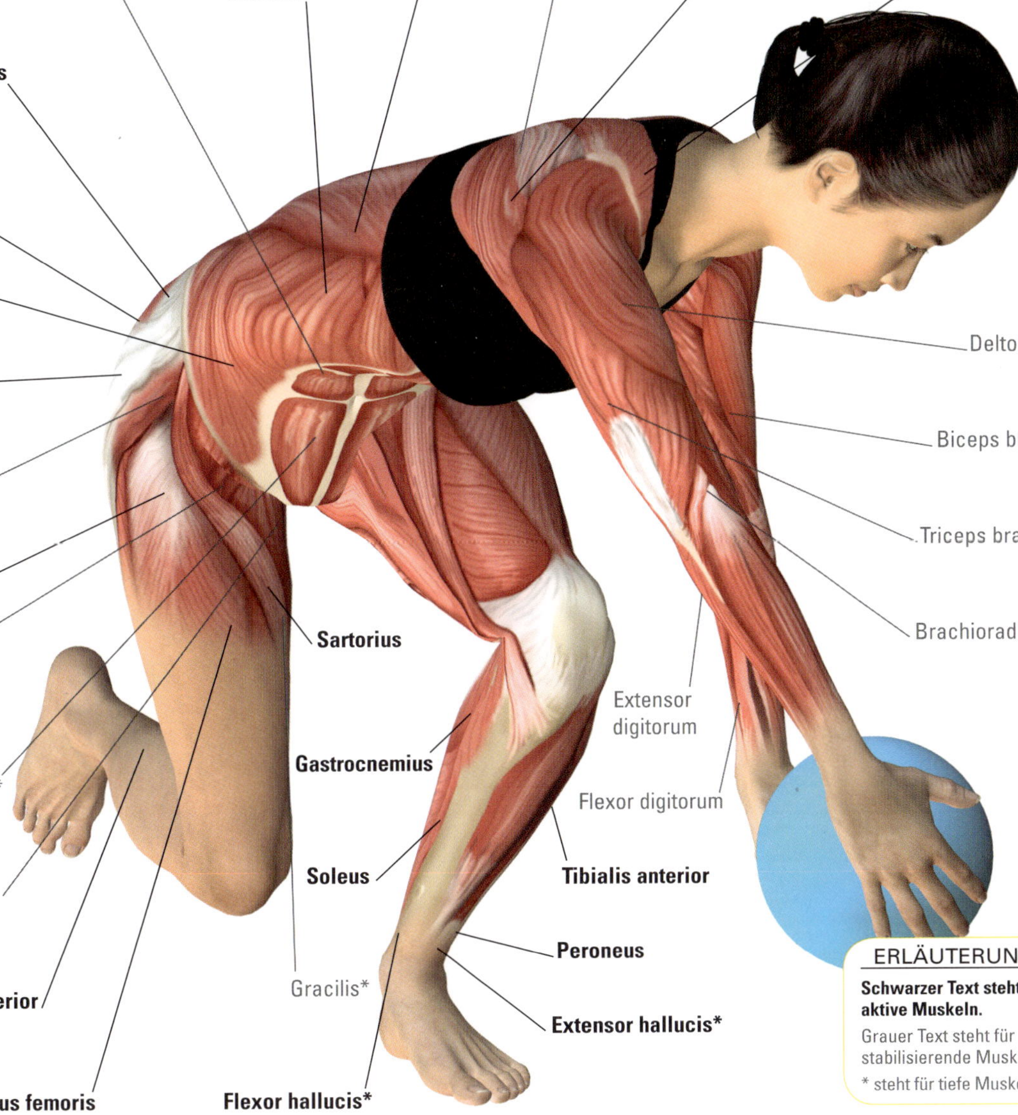

ERLÄUTERUNG

Schwarzer Text steht für aktive Muskeln.

Grauer Text steht für stabilisierende Muskeln.

* steht für tiefe Muskeln.

SIT-UP

1. Legen Sie sich auf den Rücken. Heben Sie Beine, Kopf, Hals und Schultern etwas vom Boden ab, ohne den unteren Rücken zu beugen. Halten Sie die Arme parallel über dem Boden.

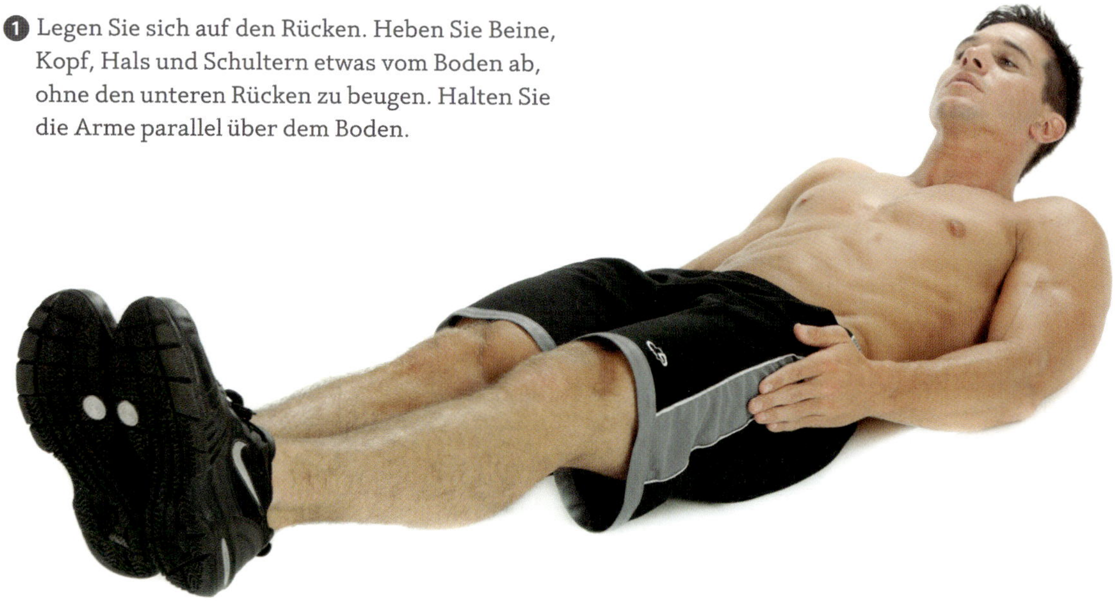

TRAINING

- Rectus abdominis
- Obliquus internus
- Obliquus externus
- Transversus abdominis
- Tensor fasciae latae
- Vastus intermedius
- Rectus femoris
- Vastus medialis
- Iliacus
- Piriformis

2. Ziehen Sie die Knie zur Brust und strecken Sie die Arme zu den Sprunggelenken, sodass der Rumpf komplett vom Boden abhebt.

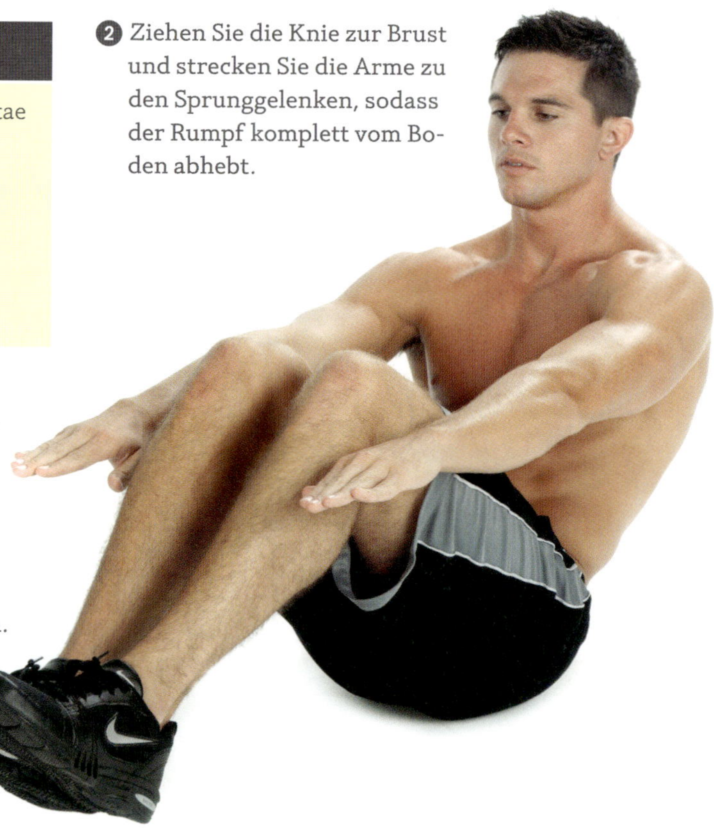

3. Strecken Sie langsam und gleichzeitig Beine und Oberkörper und kehren Sie so in die Ausgangsposition zurück.

4. Wiederholen Sie die Bewegung, ohne den Boden zu berühren. Zwei Sätze à 15 Wiederholungen.

ÜBERBLICK

ZIEL
- Bauchmuskulatur

VORTEILE
- erhöht die Ausdauer der Bauchmuskulatur
- kräftigt die Hüftbeuger

NICHT ANGERATEN BEI
- Schmerzen im Lendenwirbelbereich

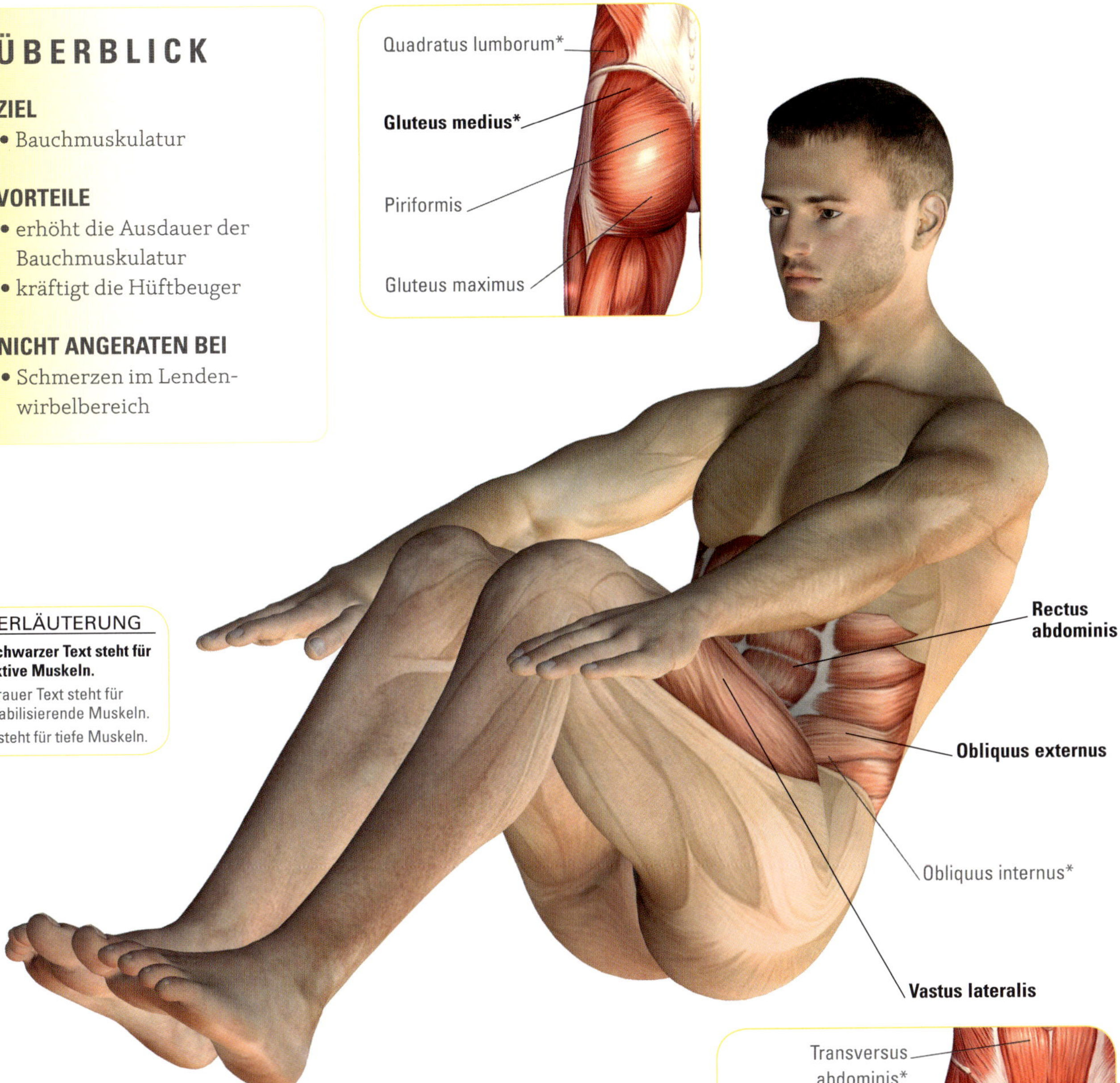

ERLÄUTERUNG

Schwarzer Text steht für aktive Muskeln.

Grauer Text steht für stabilisierende Muskeln.

* steht für tiefe Muskeln.

ÜBUNGSTIPPS

RICHTIG
- das Kinn bleibt auf die Brust gezogen
- die Oberschenkelmuskeln sind bei der Übung angespannt

FALSCH
- die Schultern zu den Ohren hochziehen

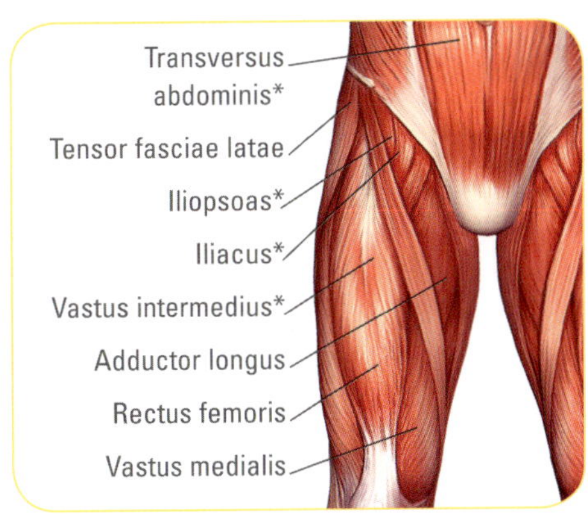

KLAPPMESSER

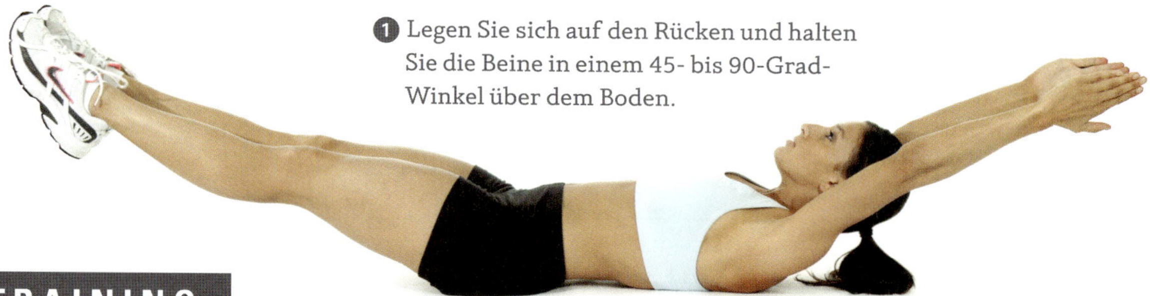

1. Legen Sie sich auf den Rücken und halten Sie die Beine in einem 45- bis 90-Grad-Winkel über dem Boden.

TRAINING

- Rectus abdominis
- Tensor fasciae latae
- Rectus femoris
- Vastus lateralis
- Vastus medialis
- Vastus intermedius
- Adductor longus
- Pectineus
- Brachialis

2. Atmen Sie ein und heben Sie Kopf und Schultern vom Boden ab. Die Arme sind Richtung Decke gestreckt.

3. Atmen Sie aus und rollen Sie die Wirbelsäule nach oben, sodass Sie auf den Sitzbeinhöckern sitzen.

ÜBERBLICK

ZIEL
- Bauchmuskulatur

VORTEIL
- kräftigt die Bauchmuskulatur und mobilisiert die Wirbelsäule

NICHT ANGERATEN BEI
- fortgeschrittener Osteoporose
- Bandscheibenvorfall
- Schmerzen im Lendenwirbelbereich

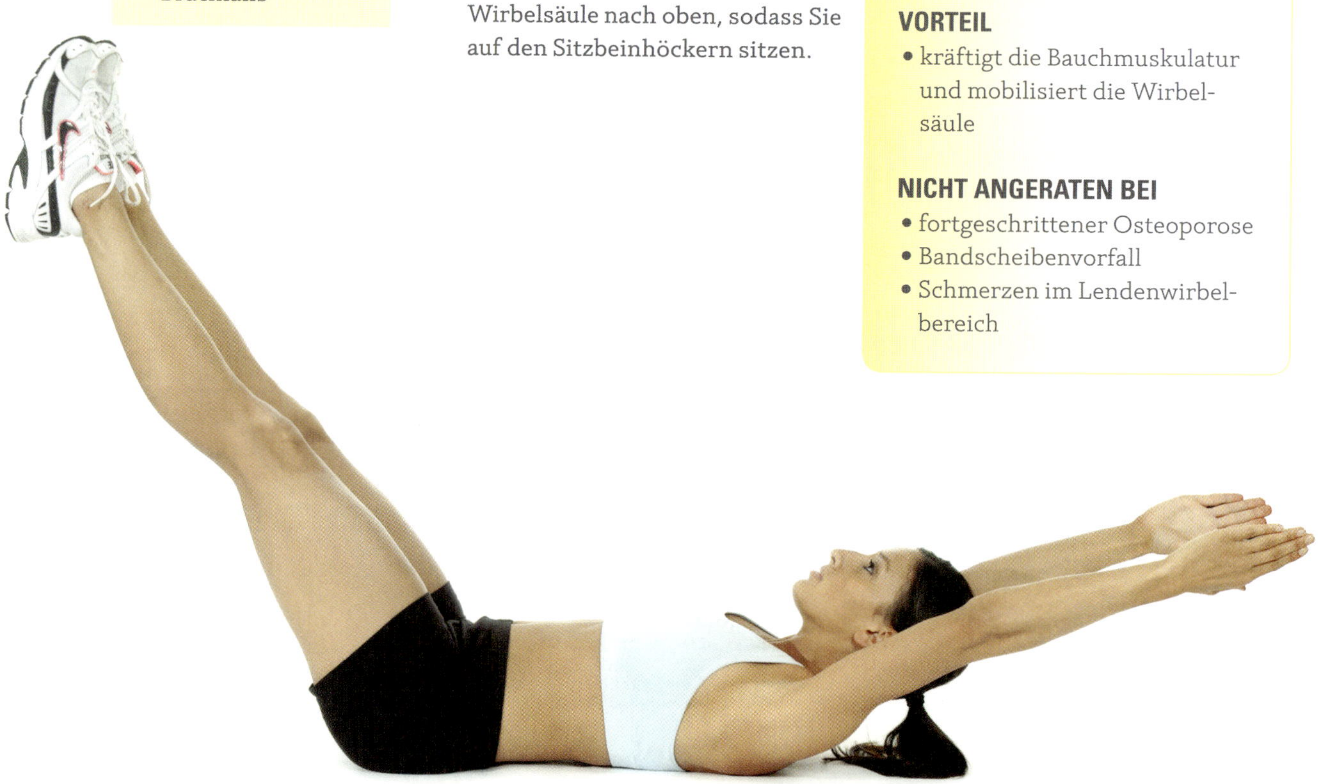

❹ Atmen Sie ein und führen Sie die Arme zu den Füßen. Die Wirbelsäule ist zum „C" gebogen. Atmen Sie aus und rollen Sie Wirbel für Wirbel wieder in die Ausgangsposition zurück. Zwei Sätze à zehn Wiederholungen.

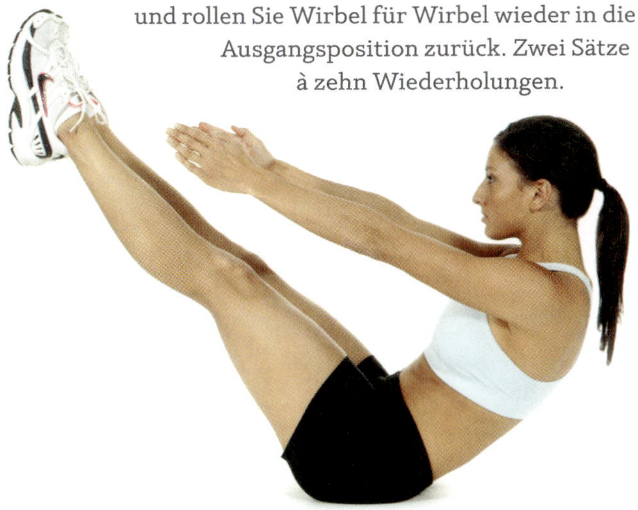

ÜBUNGSTIPPS

RICHTIG

- die Wirbel einzeln auf- und abrollen
- den Hals-/Nackenbereich lang und entspannt lassen, um die Anspannung im oberen Rücken zu minimieren

FALSCH

- die Übung mit Schwung ausführen; die Bauchmuskeln müssen aktiv werden, um Beine und Rumpf zu heben

ERLÄUTERUNG

Schwarzer Text steht für aktive Muskeln.

Grauer Text steht für stabilisierende Muskeln.

* steht für tiefe Muskeln.

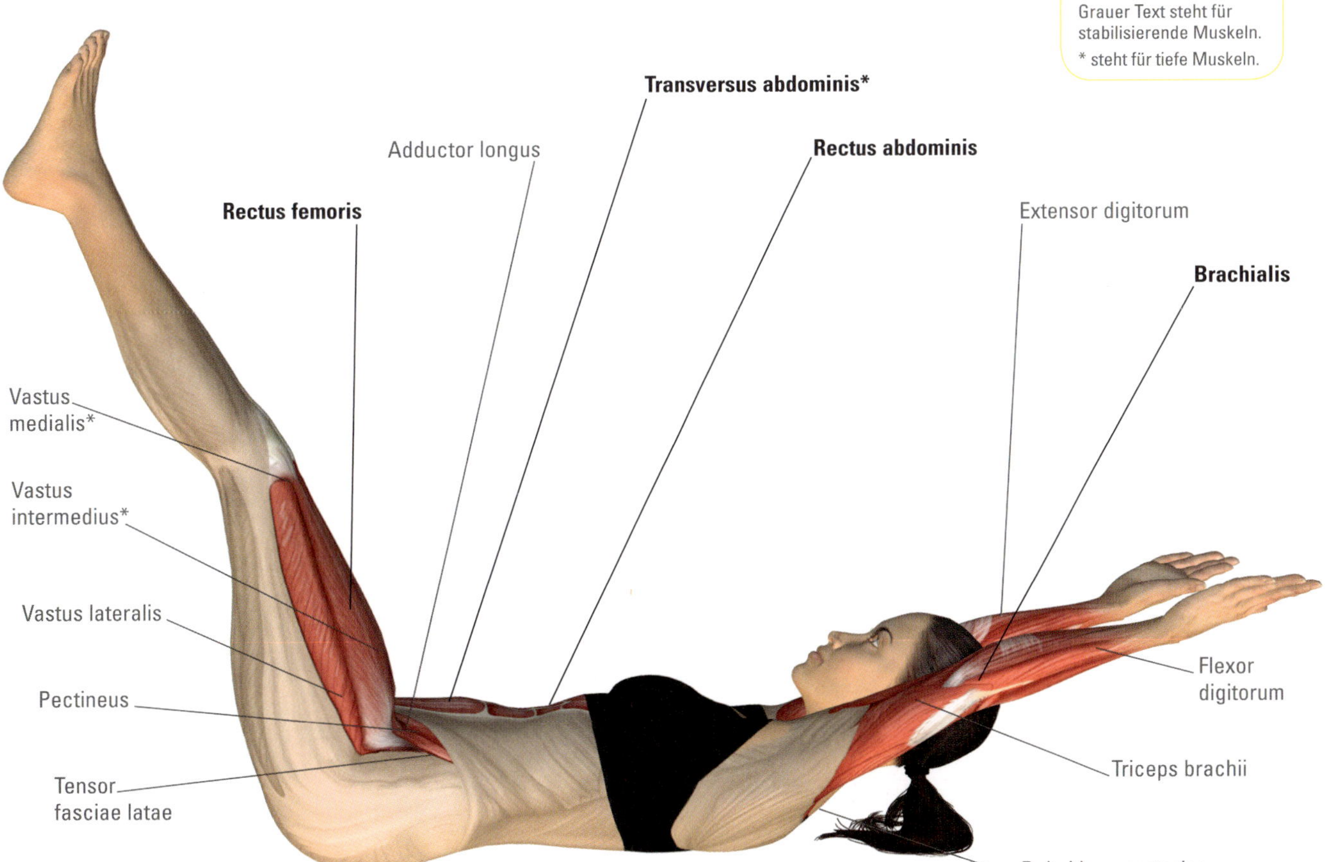

RUSSISCHER TWIST

KRÄFTIGUNGSÜBUNGEN

TRAINING

- Rectus abdominis
- Obliquus internus
- Obliquus externus
- Transversus abdominis
- Vastus intermedius
- Rectus femoris
- Iliacus
- Iliopsoas

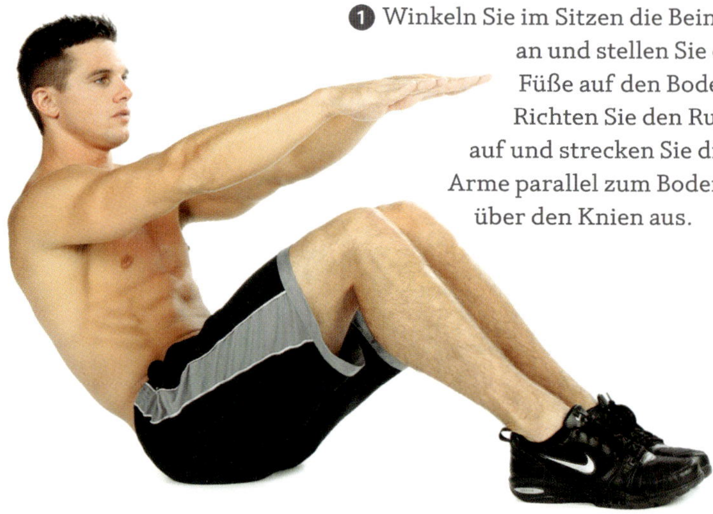

1 Winkeln Sie im Sitzen die Beine an und stellen Sie die Füße auf den Boden. Richten Sie den Rumpf auf und strecken Sie die Arme parallel zum Boden über den Knien aus.

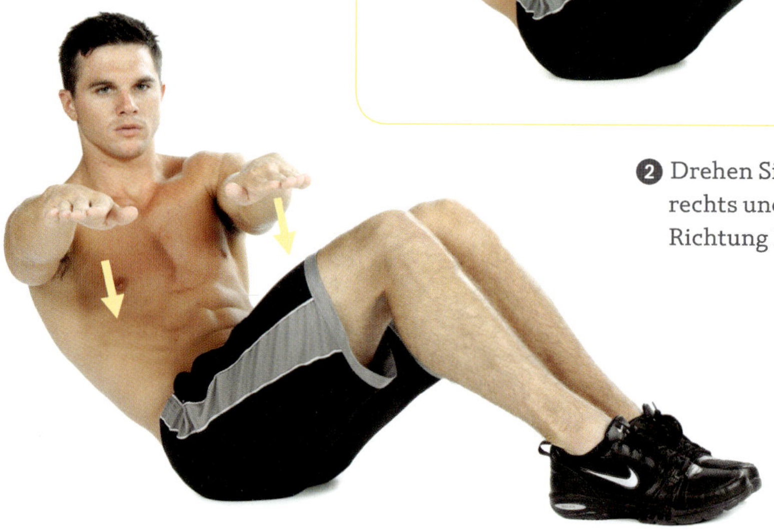

2 Drehen Sie den Oberkörper nach rechts und strecken Sie die Arme Richtung Boden.

ÜBERBLICK

ZIELE

- Bauchmuskulatur
- Hüftbeuger
- Quadrizeps

VORTEILE

- erhöht die Ausdauer der Bauchmuskulatur
- kräftigt die Hüftbeuger

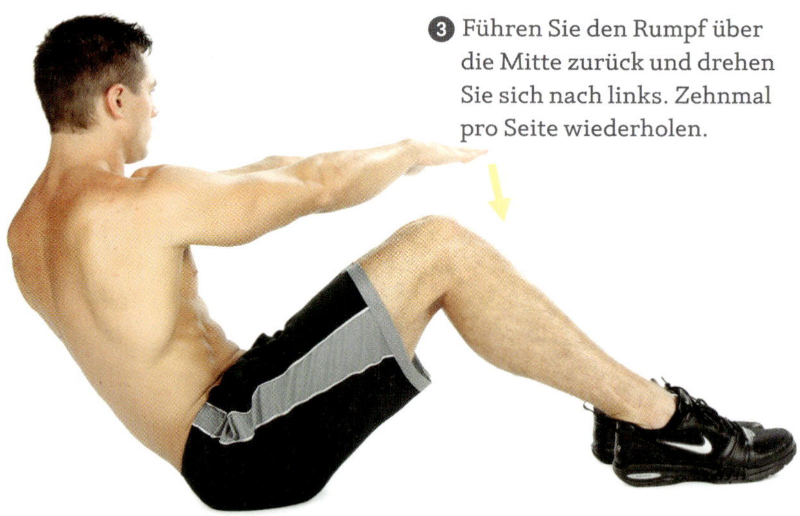

3 Führen Sie den Rumpf über die Mitte zurück und drehen Sie sich nach links. Zehnmal pro Seite wiederholen.

VARIANTE

Anspruchsvoller: Halten Sie die Beine angewinkelt über dem Boden. Bei der Rumpfdrehung ziehen Sie gleichzeitig die Knie zum Oberkörper und strecken sie wieder.

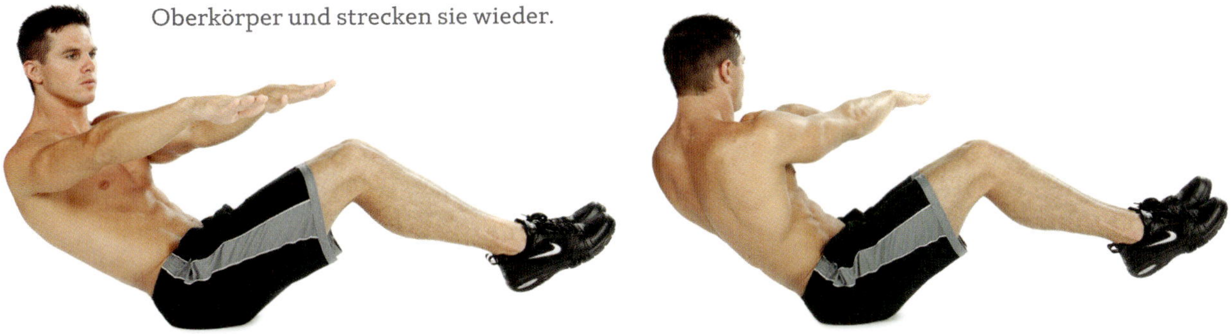

ÜBUNGSTIPPS

RICHTIG

- die Füße bei der Rumpfdrehung fest am Boden lassen
- die Knie eng zusammendrücken
- Schultern und Hals-/Nackenbereich entspannt lassen

FALSCH

- die Füße oder Knie bei der Drehung zur Seite bewegen

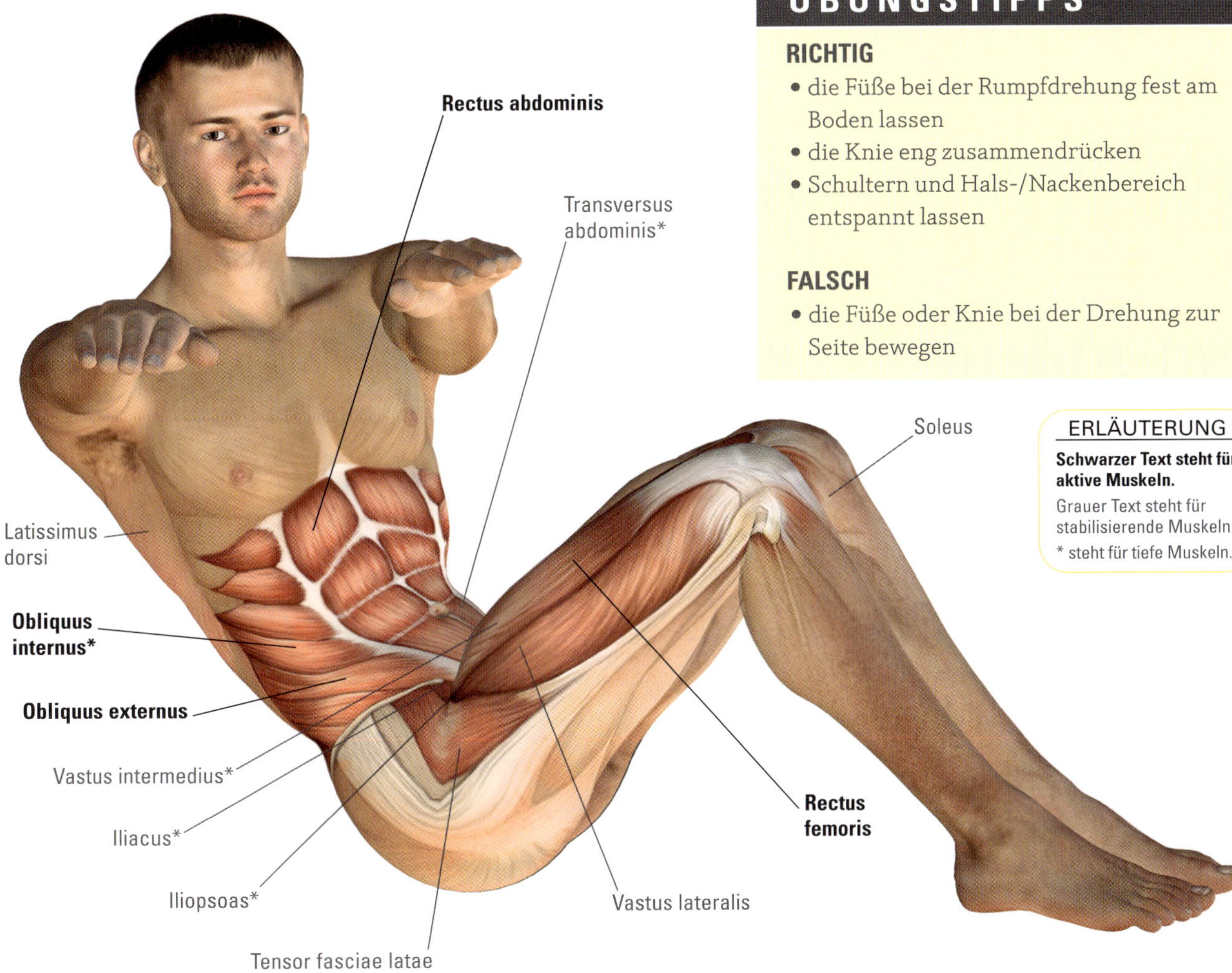

ERLÄUTERUNG

Schwarzer Text steht für aktive Muskeln.

Grauer Text steht für stabilisierende Muskeln.

* steht für tiefe Muskeln.

HÜFTBEUGEN UND -STRECKEN

KRÄFTIGUNGSÜBUNGEN

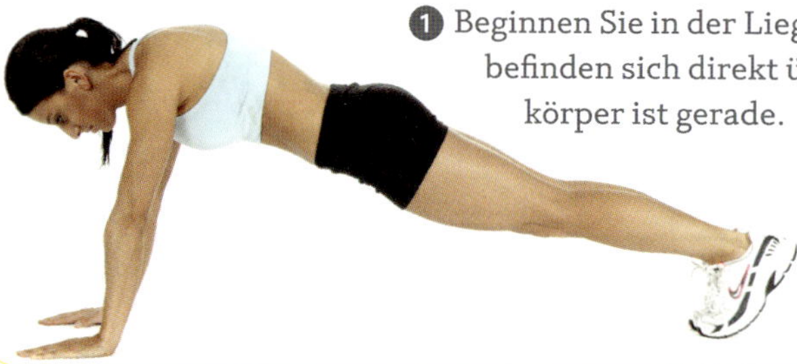

1. Beginnen Sie in der Liegestützposition. Die Schultern befinden sich direkt über den Händen, der Oberkörper ist gerade.

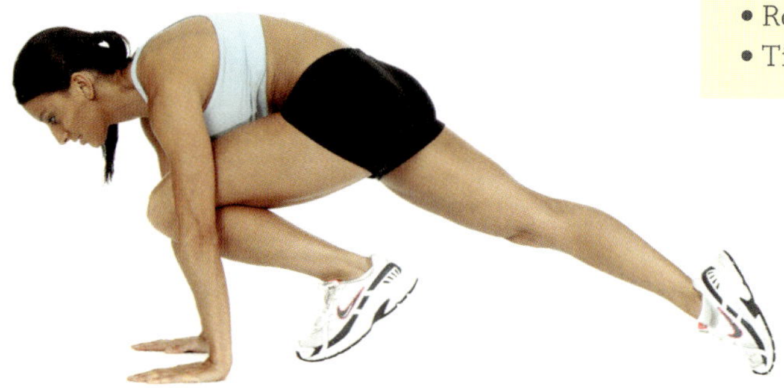

2. Ziehen Sie das linke Knie mit angezogenen Zehen zur Brust. Führen Sie den Körper dabei vor die Hände. Das rechte Bein stützt sich auf den Zehenspitzen ab.

3. Strecken Sie das linke Bein lang nach hinten-oben und verlagern Sie das Körpergewicht auf die Ferse des rechten Beins. Strecken Sie das rechte Bein und ziehen Sie die Hüfte nach oben. Pro Bein zehnmal wiederholen.

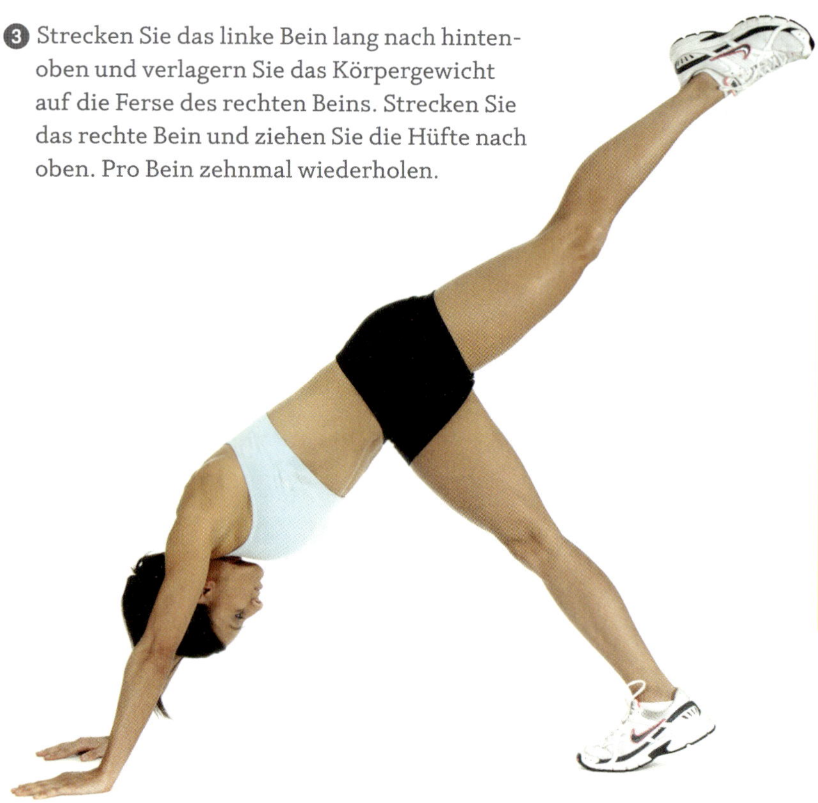

TRAINING

- Rectus abdominis
- Transversus abdominis
- Sartorius
- Obliquus externus
- Rectus femoris
- Tibialis anterior

ÜBERBLICK

ZIELE

- Haltemuskulatur von Schulterblättern und Körpermitte
- Flexibilität von Wade und hinterer Oberschenkelmuskulatur

NICHT ANGERATEN BEI

- stechenden Schmerzen im Lendenwirbelbereich
- Handgelenksschmerzen
- Sprunggelenksschmerzen

ÜBUNGSTIPPS

RICHTIG

- bei der Hüftbeugung befinden sich die Schultern direkt über den Händen, die Zehen sind angezogen

FALSCH

- das Knie des Stützbeins beugen

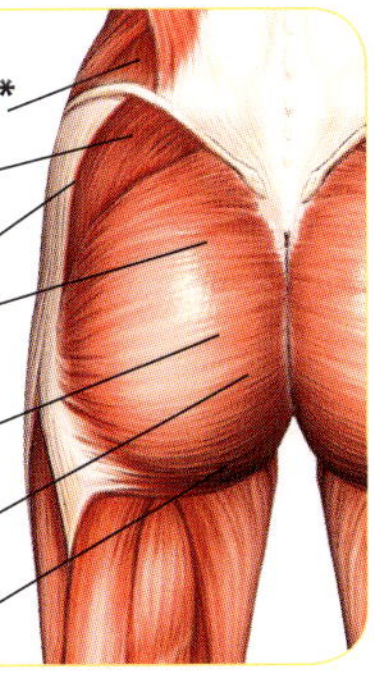

ERLÄUTERUNG

Schwarzer Text steht für aktive Muskeln.

Grauer Text steht für stabilisierende Muskeln.

* steht für tiefe Muskeln.

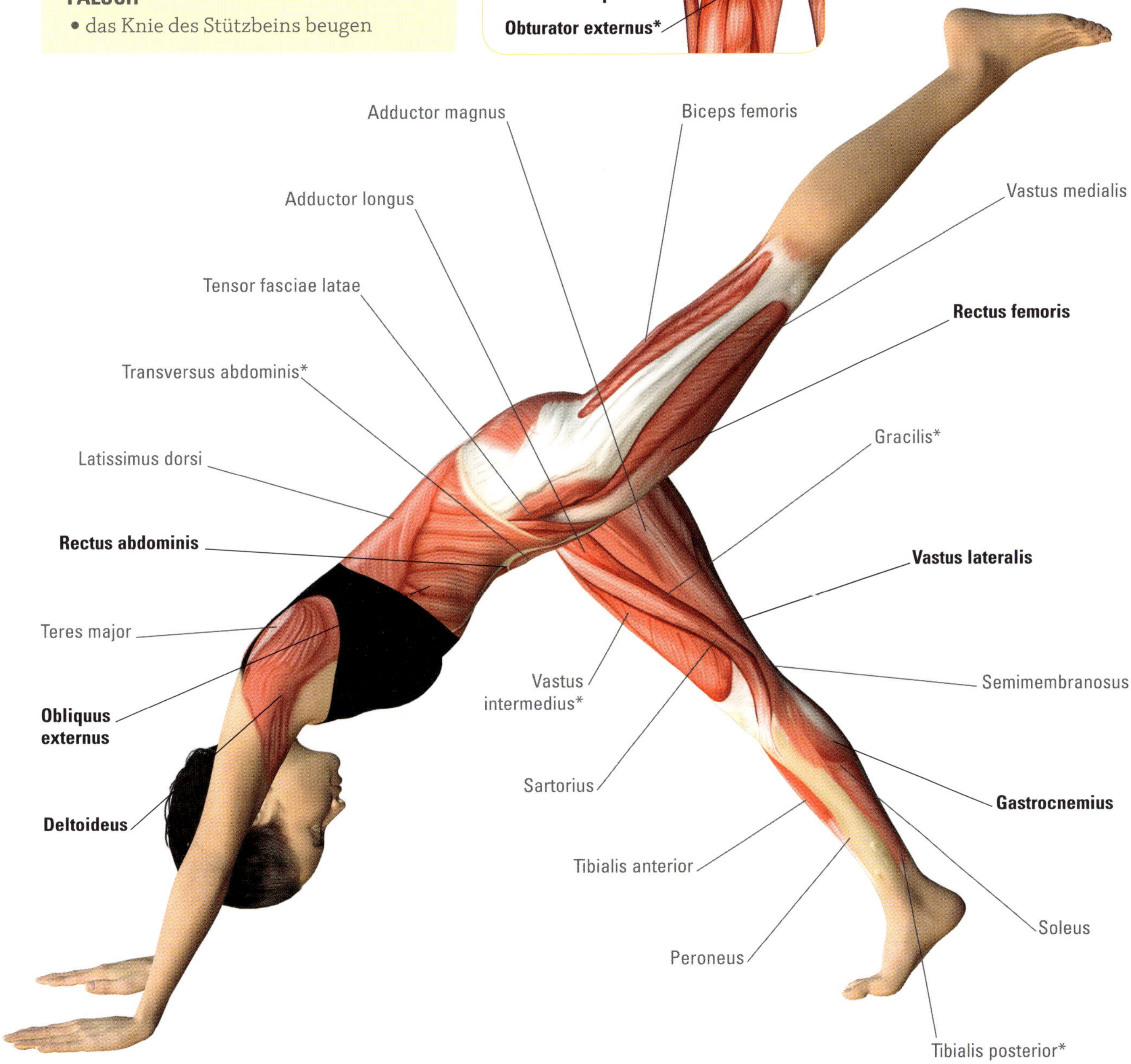

SEITLICHER CRUNCH

1. Legen Sie sich auf die linke Seite und nehmen Sie den linken Arm hinter den Kopf. Legen Sie den rechten Arm flach auf dem Oberschenkel ab und pressen Sie die Beine fest aneinander.

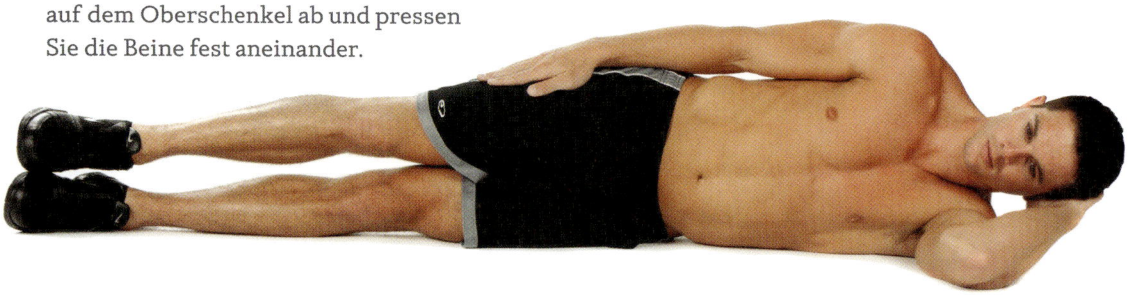

2. Spannen Sie die Bauchmuskulatur an und heben Sie beide Beine über den Boden.

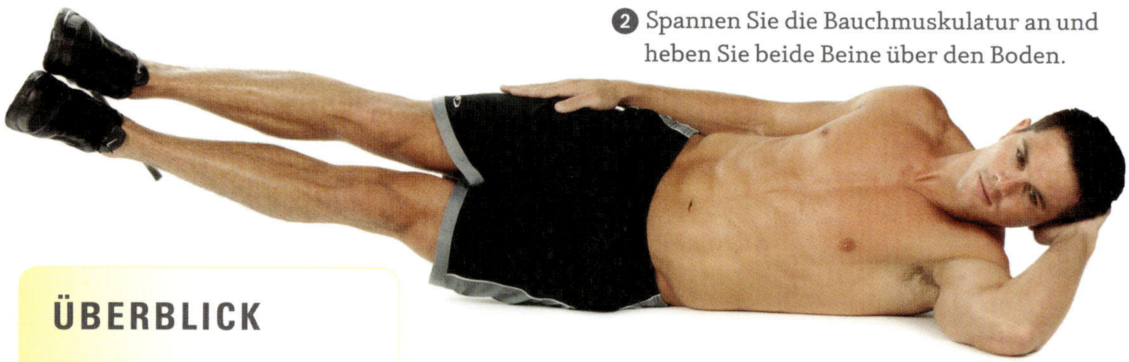

ÜBERBLICK

ZIELE
- schräge Bauchmuskulatur
- restliche Bauchmuskulatur

VORTEIL
- kräftigt und stabilisiert den Körper

NICHT ANGERATEN BEI
- Schmerzen im Lendenwirbelbereich

TRAINING
- Rectus abdominis
- Transversus abdominis
- Obliquus externus
- Obliquus internus

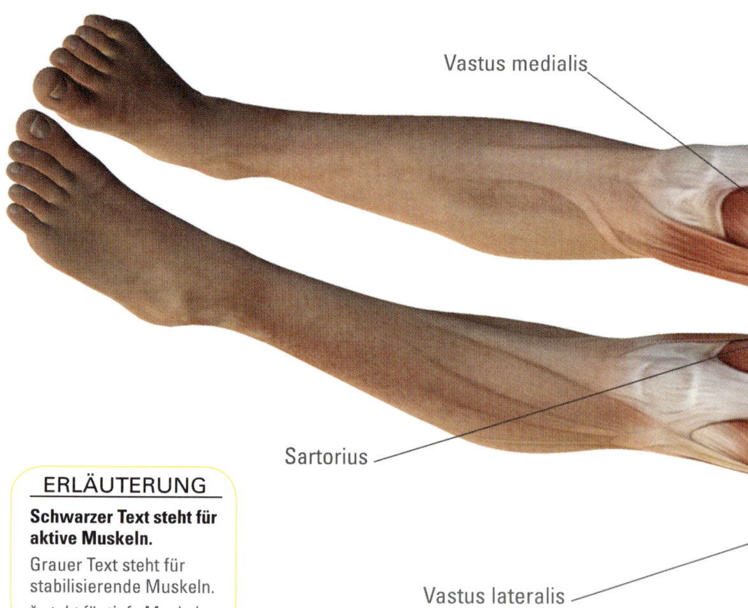

ERLÄUTERUNG

Schwarzer Text steht für aktive Muskeln.

Grauer Text steht für stabilisierende Muskeln.

* steht für tiefe Muskeln.

ÜBUNGSTIPPS

RICHTIG

- vor dem Anheben der Beine die Gesäßmuskeln anspannen, um das Becken zu stabilisieren
- den Hals lang machen
- die Hand auf dem oberen Bein beim Crunch in Richtung Fuß schieben

❸ Schieben Sie den rechten Arm in Richtung Füße, heben Sie den Kopf und kontrahieren Sie die schrägen Bauchmuskeln. Wiederholen Sie die Abfolge zehnmal pro Seite.

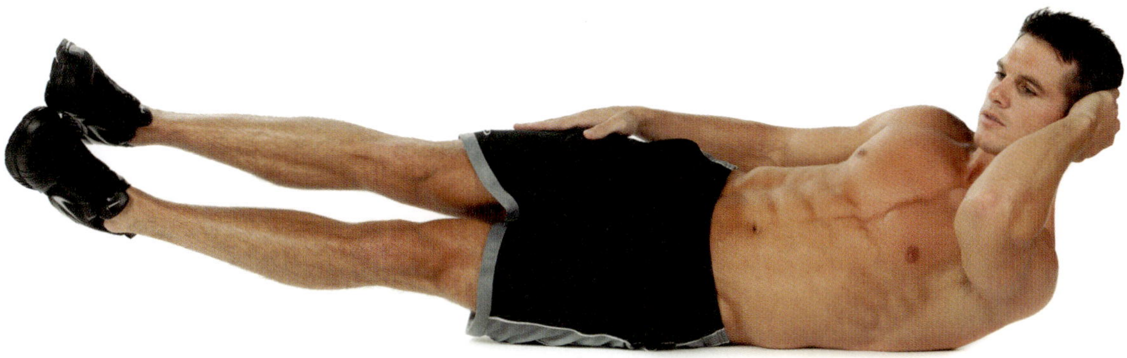

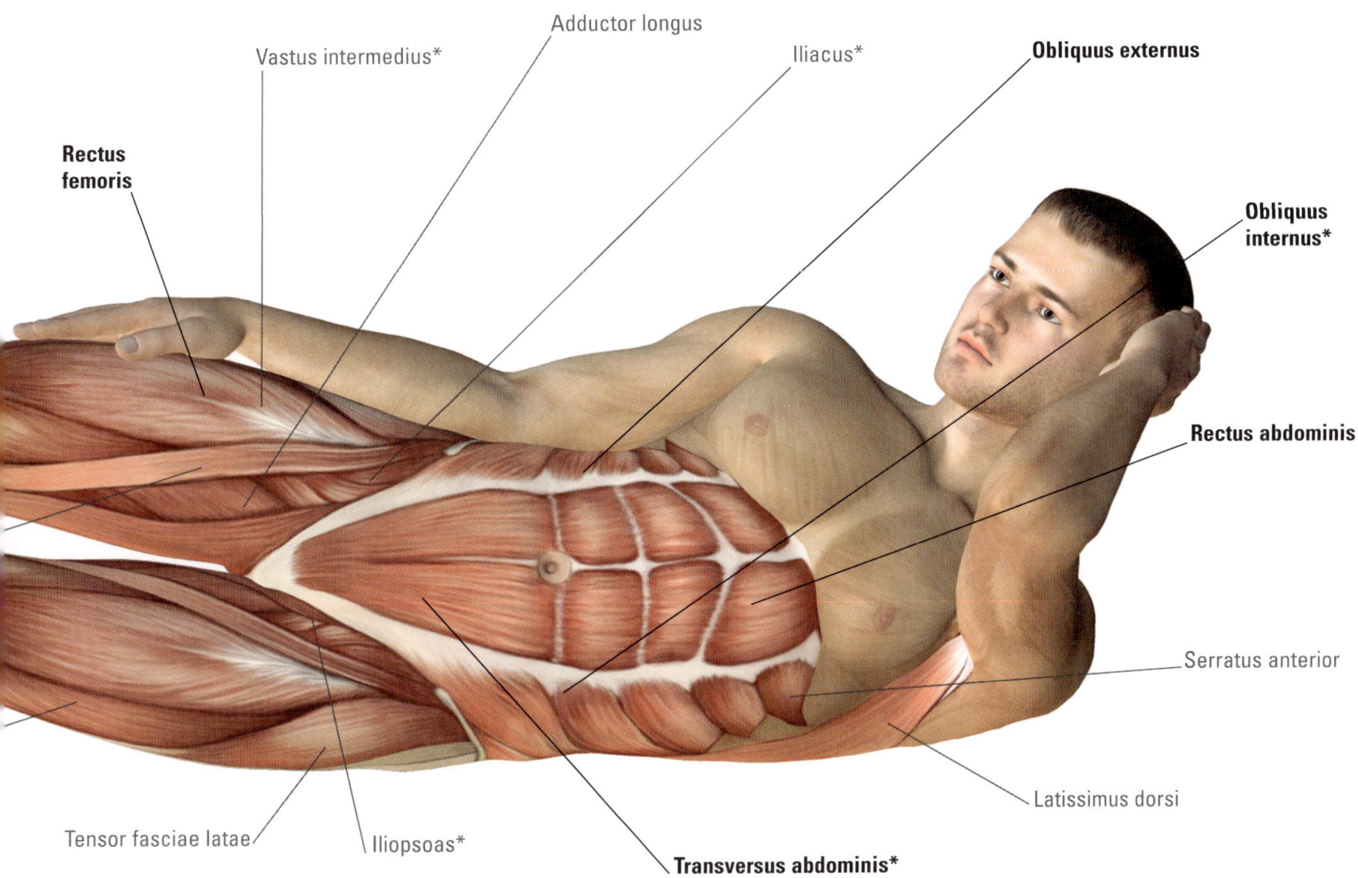

OBERKÖRPERDREHUNG IM SEITSTÜTZ

ÜBERBLICK

ZIELE
- Schultern
- Bauchmuskulatur

VORTEILE
- trainiert den ganzen Körper
- verbessert die Ausdauer

NICHT ANGERATEN BEI
- Schulterbeschwerden
- Rückenschmerzen
- Handgelenksverletzungen

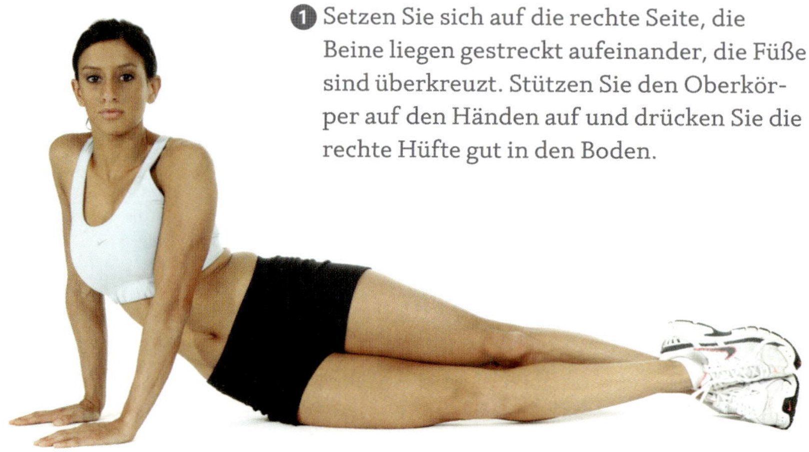

1. Setzen Sie sich auf die rechte Seite, die Beine liegen gestreckt aufeinander, die Füße sind überkreuzt. Stützen Sie den Oberkörper auf den Händen auf und drücken Sie die rechte Hüfte gut in den Boden.

2. Stellen Sie die rechte Hand direkt unter die Schulter und drücken Sie den Körper in den Seitstütz. Sie balancieren auf dem Arm.

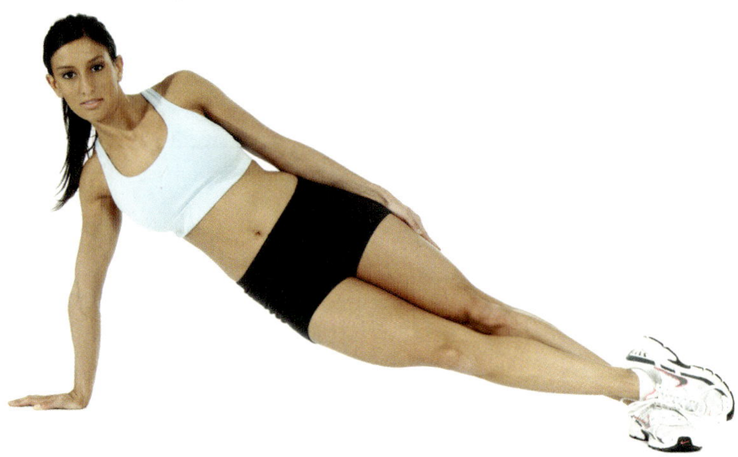

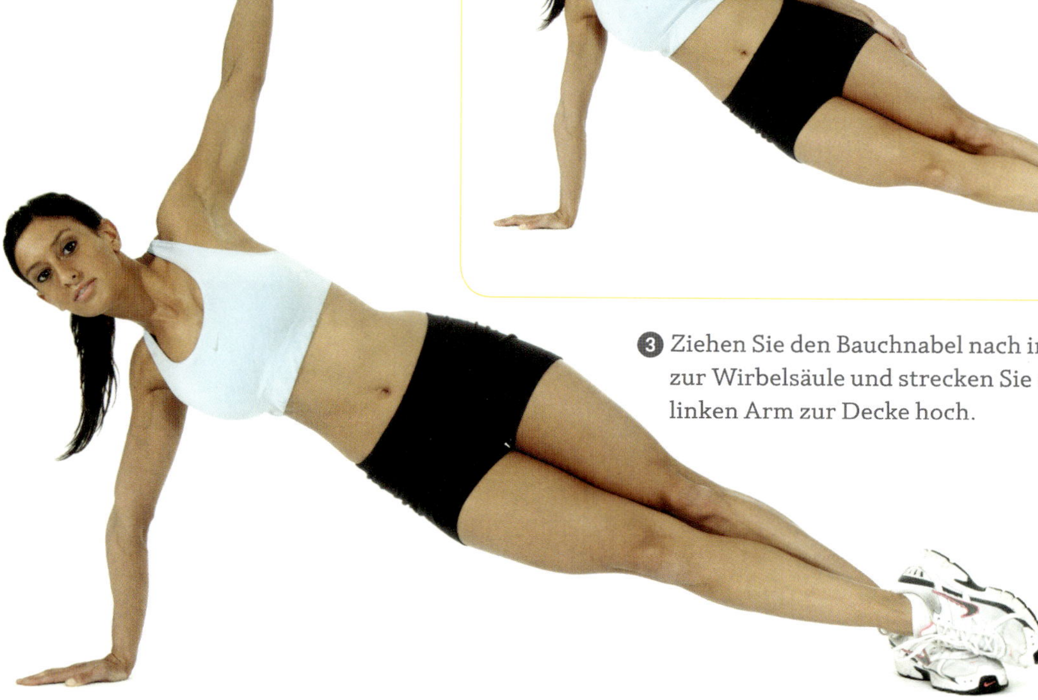

3. Ziehen Sie den Bauchnabel nach innen zur Wirbelsäule und strecken Sie den linken Arm zur Decke hoch.

ÜBUNGSTIPPS

RICHTIG
- die Gliedmaßen so weit wie möglich strecken
- die Schultern stabil halten
- die Hüfte weit nach oben heben, um den unteren Bewegungsapparat zu entlasten

FALSCH
- das Schulterblatt nach unten sinken lassen

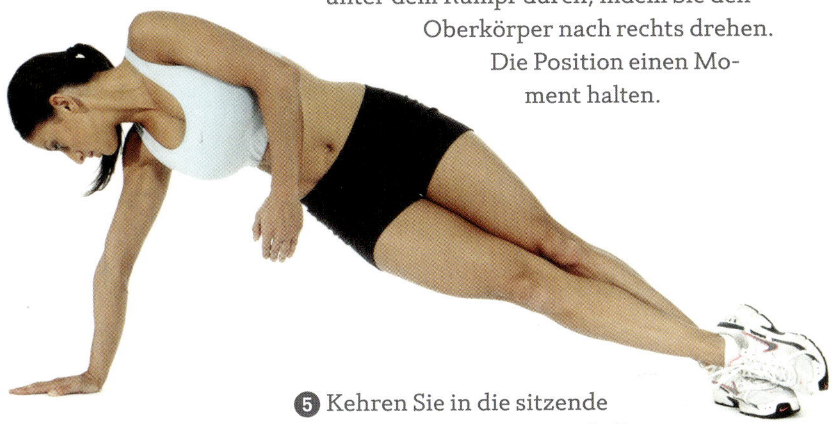

4 Führen Sie den linken Arm nach unten und unter dem Rumpf durch, indem Sie den Oberkörper nach rechts drehen. Die Position einen Moment halten.

5 Kehren Sie in die sitzende Ausgangsposition zurück. Die Hüfte liegt am Boden auf, die Hände stützen den Rumpf. Die Folge fünf- bis sechsmal pro Seite wiederholen.

TRAINING

- Latissimus dorsi
- Rectus abdominis
- Obliquus internus
- Obliquus externus
- Transversus abdominis
- Adductor magnus
- Adductor longus
- Deltoideus

ERLÄUTERUNG

Schwarzer Text steht für aktive Muskeln.
Grauer Text steht für stabilisierende Muskeln.
* steht für tiefe Muskeln.

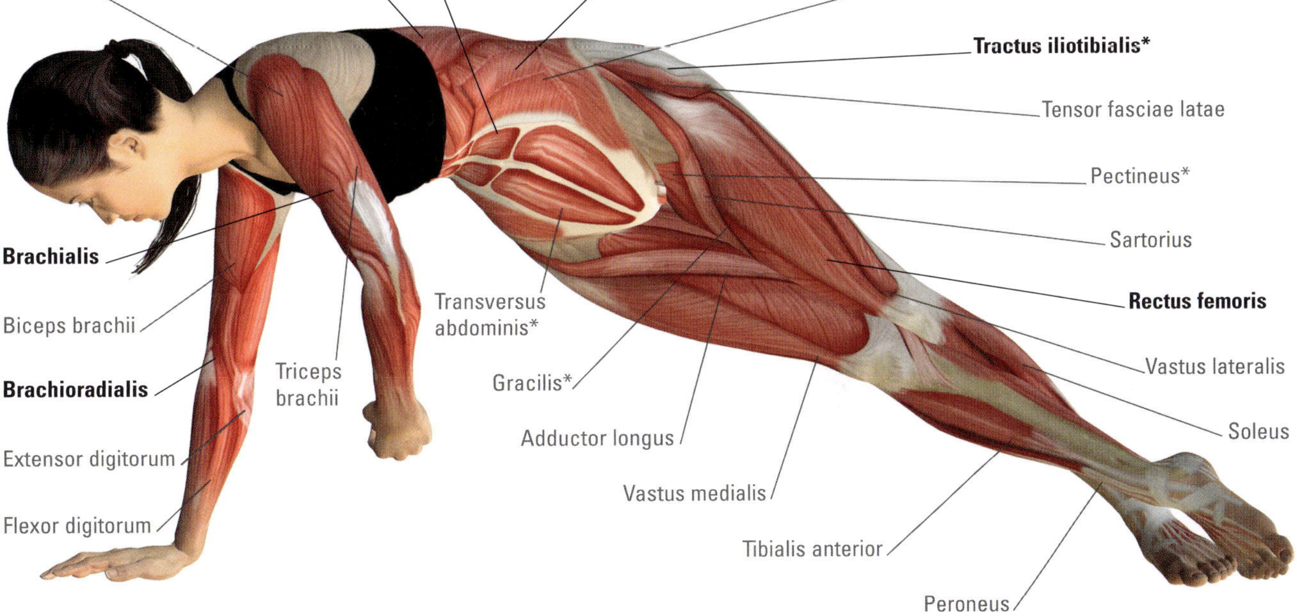

HÜFTKREISEN

TRAINING

- Tensor fasciae latae
- Rectus femoris
- Vastus lateralis
- Biceps femoris
- Gluteus maximus
- Gluteus medius
- Tractus iliotibialis
- Sartorius
- Vastus medialis
- Vastus intermedius
- Adductor longus

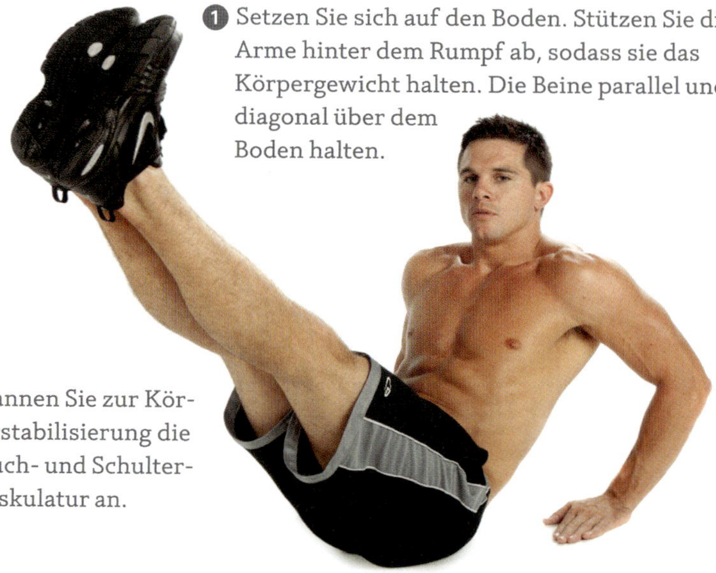

1. Setzen Sie sich auf den Boden. Stützen Sie die Arme hinter dem Rumpf ab, sodass sie das Körpergewicht halten. Die Beine parallel und diagonal über dem Boden halten.

2. Spannen Sie zur Körperstabilisierung die Bauch- und Schultermuskulatur an.

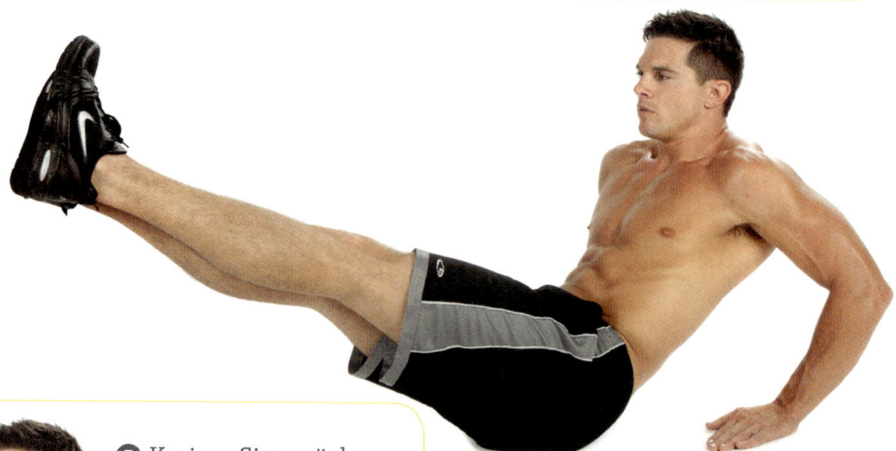

3. Führen Sie die Beine in einer Kreisbewegung auf die rechte Körperseite.

4. Kreisen Sie nun so weit nach unten, wie Sie das Becken dabei stabil halten können.

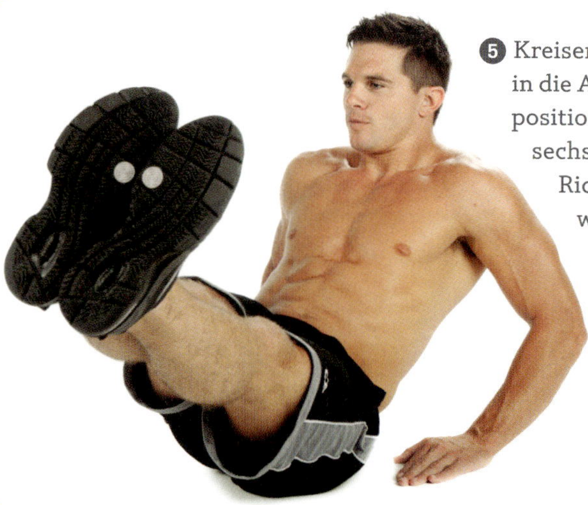

5. Kreisen Sie zurück in die Ausgangsposition. Zwei- bis sechsmal in beide Richtungen wiederholen.

ÜBUNGSTIPPS

RICHTIG

- beim Kreisen von Seite zu Seite die Beine lang strecken
- die Arme stemmen sich aus den Schultern heraus in den Boden, um den Oberkörper zu aktivieren

FALSCH

- Hals-/Nackenbereich anspannen

ÜBERBLICK

ZIEL
- Bauchmuskulatur

VORTEIL
- kräftigt die Bauchmuskulatur in einer Eigengewichtsübung

NICHT ANGERATEN BEI
- Rückenschmerzen
- Hüftinstabilität

ERLÄUTERUNG

Schwarzer Text steht für aktive Muskeln.

Grauer Text steht für stabilisierende Muskeln.

* steht für tiefe Muskeln.

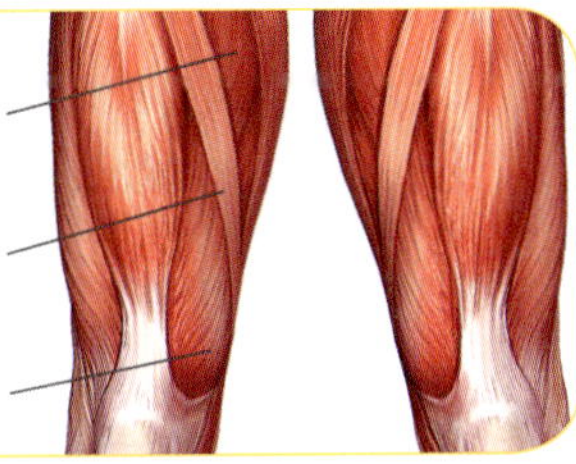

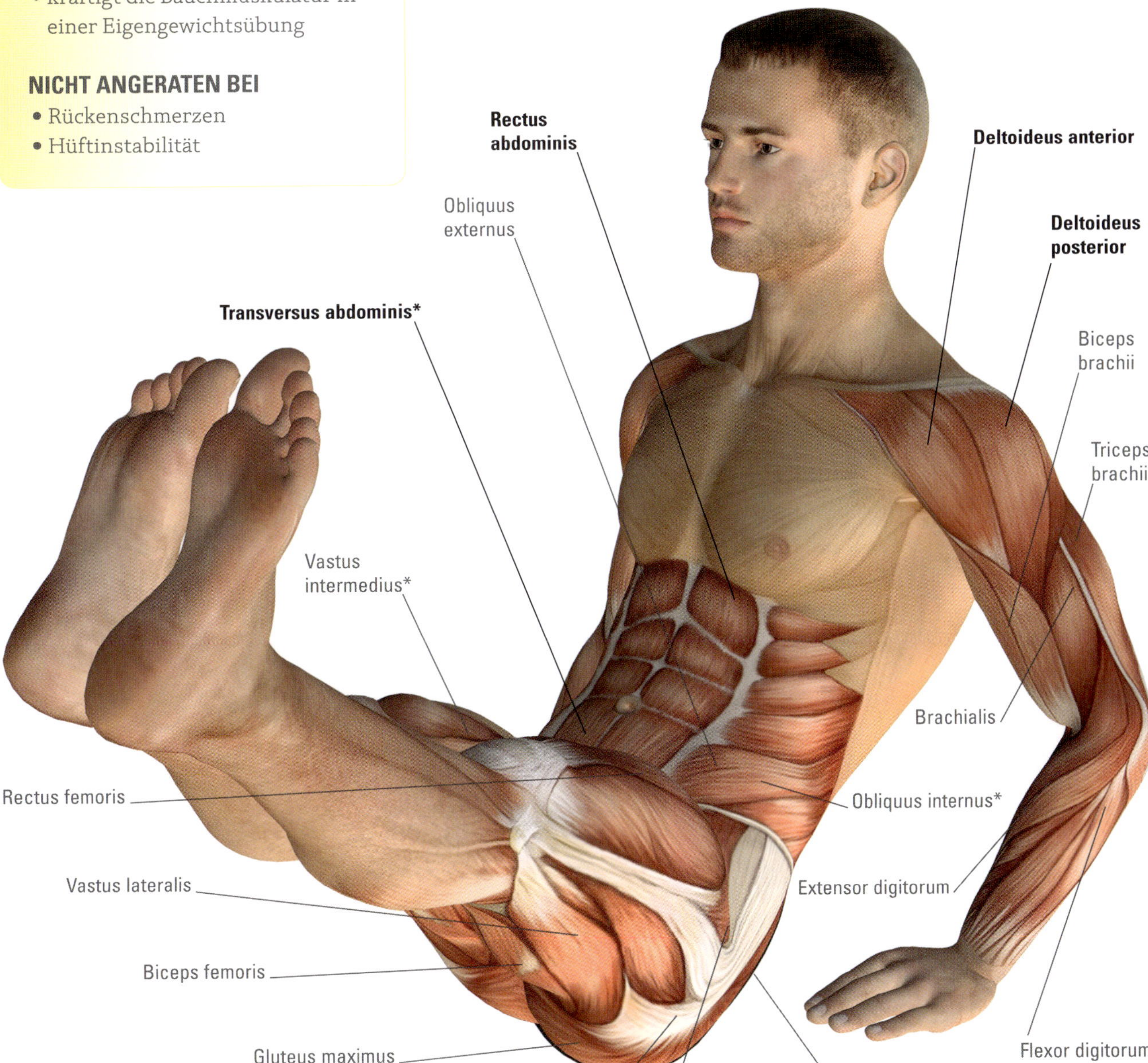

SEITLICHES BEINHEBEN IM KNIESTAND

❶ Gehen Sie in den Kniestand und strecken Sie das rechte Bein seitlich neben dem Oberkörper aus. Nehmen Sie beide Arme angewinkelt hinter den Kopf, die Ellbogen sind seitlich weggestreckt.

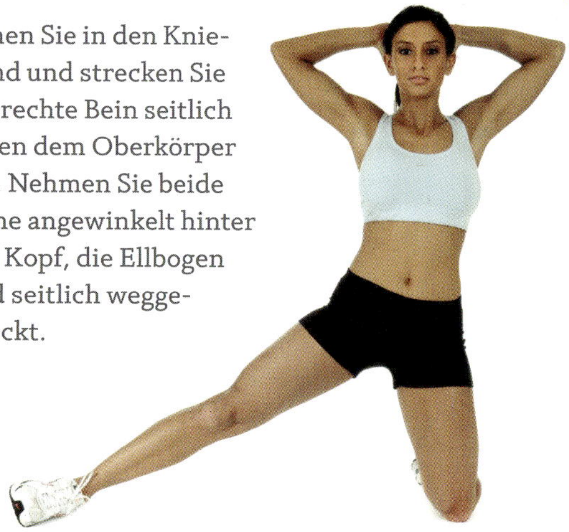

❷ Neigen Sie den Oberkörper zur linken Seite.

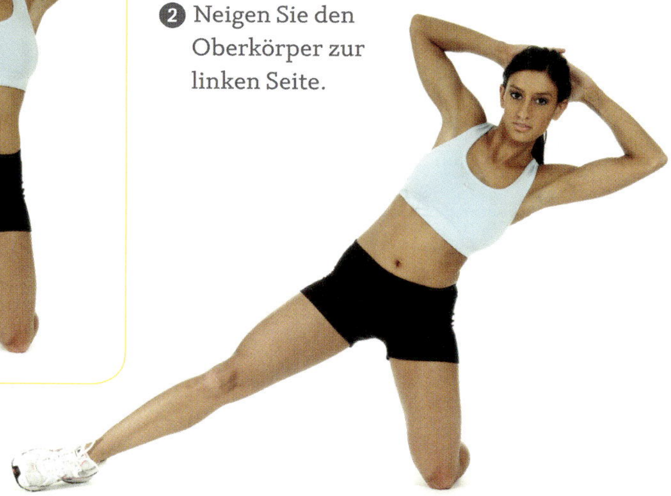

TRAINING

- Rectus abdominis
- Transversus abdominis
- Obliquus externus
- Adductor longus
- Iliopsoas
- Iliacus
- Gracilis
- Biceps femoris
- Vastus lateralis

❸ Heben Sie das rechte Bein vom Boden, maximal hüfthoch. Fünf- bis sechsmal wiederholen, dann auf das andere Bein wechseln.

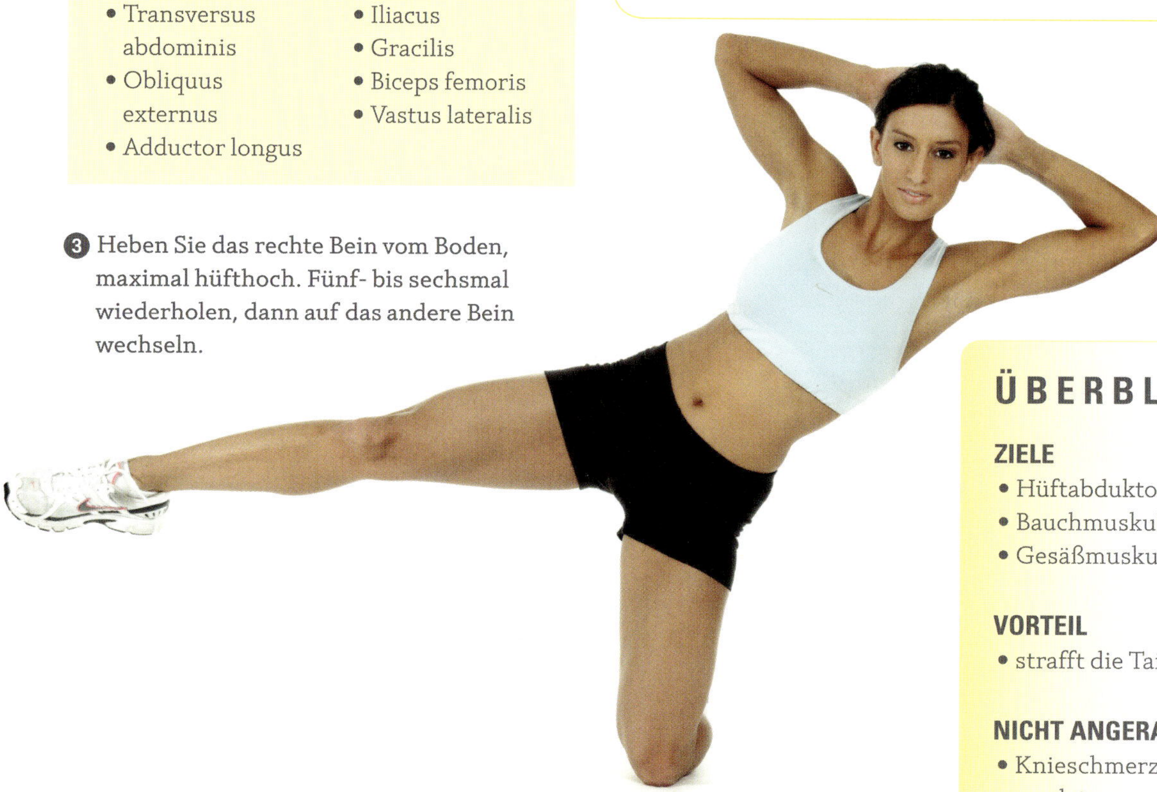

ÜBERBLICK

ZIELE

- Hüftabduktoren
- Bauchmuskulatur
- Gesäßmuskulatur

VORTEIL

- strafft die Taille

NICHT ANGERATEN BEI

- Knieschmerzen oder -verletzung
- Rückenschmerzen

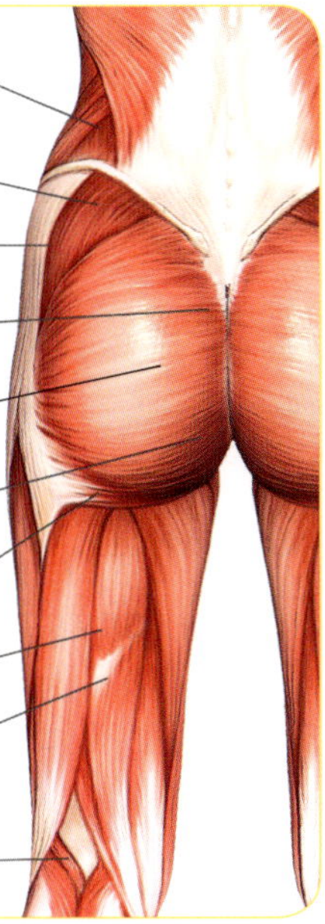

ÜBUNGSTIPPS

RICHTIG

- den Oberkörper stabil über der Hüfte halten, um die Beinbewegung besser zu balancieren
- den Hals-/Nackenbereich entspannen und strecken
- das Bein so lang wie möglich strecken

FALSCH

- die Schulterblätter nach unten sinken lassen

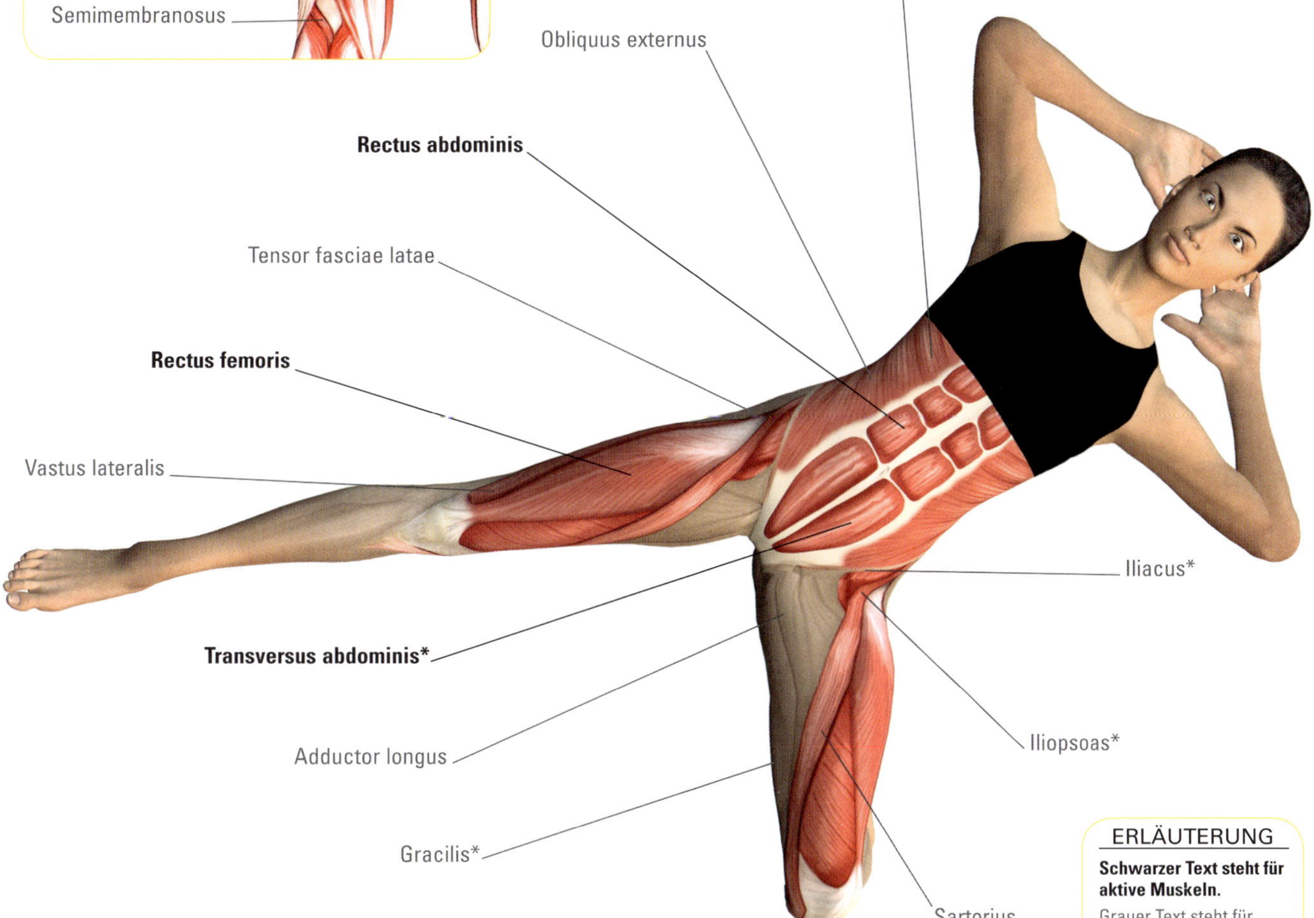

ERLÄUTERUNG

Schwarzer Text steht für aktive Muskeln.

Grauer Text steht für stabilisierende Muskeln.

* steht für tiefe Muskeln.

SEITKICK IM KNIESTAND

TRAINING

- Rectus abdominis
- Transversus abdominis
- Obliquus externus
- Obliquus internus
- Gluteus medius
- Gluteus maximus
- Adductor longus
- Gracilis
- Tensor fasciae latae
- Sartorius
- Rectus femoris
- Iliacus
- Iliopsoas
- Vastus lateralis

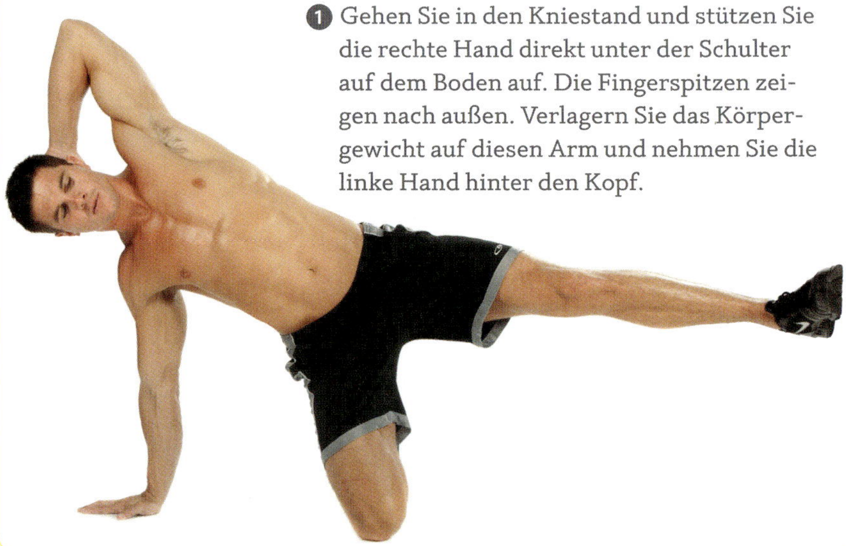

❶ Gehen Sie in den Kniestand und stützen Sie die rechte Hand direkt unter der Schulter auf dem Boden auf. Die Fingerspitzen zeigen nach außen. Verlagern Sie das Körpergewicht auf diesen Arm und nehmen Sie die linke Hand hinter den Kopf.

❷ Heben Sie das linke Bein hüfthoch und strecken Sie es über die Ferse zur Seite, sodass der Körper in einer Ebene ausgerichtet ist.

❸ Kicken Sie das linke Bein mit angezogenen Zehen gerade nach vorne. Die Hüfte dabei möglichst ruhig halten.

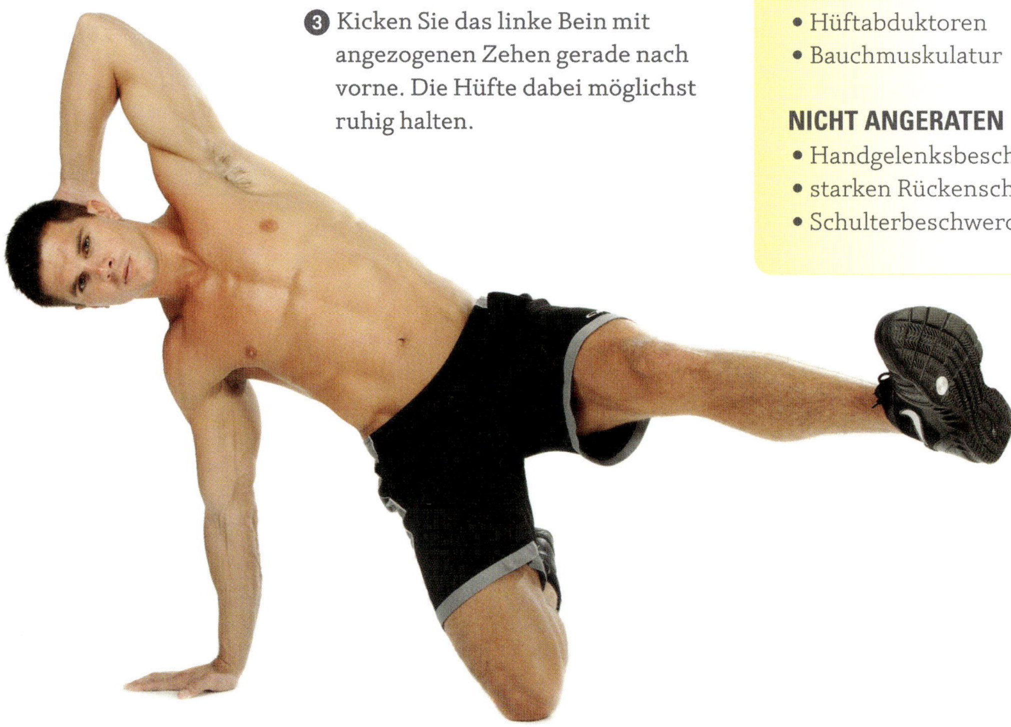

ÜBERBLICK

ZIELE

- Hüftabduktoren
- Bauchmuskulatur

NICHT ANGERATEN BEI

- Handgelenksbeschwerden
- starken Rückenschmerzen
- Schulterbeschwerden

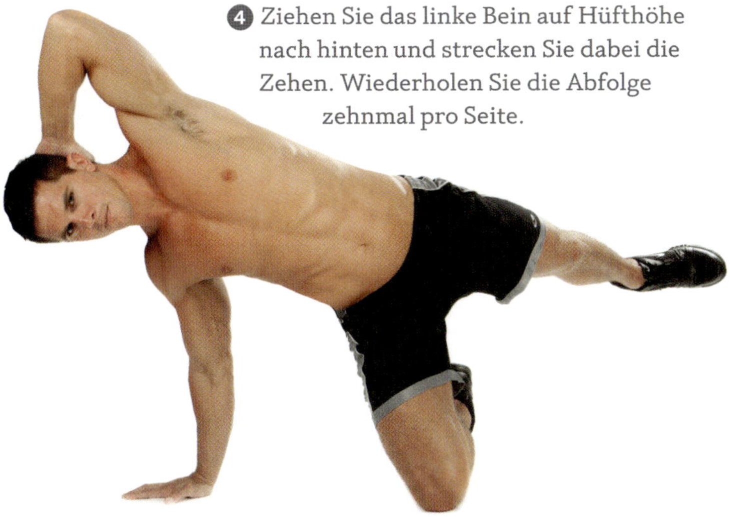

4 Ziehen Sie das linke Bein auf Hüfthöhe nach hinten und strecken Sie dabei die Zehen. Wiederholen Sie die Abfolge zehnmal pro Seite.

ÜBUNGSTIPPS

RICHTIG

- das Körpergewicht auf den Handballen legen, um das Gleichgewicht zu halten
- den Hals-/Nackenbereich entspannen und lang machen
- Schultern, Hüfte und Beine in einer Körperlinie ausrichten, um die tiefe Muskulatur besser zu aktivieren

FALSCH

- bei der Beinbewegung wackeln – die Bewegung lieber kleiner machen.

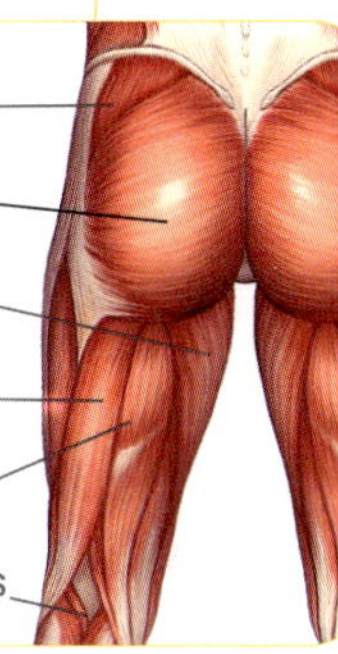

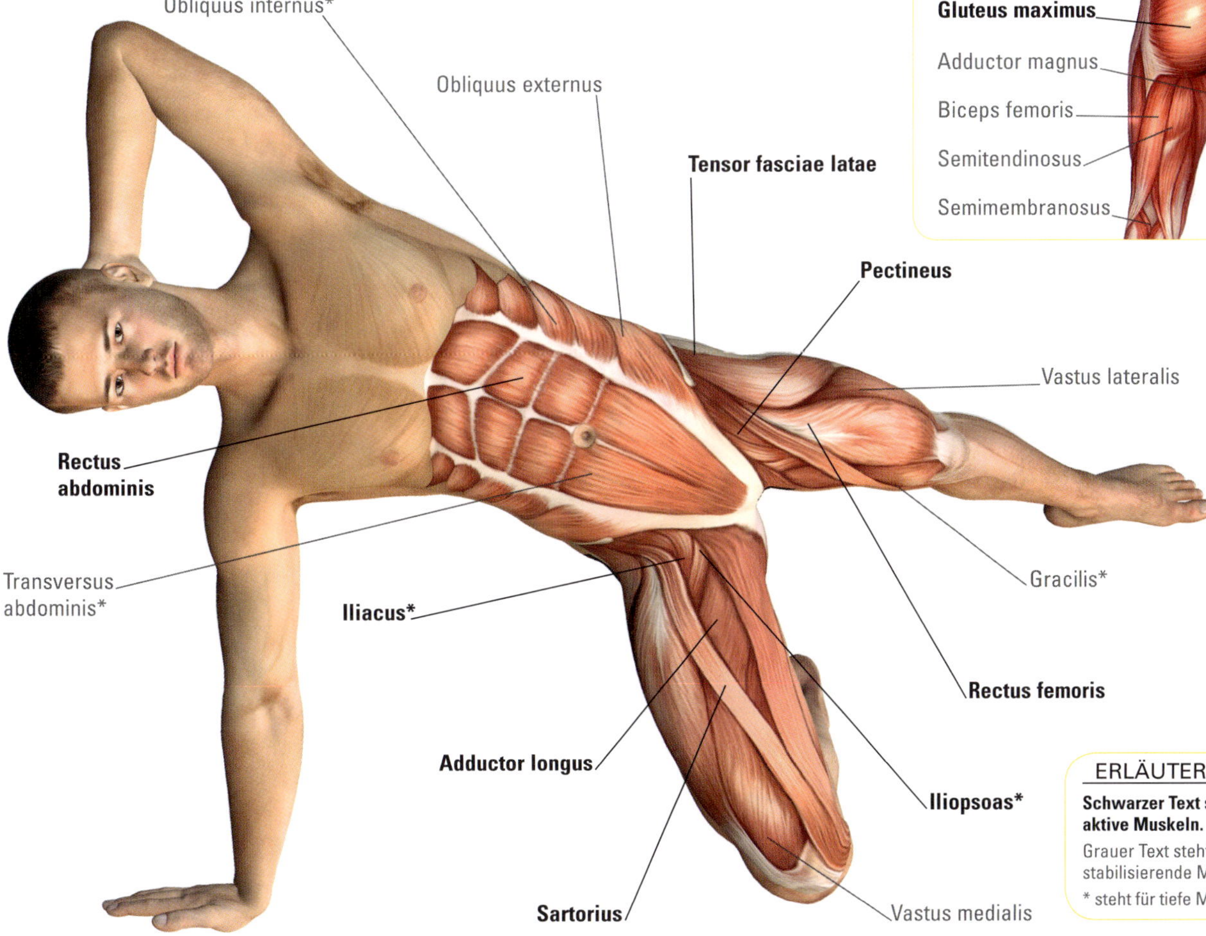

ERLÄUTERUNG

Schwarzer Text steht für aktive Muskeln.

Grauer Text steht für stabilisierende Muskeln.

* steht für tiefe Muskeln.

BECKENHEBEN

ÜBERBLICK

ZIELE
- Bauchmuskulatur
- Trizeps

VORTEILE
- kräftigt die Körpermitte und die Haltemuskulatur des Beckens
- festigt und strafft die untere Bauchmuskulatur

NICHT ANGERATEN BEI
- Rückenschmerzen
- Hals-/Nackenschmerzen

1. Legen Sie sich auf den Rücken. Überkreuzen Sie die Beine und strecken Sie sie senkrecht nach oben. Platzieren Sie die Arme neben dem Körper.

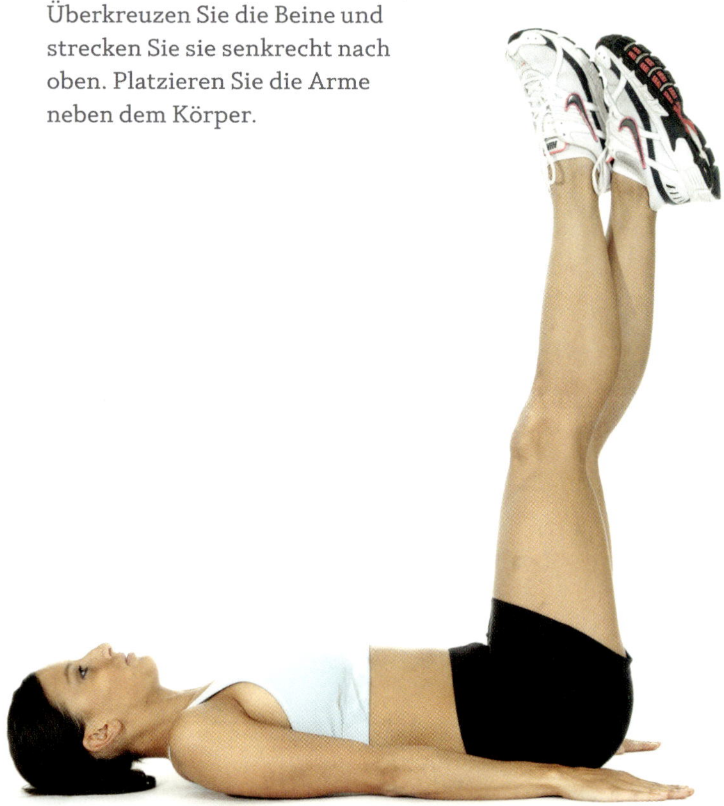

2. Spannen Sie die Gesäß- und Beinmuskulatur an und heben Sie das Becken nach oben. Stemmen Sie dabei die Arme fest in den Boden.

3. Senken Sie das Becken langsam ab. Zehnmal wiederholen, dann die Beinstellung wechseln.

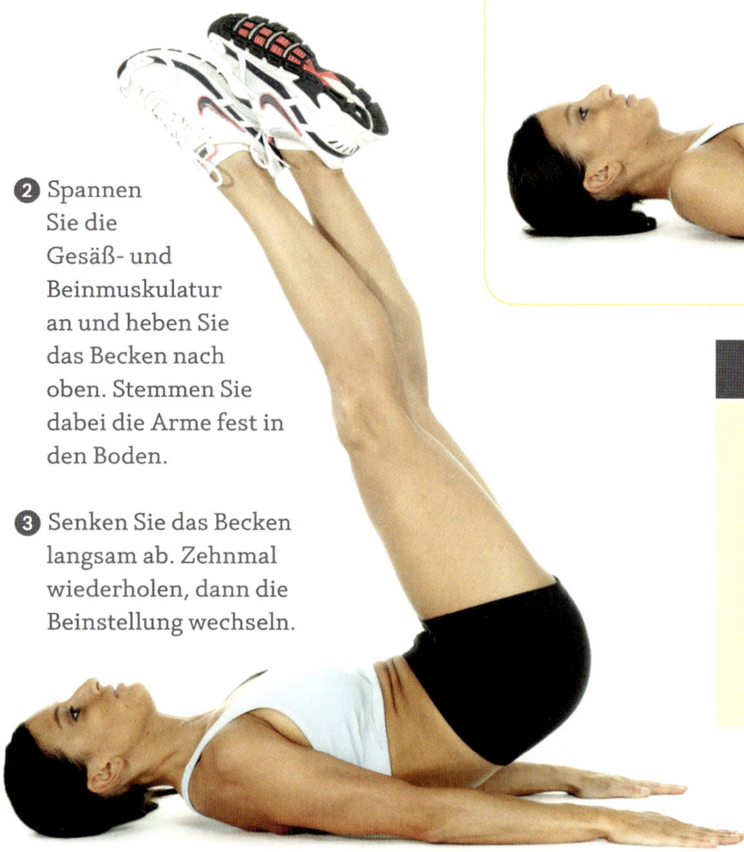

ÜBUNGSTIPPS

RICHTIG
- die Beine während der Übung gestreckt und fest angespannt lassen
- beim Heben des Beckens Hals-/Nackenbereich und Schultern entspannt lassen

FALSCH
- das Becken ruckartig heben
- das Becken mit Schwung heben

TRAINING

- Rectus abdominis
- Transversus abdominis
- Vastus intermedius
- Tensor fasciae latae
- Gluteus maximus
- Gluteus medius
- Triceps brachii
- Rectus femoris
- Iliacus
- Iliopsoas

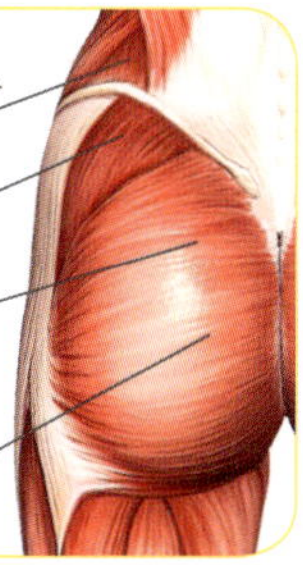

VARIANTE
Ansprucbsvoller: Strecken Sie die Arme nach oben und heben Sie die Schultern gleichzeitig mit den Beinen. Versuchen Sie, mit den Fingerspitzen die Zehen zu berühren.

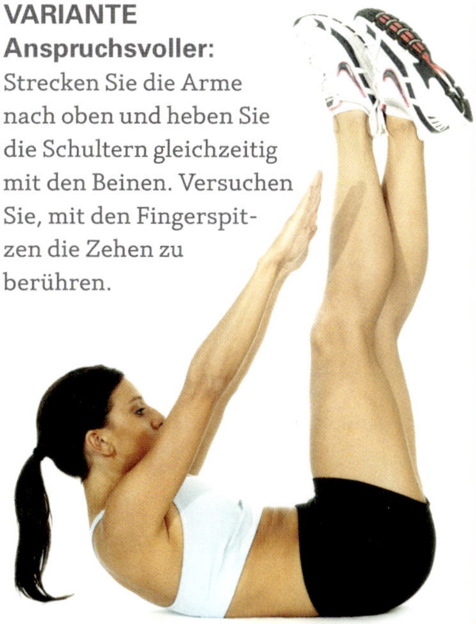

ERLÄUTERUNG

Schwarzer Text steht für aktive Muskeln.
Grauer Text steht für stabilisierende Muskeln.
* steht für tiefe Muskeln.

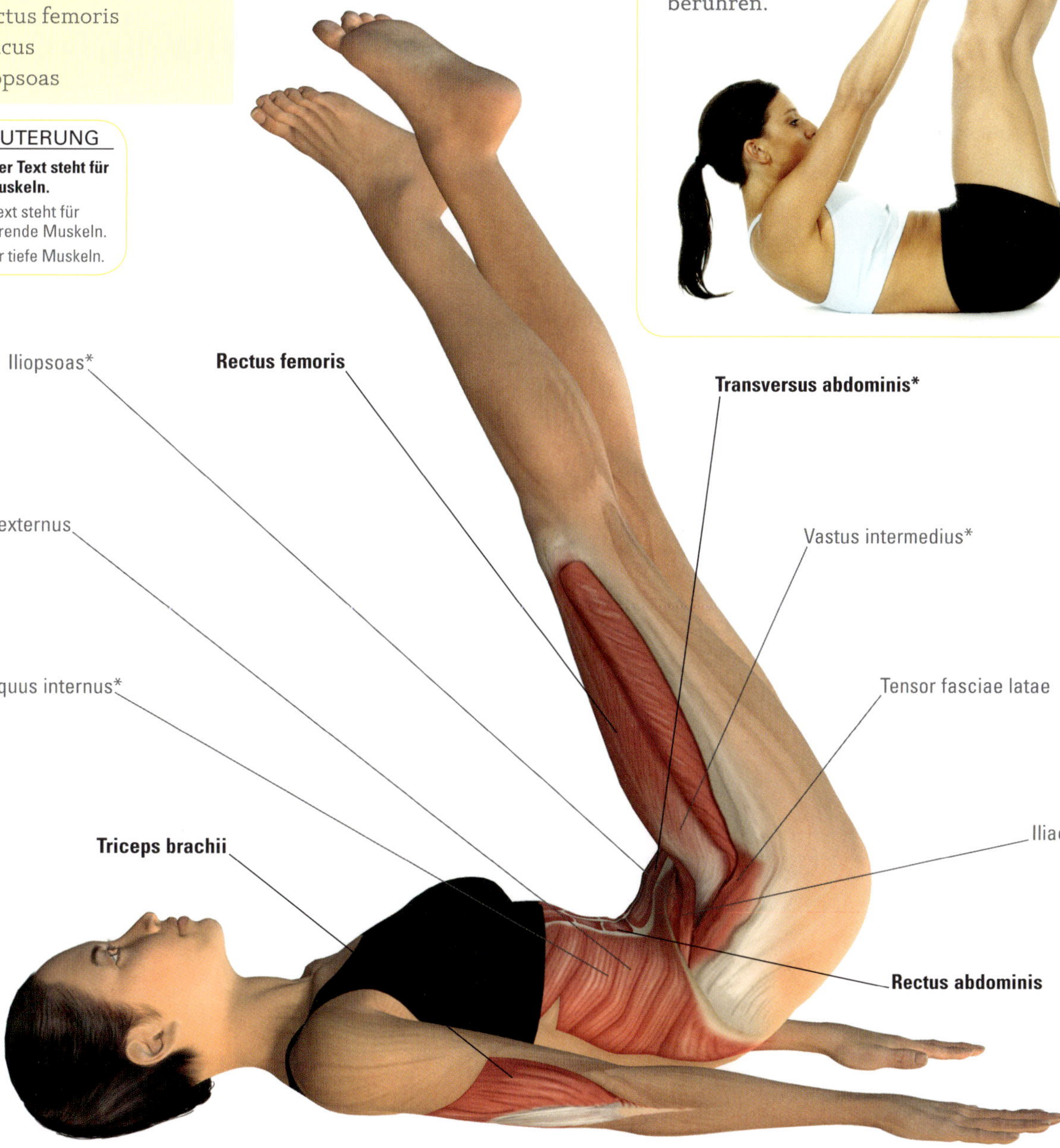

IN DEN LIEGESTÜTZ „LAUFEN"

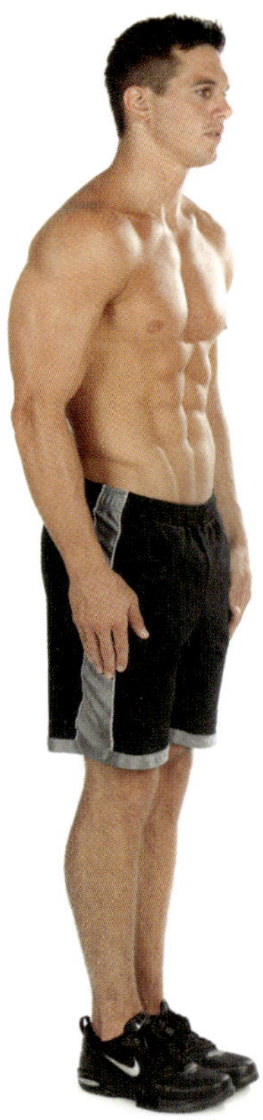

❶ Stellen Sie sich aufrecht hin, die Arme hängen seitlich am Körper herab.

❷ Beugen Sie sich ab der Hüfte nach unten und legen Sie die Hände etwas mehr als hüftbreit voneinander entfernt vor dem Körper auf den Boden. Halten Sie die Knie so gestreckt wie möglich.

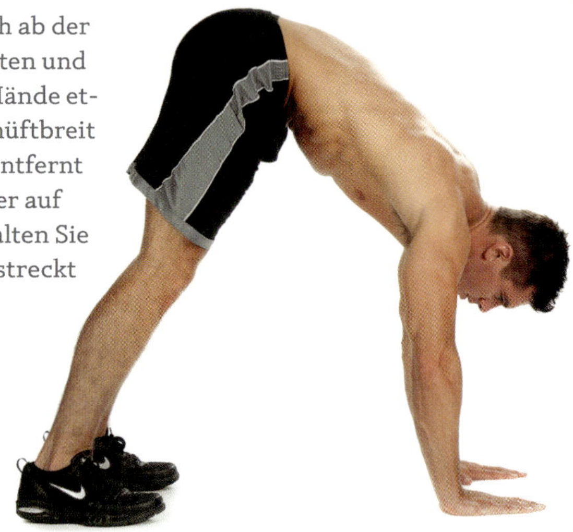

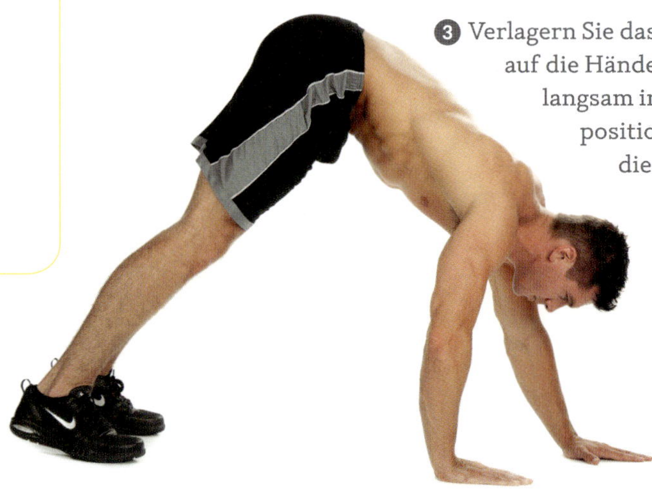

❸ Verlagern Sie das Körpergewicht auf die Hände und „laufen" Sie langsam in die Liegestützposition. Lassen Sie die Knie gestreckt, schieben Sie die Hüfte nach oben und halten Sie die Wirbelsäule gerade.

❹ „Laufen" Sie zurück in die Ausgangsposition. Drücken Sie die Hüfte dabei so nach oben, dass der Körper in der Hüfte abknickt und sich beugt.

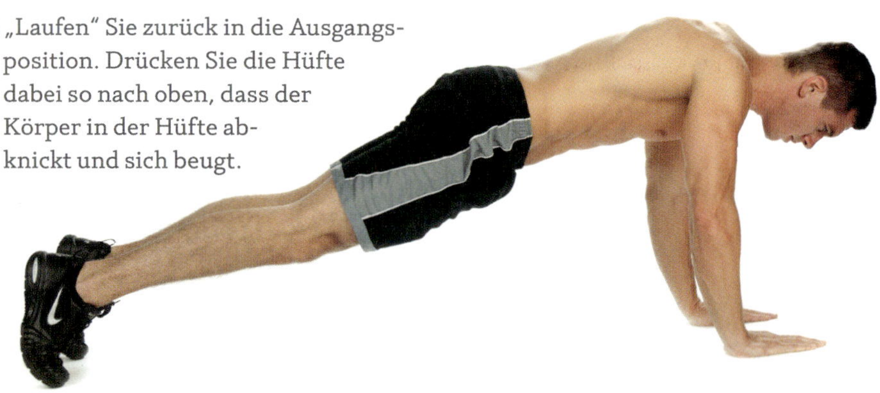

ÜBUNGSTIPPS

RICHTIG

- Wirbelsäule und Beine gerade halten
- die Bewegung gleichmäßig und kontrolliert ausführen

FALSCH

- die Knie beugen
- ins Hohlkreuz gehen
- die Ellbogen beugen

ÜBERBLICK

ZIELE
- Rumpfstabilität
- Bauchmuskulatur

VORTEILE
- kräftigt die Körpermitte
- kräftigt die Bauchmuskulatur

NICHT ANGERATEN BEI
- Schulterbeschwerden
- Schmerzen im Lendenwirbelbereich

TRAINING

- Pectoralis major
- Pectoralis minor
- Coracobrachialis
- Deltoideus anterior
- Triceps brachii
- Iliopsoas
- Vastus lateralis
- Vastus medialis
- Vastus intermedius
- Rectus femoris
- Transversus abdominis
- Serratus anterior
- Erector spinae
- Trapezius
- Latissimus dorsi
- Quadratus lumborum
- Brachialis
- Tibialis anterior
- Flexor carpi radialis
- Extensor digitorum
- Extensor carpi radialis
- Biceps brachii

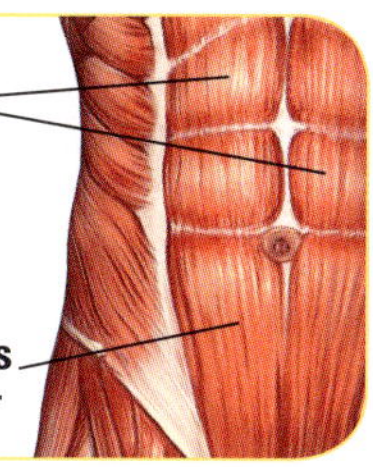

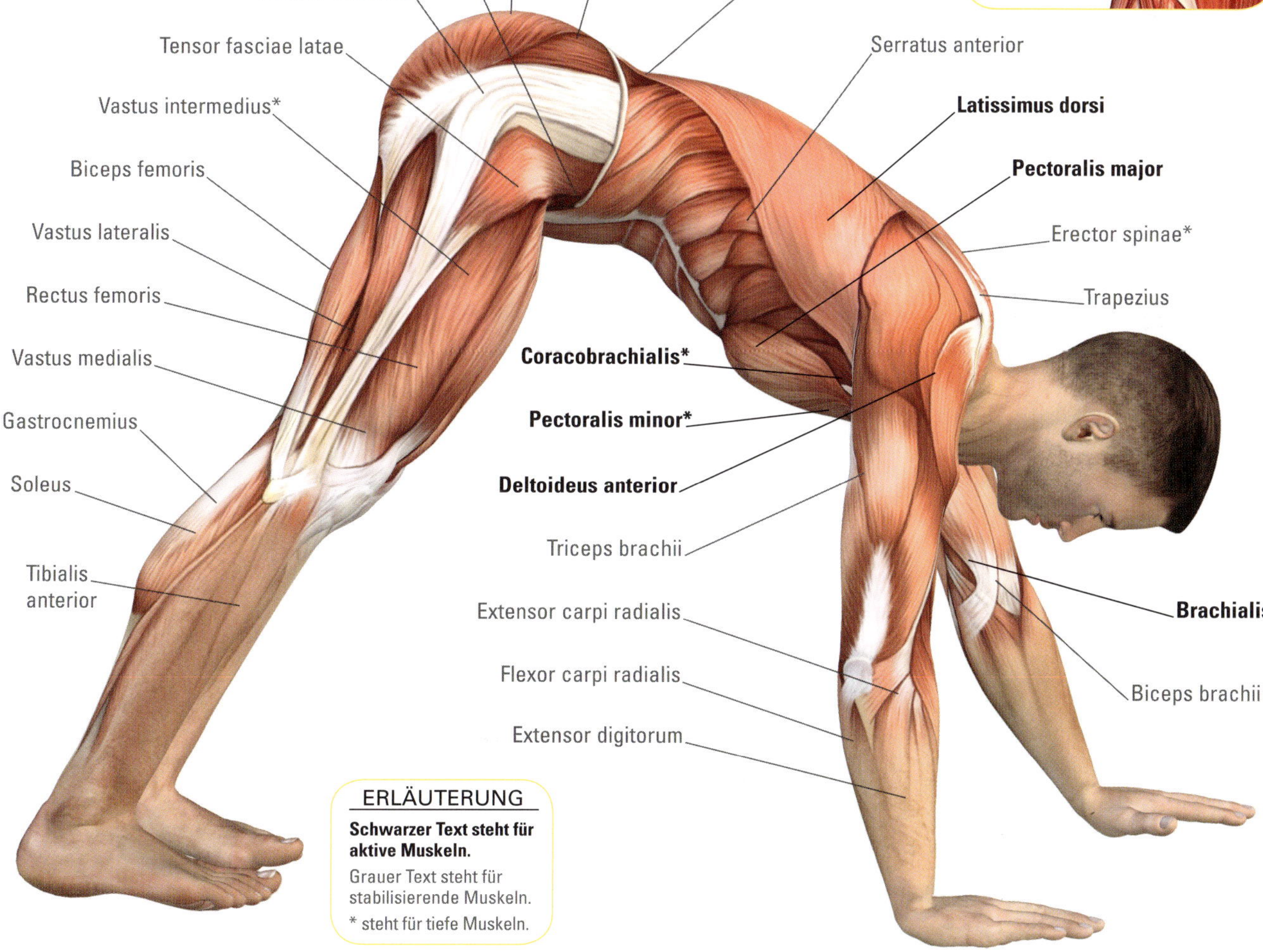

ERLÄUTERUNG

Schwarzer Text steht für aktive Muskeln.

Grauer Text steht für stabilisierende Muskeln.

* steht für tiefe Muskeln.

KRÄFTIGUNGSÜBUNGEN

KNIEHEBEN IM SITZEN

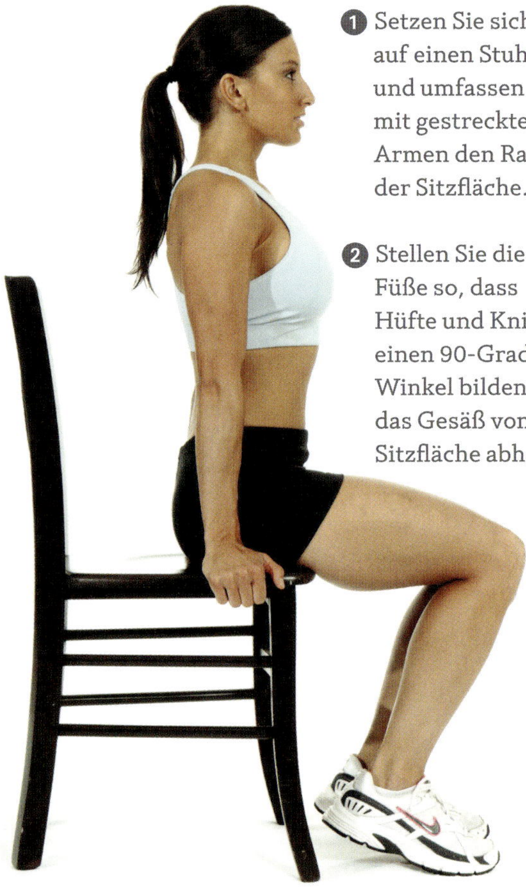

1 Setzen Sie sich auf einen Stuhl und umfassen Sie mit gestreckten Armen den Rand der Sitzfläche.

2 Stellen Sie die Füße so, dass Hüfte und Knie einen 90-Grad-Winkel bilden und das Gesäß von der Sitzfläche abhebt.

3 Rollen Sie das Steißbein nach vorne ein und heben Sie die Knie angewinkelt zur Brust. Beugen Sie gleichzeitig die Ellbogen. Strecken Sie am Umkehrpunkt der Bewegung die Ellbogen durch und drücken Sie sich aus den Schultern nach oben.

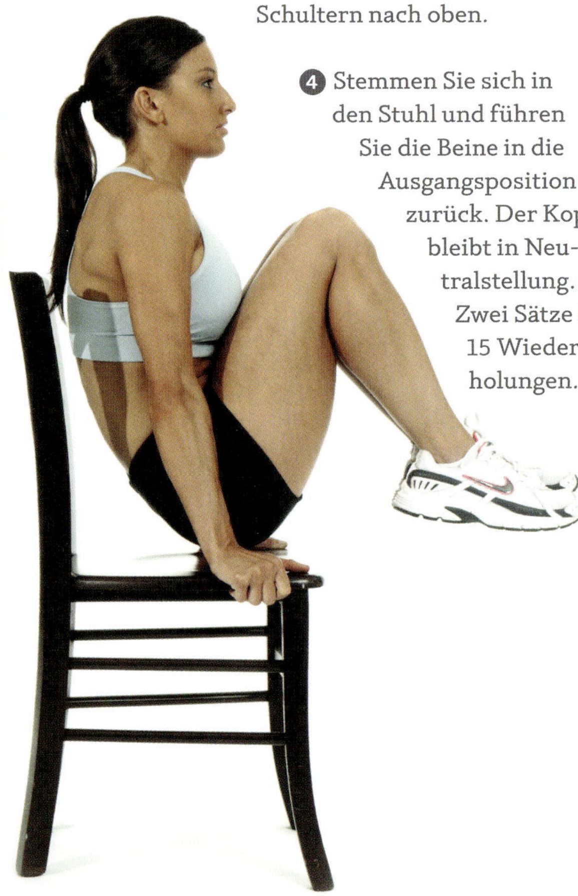

4 Stemmen Sie sich in den Stuhl und führen Sie die Beine in die Ausgangsposition zurück. Der Kopf bleibt in Neutralstellung. Zwei Sätze à 15 Wiederholungen.

ÜBUNGSTIPPS

RICHTIG
- die Wirbelsäule bleibt während der Bewegung in Neutralstellung
- die Knie stehen über den Sprunggelenken
- der Körper bewegt sich dicht über dem Stuhl

FALSCH
- Die Schultern zu den Ohren hochziehen.

ÜBERBLICK

ZIELE
- Haltemuskulatur der Schulter
- Trizeps

VORTEILE
- kräftigt den Oberkörper
- verbessert die Schulterstabilisierung

NICHT ANGERATEN BEI
- Schulterschmerzen
- Hals-/Nackenschmerzen

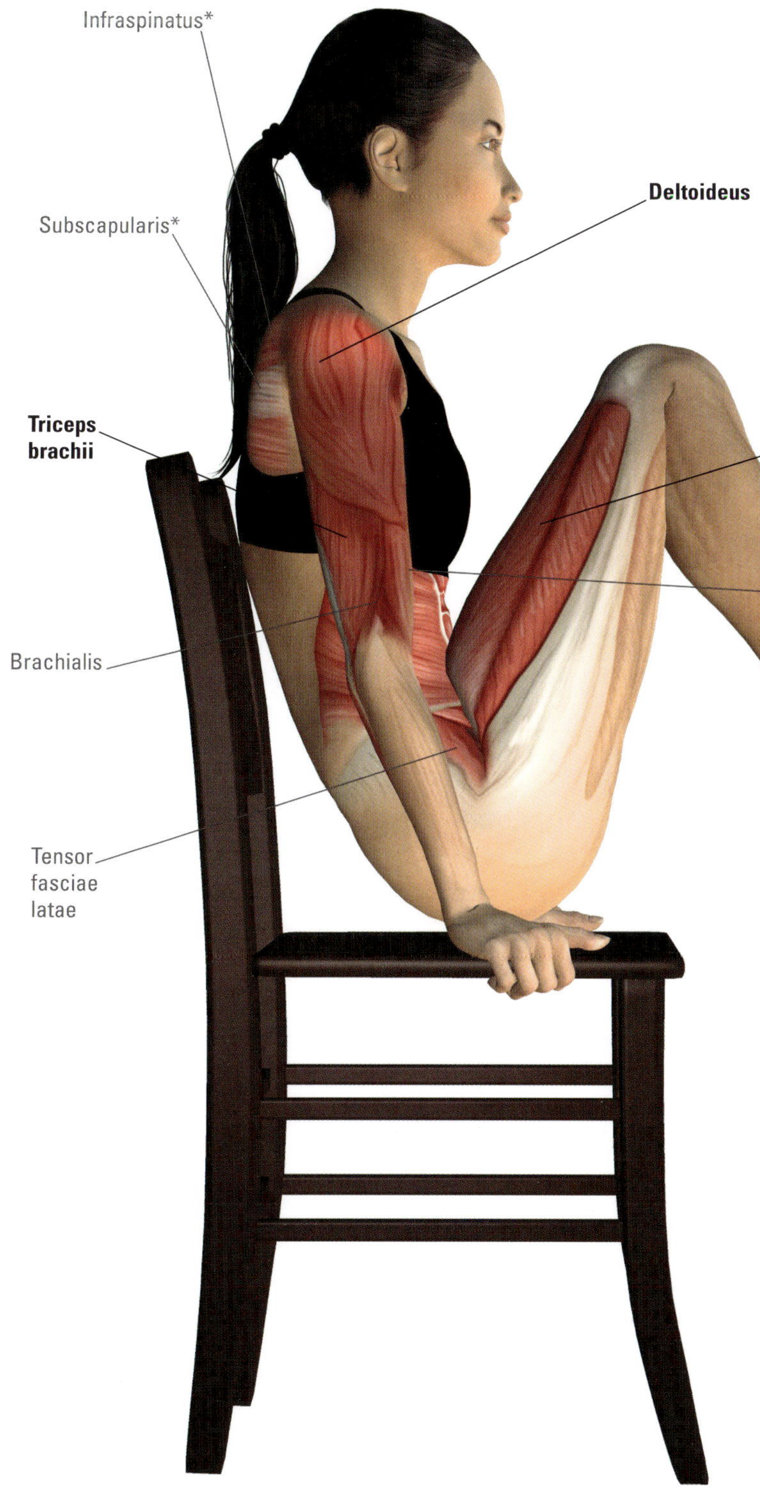

TRAINING

- Triceps brachii
- Deltoideus
- Infraspinatus
- Supraspinatus
- Teres minor
- Subscapularis
- Iliacus
- Iliopsoas
- Gracilis
- Rectus abdominis
- Transversus abdominis

ERLÄUTERUNG

Schwarzer Text steht für aktive Muskeln.

Grauer Text steht für stabilisierende Muskeln.

* steht für tiefe Muskeln.

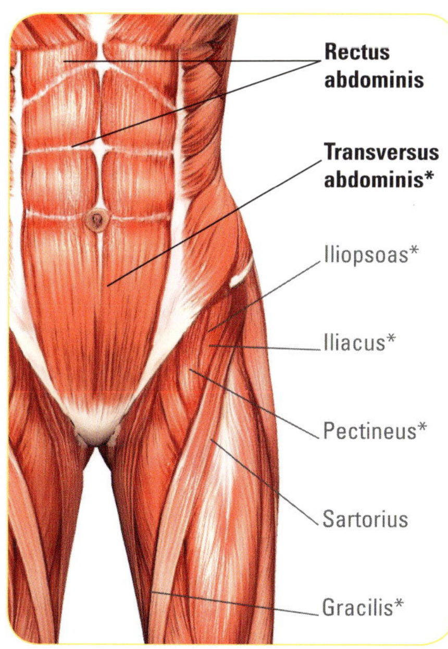

LIEGESTÜTZ ÜBER DEN STEP

1. Beginnen Sie in der hohen Liegestützposition: Eine Hand steht am Boden, die andere ist auf einen stabilen, 10–15 cm hohen Kasten oder Step aufgestützt.

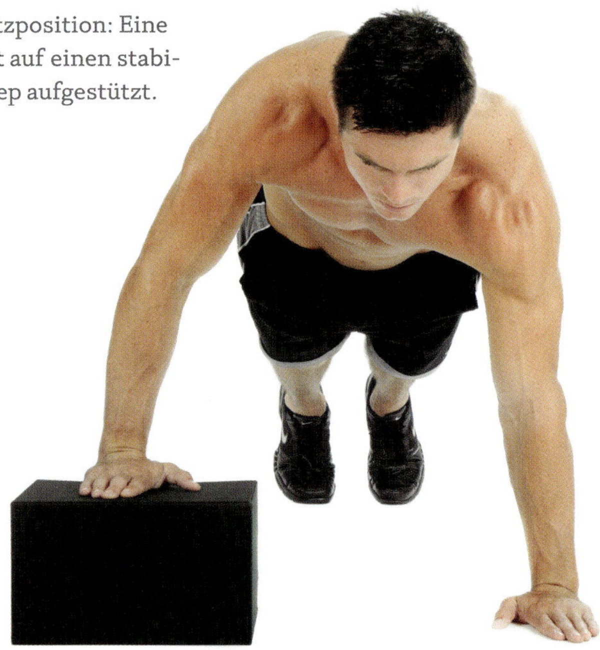

ÜBERBLICK

ZIEL

- Ganzkörpertraining- und stabilisierung

VORTEIL

- kräftigt Becken, Rumpf und die Haltemuskulatur der Schulter

NICHT ANGERATEN BEI

- Schulterschmerzen
- Rückenschmerzen
- Hals-/Nackenschmerzen

2. Beugen Sie mit gestrecktem Oberkörper und Beinen die Ellbogen in die Liegestützposition.

3. Drücken Sie sich wieder hoch und strecken Sie die Ellbogen zurück in die Ausgangsposition.

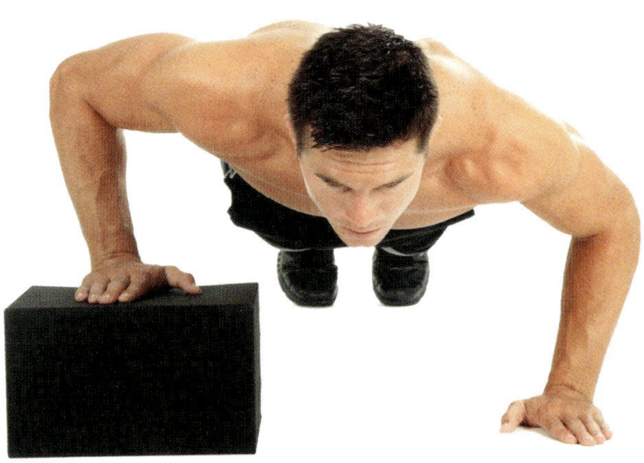

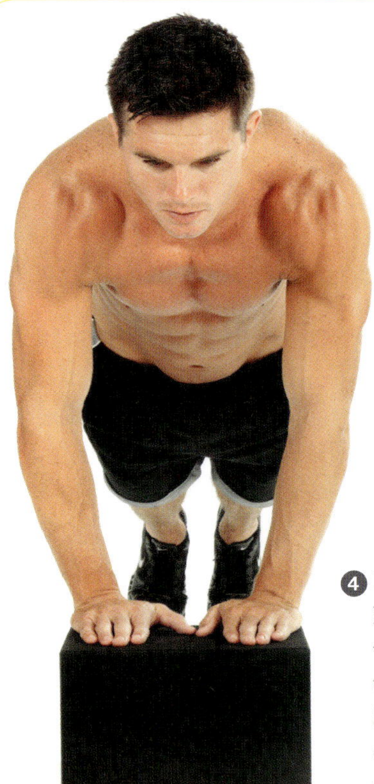

4. Heben Sie die linke Hand vom Boden ab und platzieren Sie sie neben der rechten auf dem Kasten.

TRAINING

- Vastus medialis
- Vastus lateralis
- Vastus intermedius
- Rectus femoris
- Gluteus maximus
- Pectoralis major
- Pectoralis minor
- Deltoideus
- Triceps brachii
- Rectus abdominis
- Erector spinae
- Trapezius
- Latissimus dorsi
- Quadratus lumborum

ÜBUNGSTIPPS

RICHTIG

- die Hände auf einer Linie unter die Schultern stellen

FALSCH

- die Schultern einseitig hängen lassen
- beim „Laufen" der Hände die Hüfte kippen
- den Hals überstrecken

5. Nehmen Sie die rechte Hand vom Kasten und setzen Sie diese mit schulterweitem Abstand rechts neben dem Kasten ab.

6. Beugen Sie die Ellbogen zu einem weiteren Liegestütz, dieses Mal auf der anderen Kastenseite.

7. Stellen Sie die rechte Hand wieder auf den Kasten und wiederholen Sie die Übung fünfmal pro Seite.

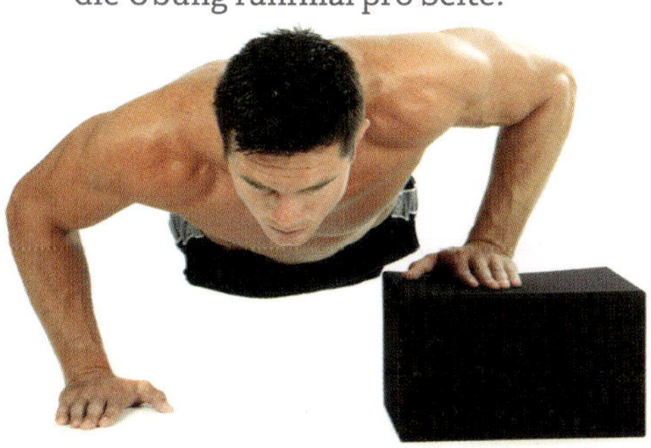

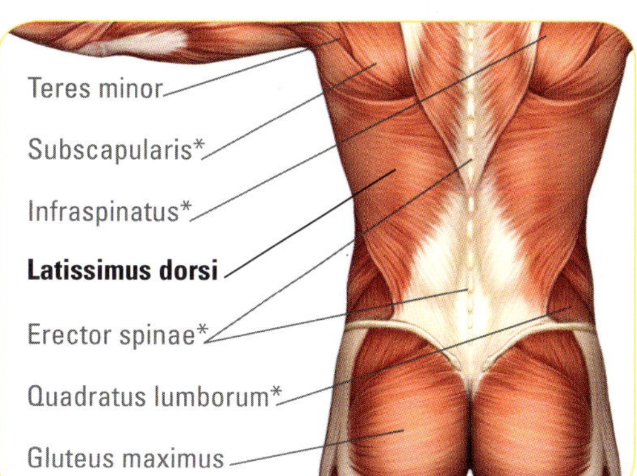

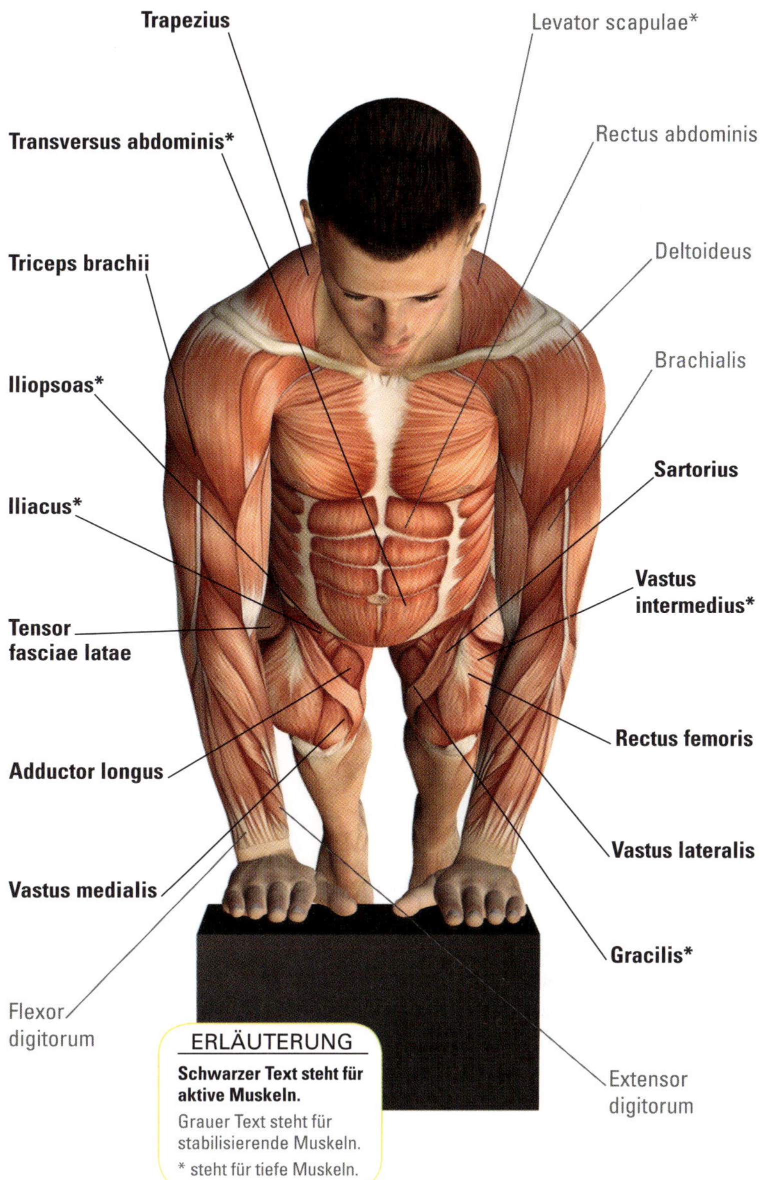

RUMPFABROLLEN MIT DREHUNG

❶ Strecken Sie im Sitzen die Arme seitlich aus, die Beine sind angewinkelt.

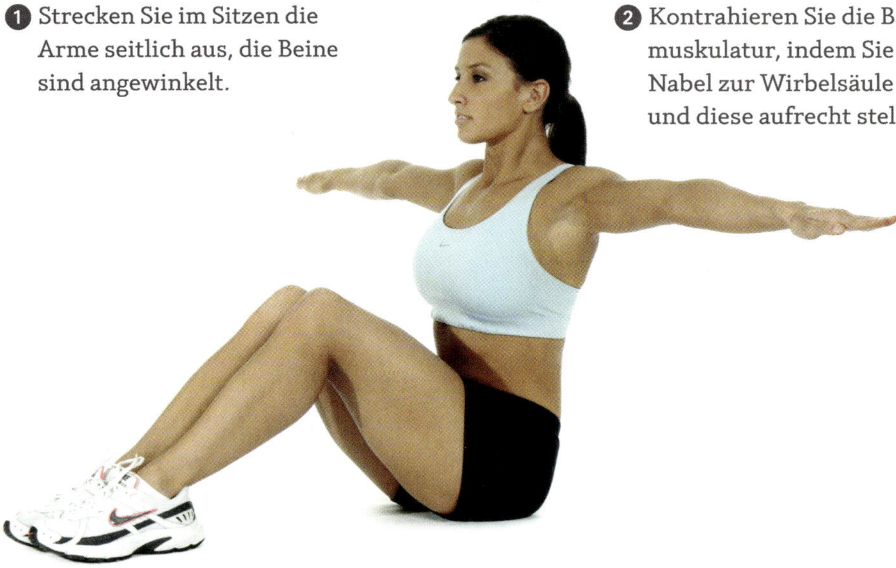

❷ Kontrahieren Sie die Bauchmuskulatur, indem Sie den Nabel zur Wirbelsäule ziehen und diese aufrecht stellen.

❸ Rollen Sie die Wirbelsäule nach hinten ab und drehen Sie gleichzeitig den Rumpf auf eine Seite.

❹ Drehen Sie mit gebeugter Wirbelsäule den Rumpf zurück zur Körpermitte.

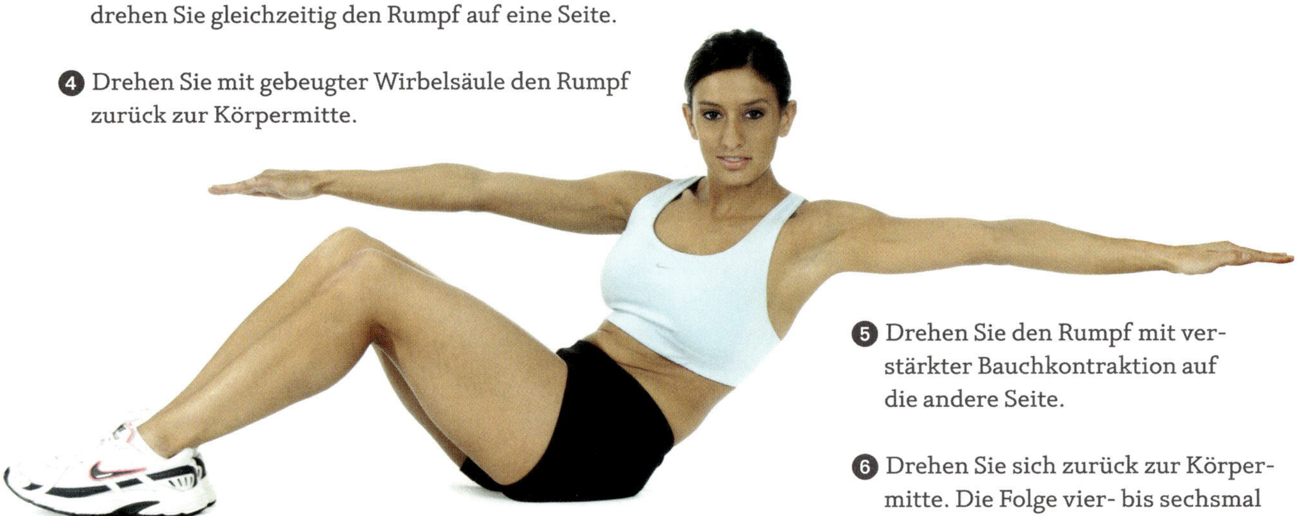

❺ Drehen Sie den Rumpf mit verstärkter Bauchkontraktion auf die andere Seite.

❻ Drehen Sie sich zurück zur Körpermitte. Die Folge vier- bis sechsmal auf jeder Seite wiederholen.

TRAINING

- Obliquus externus
- Obliquus internus
- Rectus abdominis
- Transversus abdominis

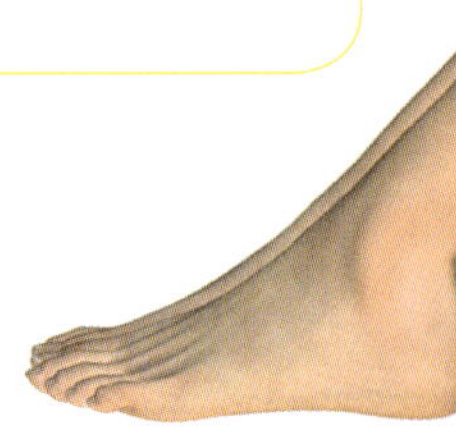

ÜBUNGSTIPPS

RICHTIG

- beim Rumpfabrollen die Arme aktiv nach vorne strecken, um dem Oberkörper Widerstand entgegenzubringen
- den Hals-/Nackenbereich entspannen und lang machen, um Zerrungen zu verhindern
- den Rücken Wirbel für Wirbel auf- und abrollen

FALSCH

- Hals- und Schultermuskeln anspannen

ÜBERBLICK

ZIEL

- schräge Bauchmuskulatur

VORTEIL

- aktiviert alle Bauchmuskeln, insbesondere die schrägen, und trainiert, die C-Kurve der Wirbelsäule zu halten

NICHT ANGERATEN BEI

- Bandscheibenvorfall

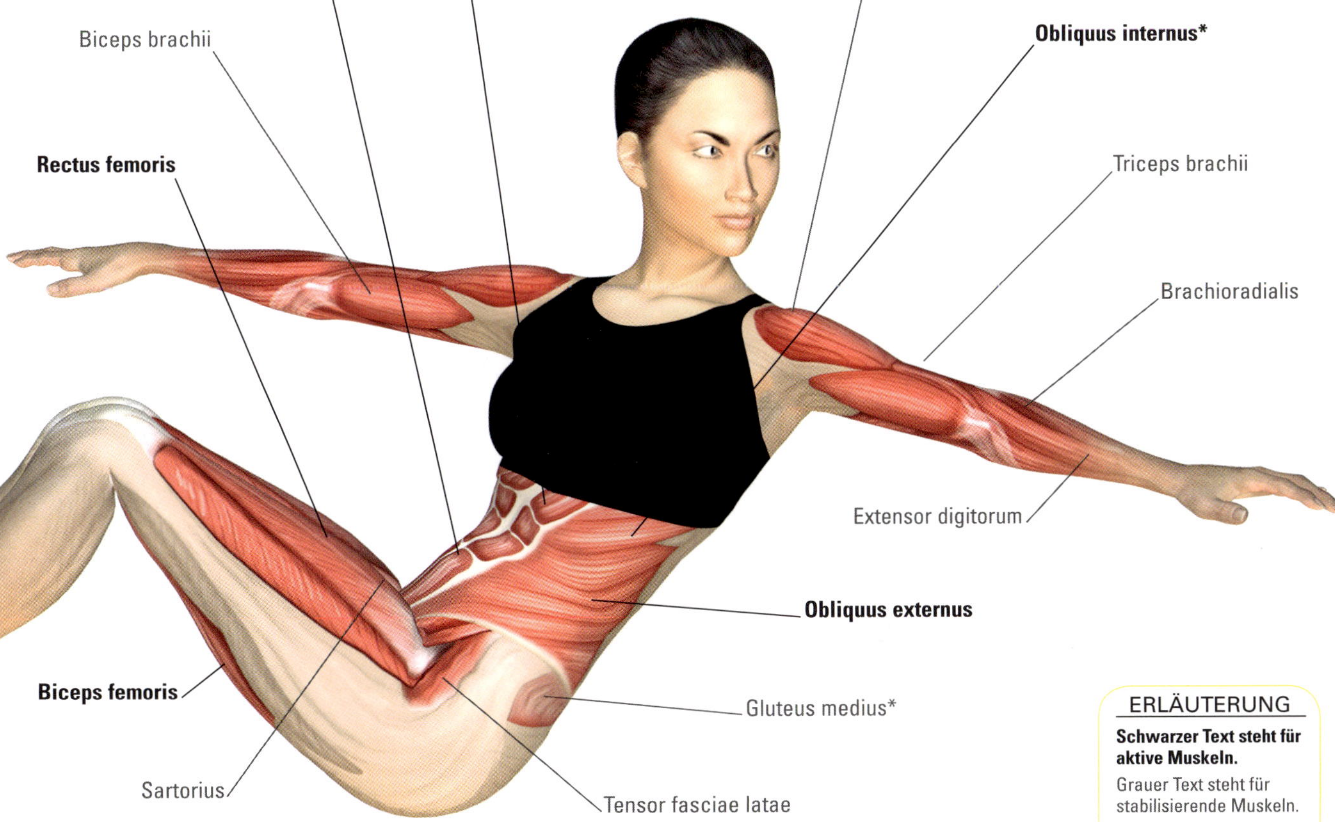

ERLÄUTERUNG

Schwarzer Text steht für aktive Muskeln.

Grauer Text steht für stabilisierende Muskeln.

* steht für tiefe Muskeln.

KNIEHEBEN IM VIERFÜSSLERSTAND

1. Gehen Sie mit neutraler Wirbelsäulenstellung in den Vierfüßlerstand.

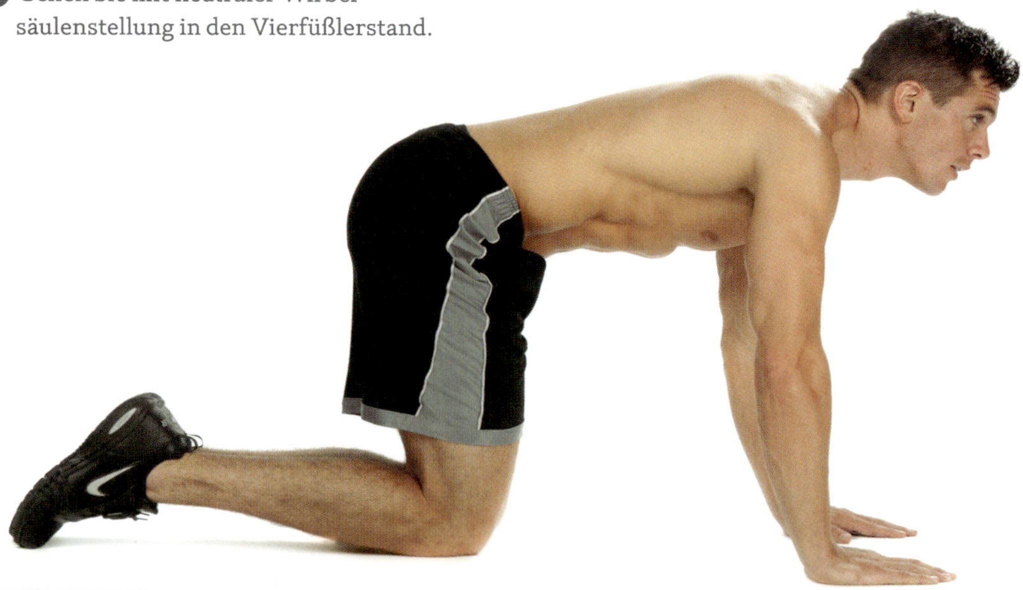

TRAINING

- Rectus abdominis
- Obliquus internus
- Obliquus externus
- Transversus abdominis
- Gluteus maximus
- Gluteus medius
- Tensor fasciae latae

2. Balancieren Sie das Körpergewicht aus und heben Sie das rechte Bein mit angewinkeltem Knie zur Seite.

3. Heben und senken Sie das Bein, ohne die Hüfte zu bewegen. Zehn Wiederholungen pro Bein.

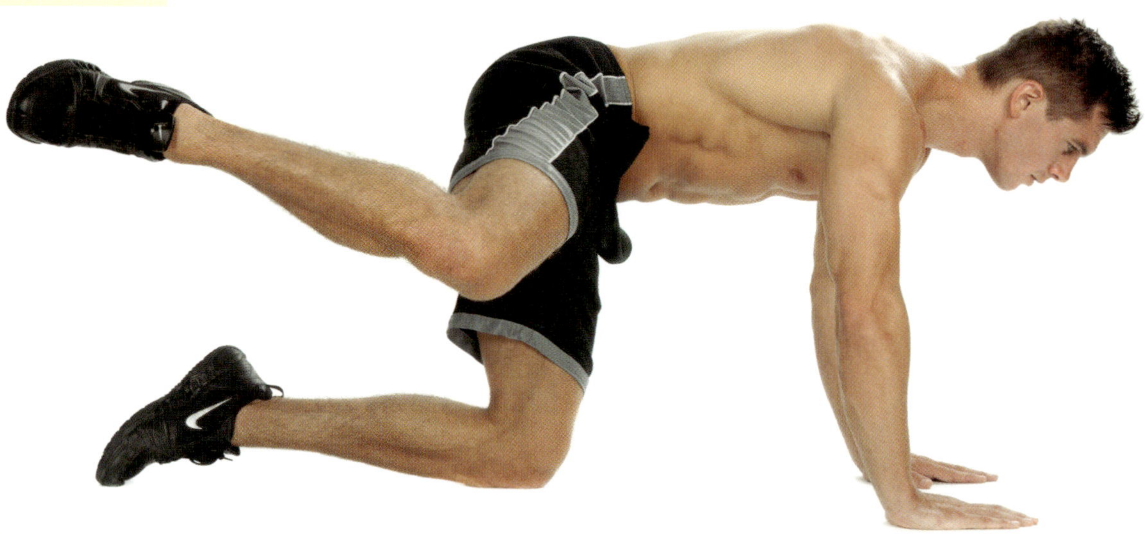

ÜBERBLICK

ZIELE
- Körpermitte
- Haltemuskulatur des Beckens
- Hüftabduktoren

VORTEILE
- verbessert die Beckenstabilisierung
- kräftigt Hüfte und Beine

NICHT ANGERATEN BEI
- stechenden Rückenschmerzen
- Handgelenksschmerzen

ÜBUNGSTIPPS

RICHTIG
- die Wirbelsäule neutral gestellt halten, sodass der untere Rücken nicht absinkt
- das Kinn anziehen und den Kopf in Neutralstellung lassen
- die Hände stemmen sich in den Boden und drücken die Schulterblätter nach oben, sodass sie nicht nach unten fallen

FALSCH
- beim Anheben des Beins die Hüfte nach oben bewegen

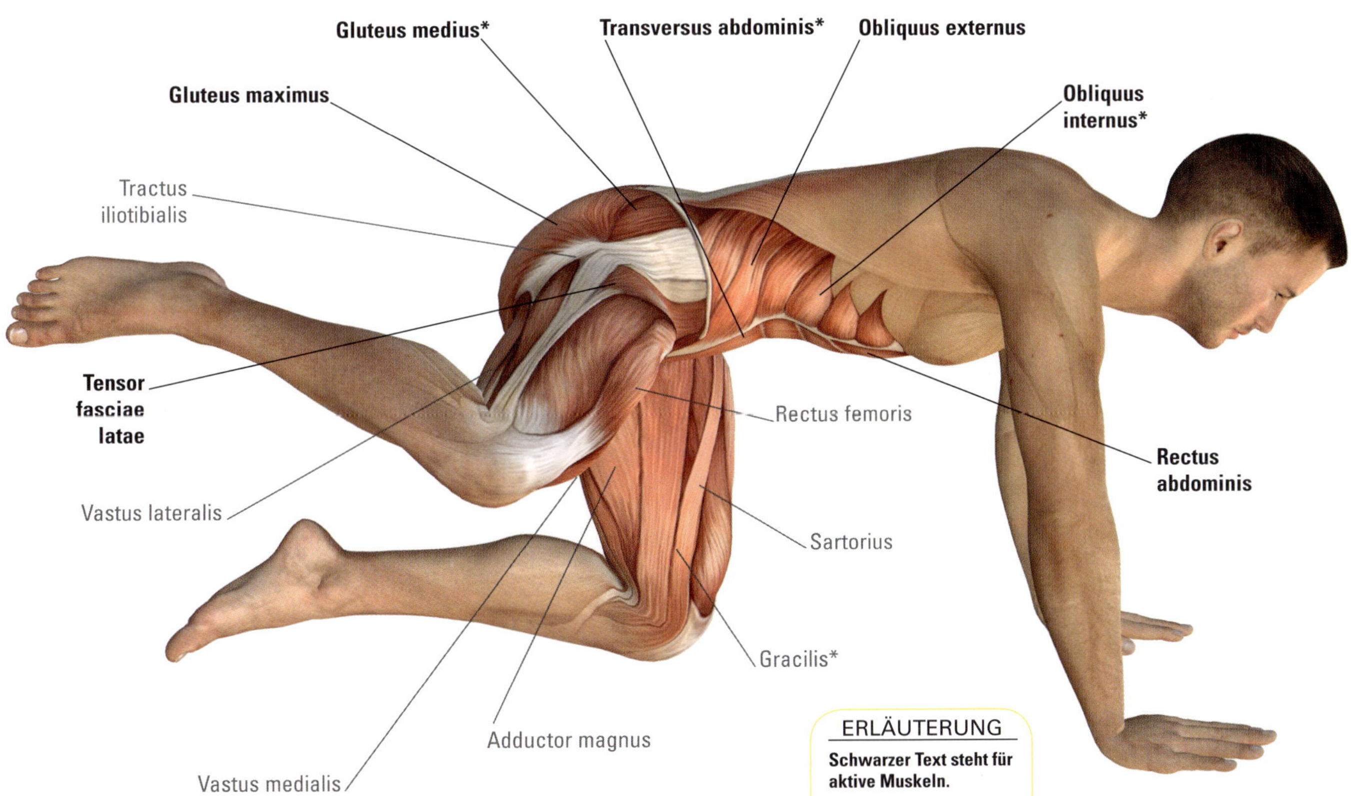

ERLÄUTERUNG
Schwarzer Text steht für aktive Muskeln.
Grauer Text steht für stabilisierende Muskeln.
* steht für tiefe Muskeln.

KNIEHEBEN IM STEHEN

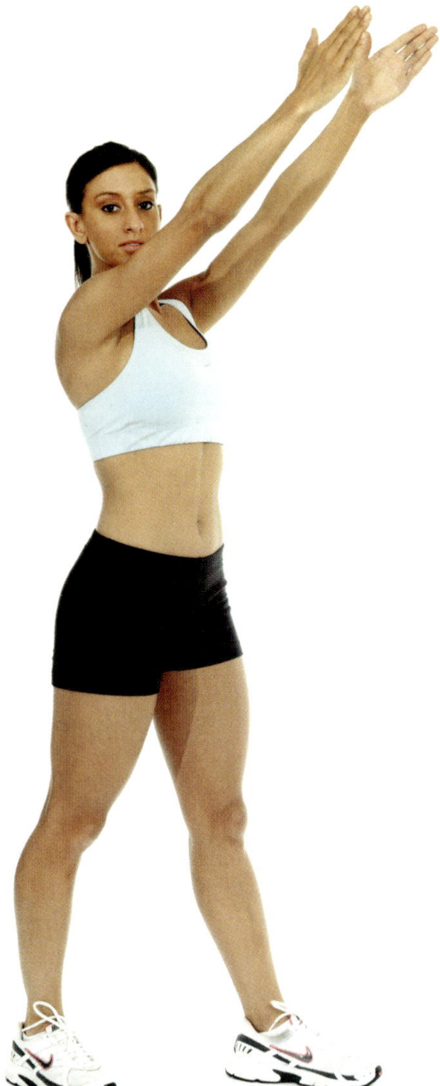

❶ Stellen Sie im Stand den linken Fuß vor den rechten und strecken Sie die Arme in Richtung Decke.

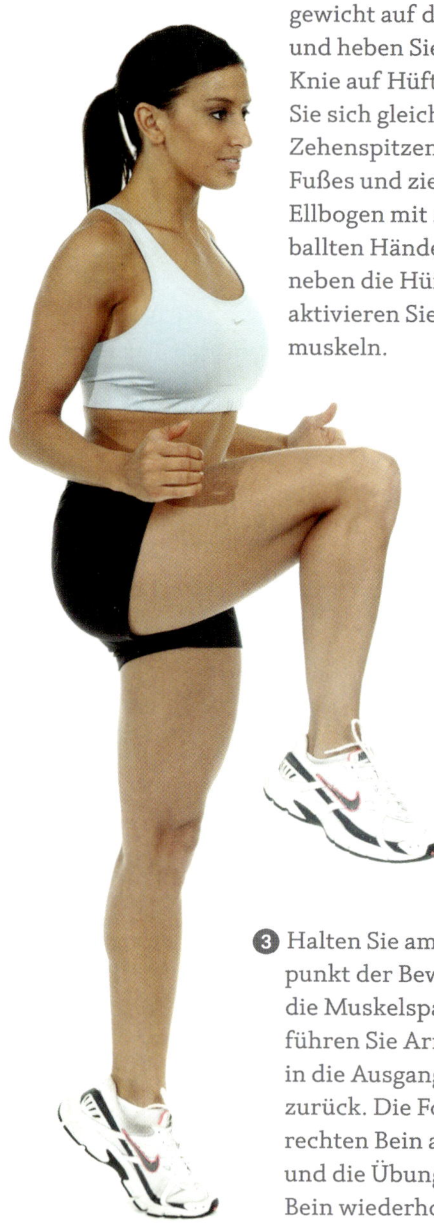

❷ Verlagern Sie das Körpergewicht auf den linken Fuß und heben Sie das rechte Knie auf Hüfthöhe. Stellen Sie sich gleichzeitig auf die Zehenspitzen des linken Fußes und ziehen Sie die Ellbogen mit zu Fäusten geballten Händen energisch neben die Hüfte. Dadurch aktivieren Sie die Bauchmuskeln.

❸ Halten Sie am Umkehrpunkt der Bewegung kurz die Muskelspannung und führen Sie Arme und Beine in die Ausgangsposition zurück. Die Folge mit dem rechten Bein ausführen und die Übung zehnmal pro Bein wiederholen.

TRAINING

- Rectus abdominis
- Obliquus internus
- Obliquus externus
- Transversus abdominis
- Gluteus maximus
- Gluteus medius
- Tensor fasciae latae
- Piriformis
- Iliacus
- Iliopsoas
- Gastrocnemius
- Soleus

ÜBERBLICK

ZIELE
- Haltemuskulatur von Becken und Körpermitte
- Bauchmuskulatur
- Gesäßmuskulatur

VORTEILE
- kräftigt die Körpermitte
- kräftigt die Waden- und Gesäßmuskulatur
- verbessert das Gleichgewicht

NICHT ANGERATEN BEI
- Knieschmerzen

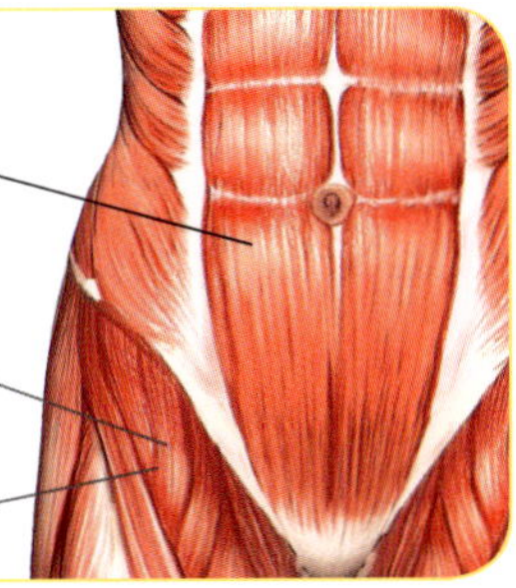

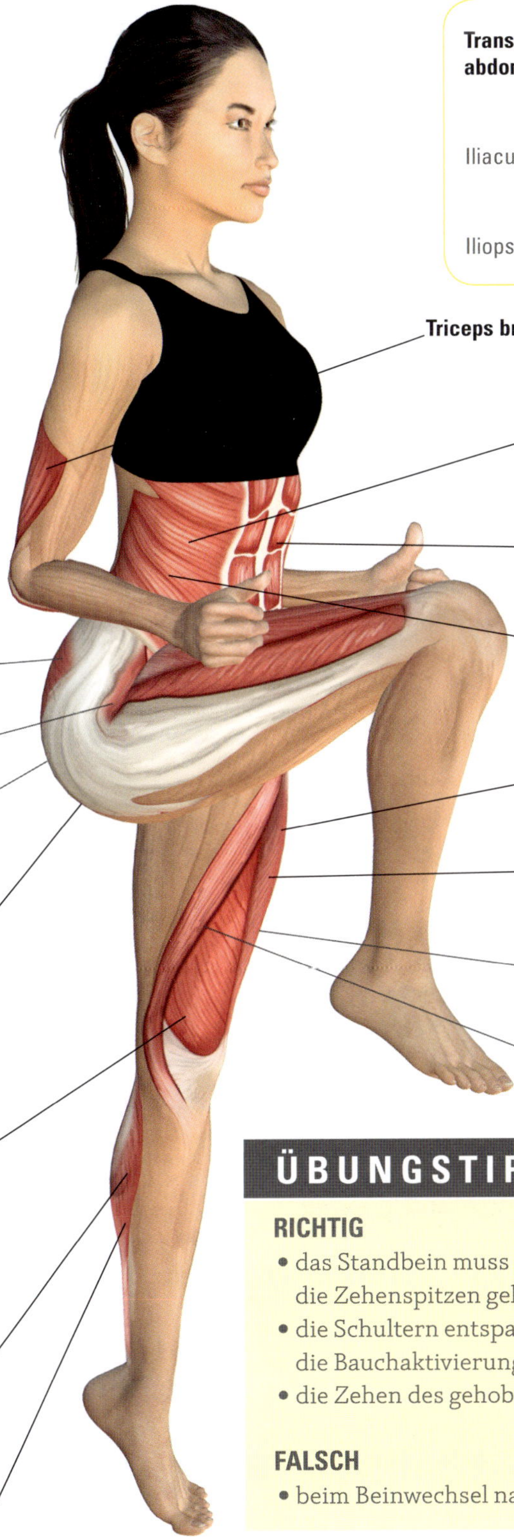

ÜBUNGSTIPPS

RICHTIG
- das Standbein muss gestreckt sein, wenn man auf die Zehenspitzen geht
- die Schultern entspannen, wenn man die Arme für die Bauchaktivierung neben die Hüften nimmt
- die Zehen des gehobenen Beins anziehen

FALSCH
- beim Beinwechsel nach vorne kippen

ERLÄUTERUNG

Schwarzer Text steht für aktive Muskeln.

Grauer Text steht für stabilisierende Muskeln.

* steht für tiefe Muskeln.

ÜBUNGEN MIT DEM FOAM ROLLER

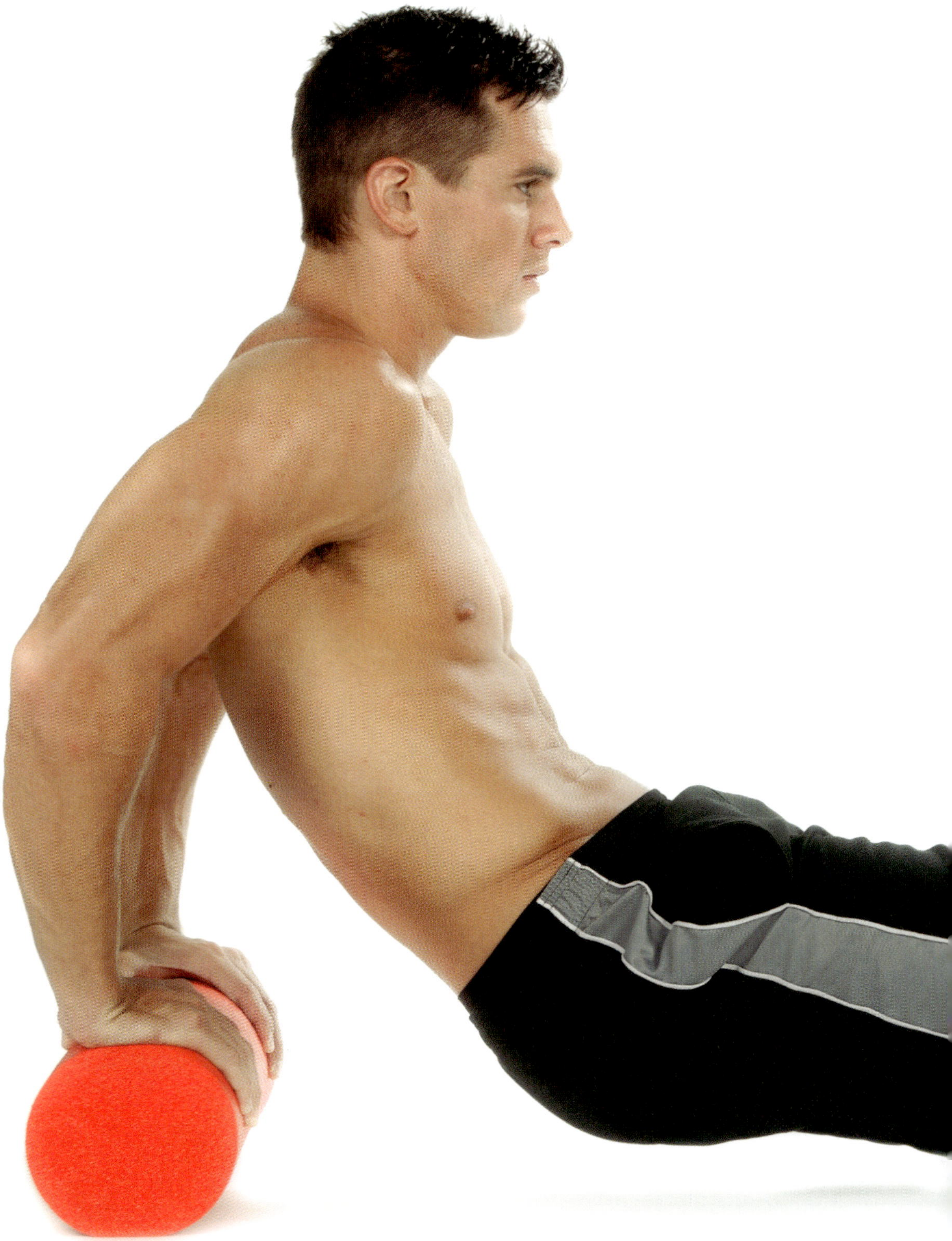

Foam Roller gehören zu den vielseitigsten, unkompliziertesten und günstigsten Fitnessgeräten. Es gibt sie aus diversen, unterschiedlich festen Schaumstoffarten in vielerlei Größen. Die Rollen können für Dehnübungen, zum Gleichgewichtstraining, zum Stabilisierungstraining und zu Massagezwecken verwendet werden. In diesem Kapitel zeigen wir Ihnen einige Foam-Roller-Übungen, die nicht nur Ihren Core-Muskeln mehr Stabilität und Kraft verleihen, sondern dem Training auch einen neuen Aspekt geben.

Einen Foam Roller kann man durch eine Schwimmnudel oder eine selbst gemachte Handtuchrolle ersetzen. Für die Handtuchrolle legen Sie zwei Badetücher aufeinander, rollen sie längs fest auf und fixieren die beiden Enden mit Klebeband. Die Handtuchrolle wird allerdings nie so fest wie ein original Foam Roller, der daher bessere Trainingsergebnisse bringt.

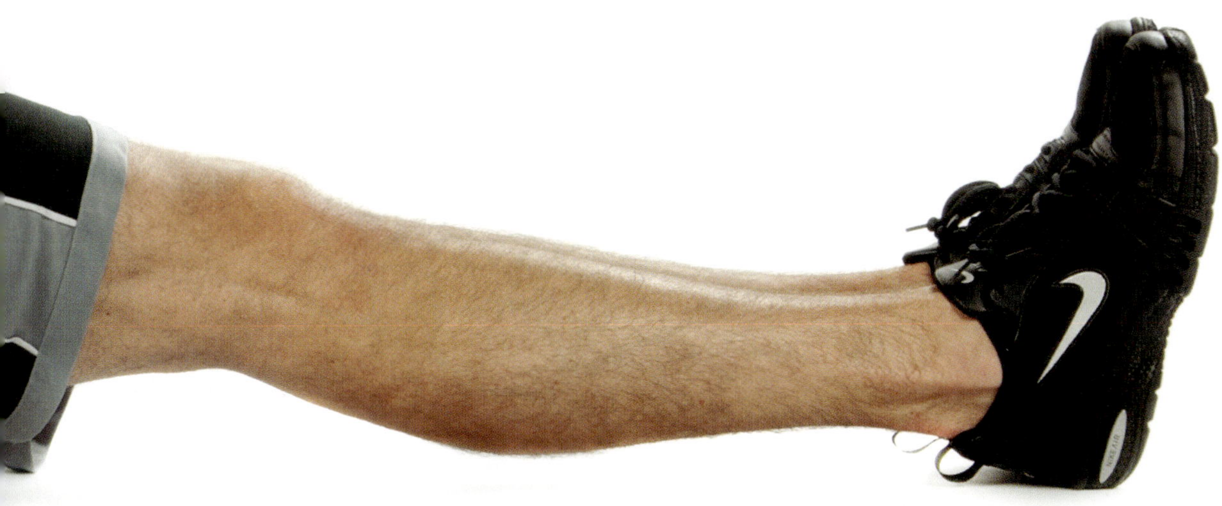

HÜFTBEUGEN IM VIERFÜSSLERSTAND

❶ Platzieren Sie im Vierfüßlerstand den Foam Roller knapp unterhalb der Knie. Die Hände liegen vor dem Oberkörper flach auf dem Boden.

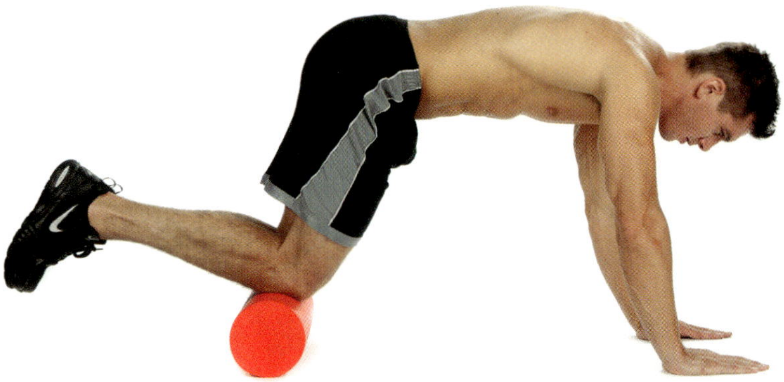

ÜBERBLICK

ZIELE

- Trizeps
- Bauchmuskulatur
- Oberschenkelmuskeln

VORTEIL

- verbessert die Stabilität von Körpermitte, Becken und Schultern

NICHT ANGERATEN BEI

- Handgelenksschmerzen
- Schulterschmerzen
- Problemen, die Knie ganz zu beugen

❷ Beugen Sie Wirbelsäule und Hüfte („Katzenbuckel") und ziehen Sie dadurch die Knie in Richtung Hände. Die Rolle bewegt sich entlang der Schienbeine zu den Füßen. Führen Sie die Beine zurück in die Ausgangspositon und machen Sie zwei Sätze à 15 Wiederholungen.

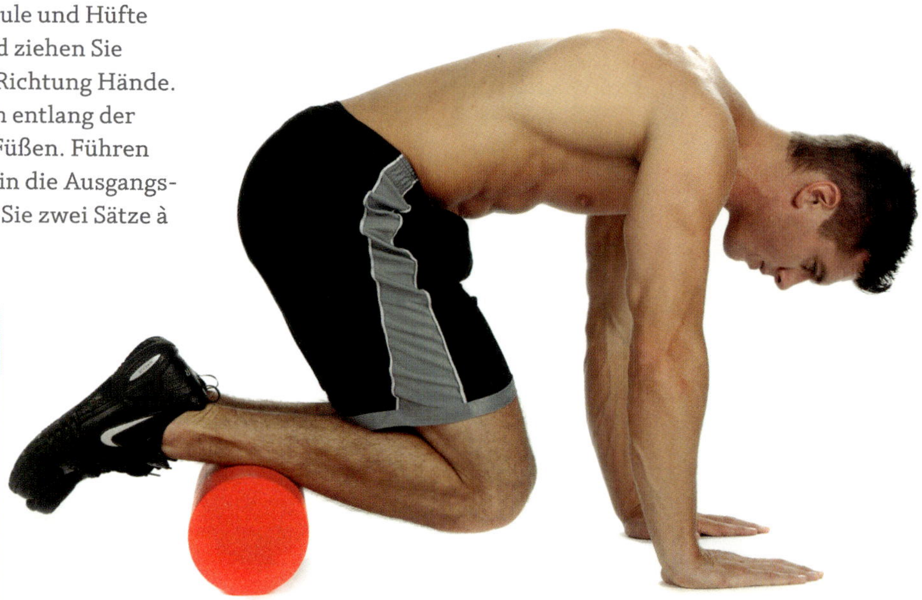

ÜBUNGSTIPPS

RICHTIG

- die Wirbelsäule beim Anziehen der Knie rund machen
- den Kopf entspannt halten
- fließende Übergänge

FALSCH

- die Schultern zu den Ohren hochziehen
- den Kopf nach vorne bewegen

VARIANTE
Anspruchsvoller: Am Umkehrpunkt der Bewegung die Ellbogen beugen und einen Liegestütz ausführen. Dann langsam in die Ausgangsposition zurückkehren.

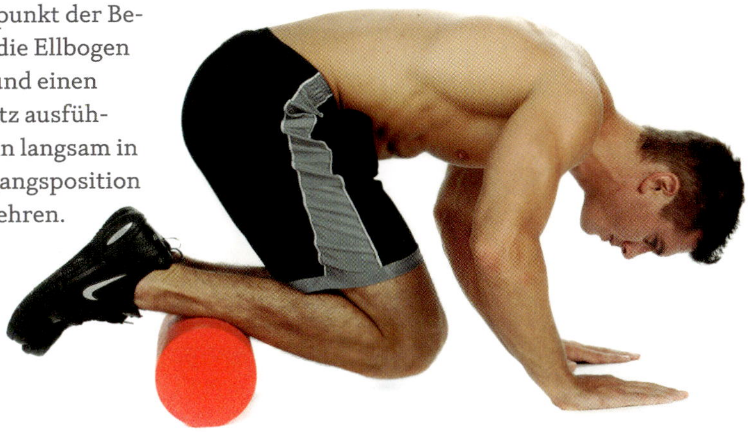

TRAINING

- Rectus abdominis
- Transversus abdominis
- Triceps brachii
- Serratus anterior
- Trapezius
- Deltoideus
- Rectus femoris
- Vastus intermedius
- Vastus medialis

ERLÄUTERUNG
Schwarzer Text steht für aktive Muskeln.
Grauer Text steht für stabilisierende Muskeln.
* steht für tiefe Muskeln.

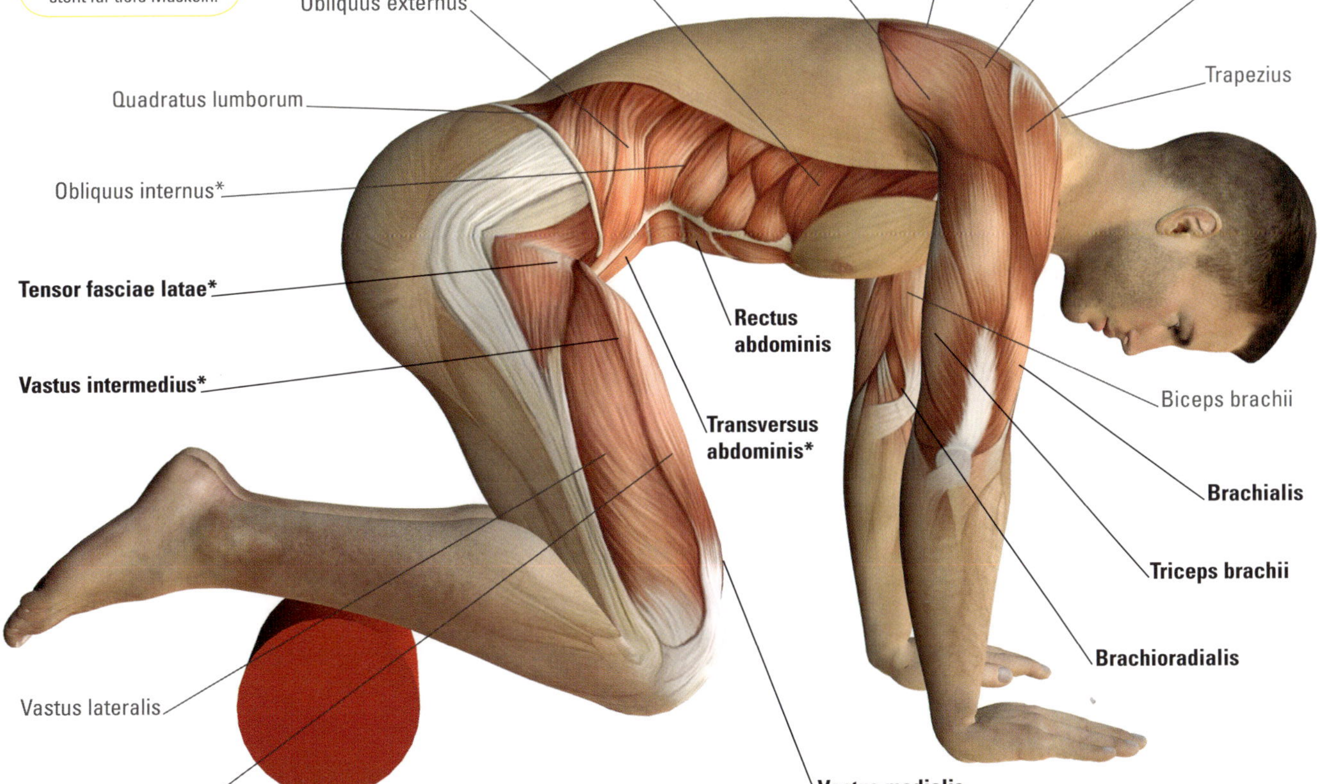

BEINEROLLEN IM FRONTSTÜTZ

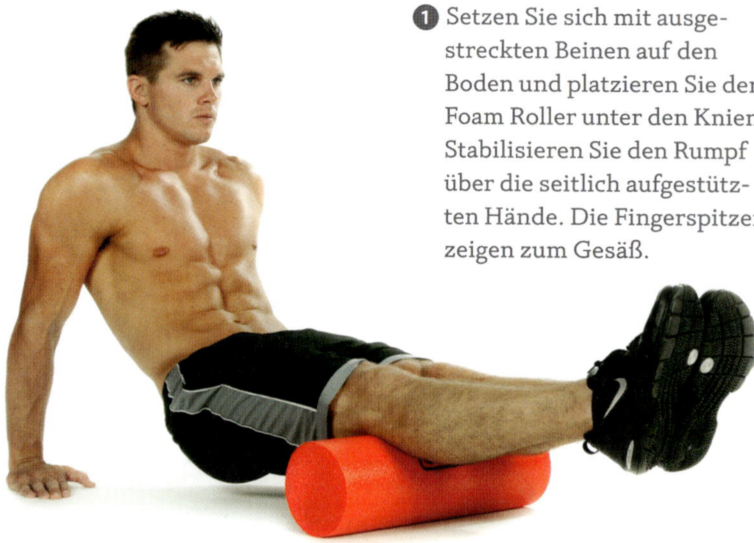

1. Setzen Sie sich mit ausgestreckten Beinen auf den Boden und platzieren Sie den Foam Roller unter den Knien. Stabilisieren Sie den Rumpf über die seitlich aufgestützten Hände. Die Fingerspitzen zeigen zum Gesäß.

ÜBERBLICK

ZIELE

- Bauchmuskulatur
- Trizeps
- Haltemuskulatur der Schulter

VORTEIL

- verbessert die Stabilität von Körpermitte, Becken und Schultern

NICHT ANGERATEN BEI

- Handgelenksschmerzen
- Schulterschmerzen

2. Drücken Sie das Becken vom Boden ab und halten Sie dabei die Spannung in den Beinen.

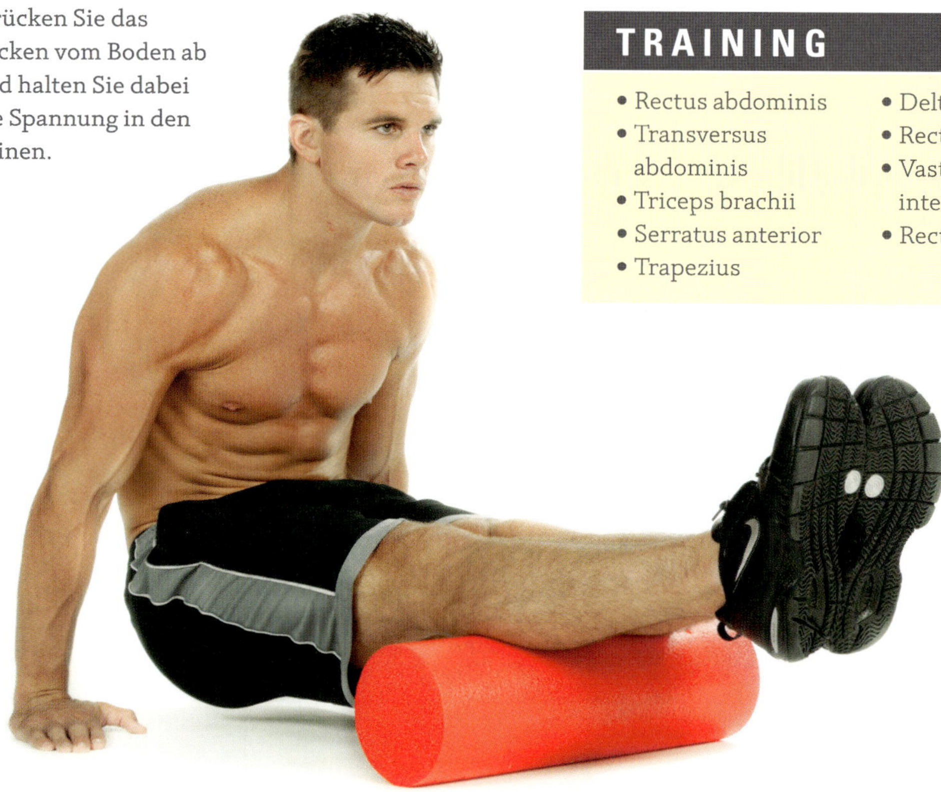

TRAINING

- Rectus abdominis
- Transversus abdominis
- Triceps brachii
- Serratus anterior
- Trapezius
- Deltoideus
- Rectus femoris
- Vastus intermedius
- Rectus medialis

ÜBUNGSTIPPS

RICHTIG
- die Bewegungen geschehen fließend
- Hals-/Nackenbereich und Schultern sind entspannt

FALSCH
- Schultern zu den Ohren hochziehen
- beim Zurückziehen die Knie beugen

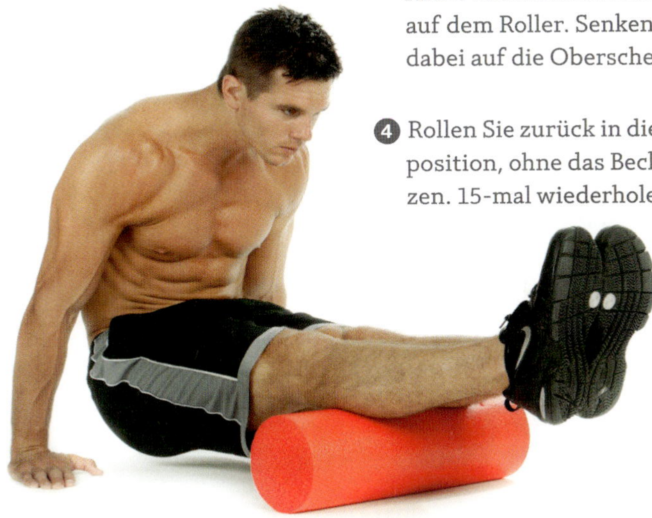

3. Ziehen Sie das Becken durch die Arme nach hinten. Die Beine rollen auf dem Roller. Senken Sie den Blick dabei auf die Oberschenkel.

4. Rollen Sie zurück in die Ausgangsposition, ohne das Becken abzusetzen. 15-mal wiederholen.

ERLÄUTERUNG

Schwarzer Text steht für aktive Muskeln.
Grauer Text steht für stabilisierende Muskeln.
* steht für tiefe Muskeln.

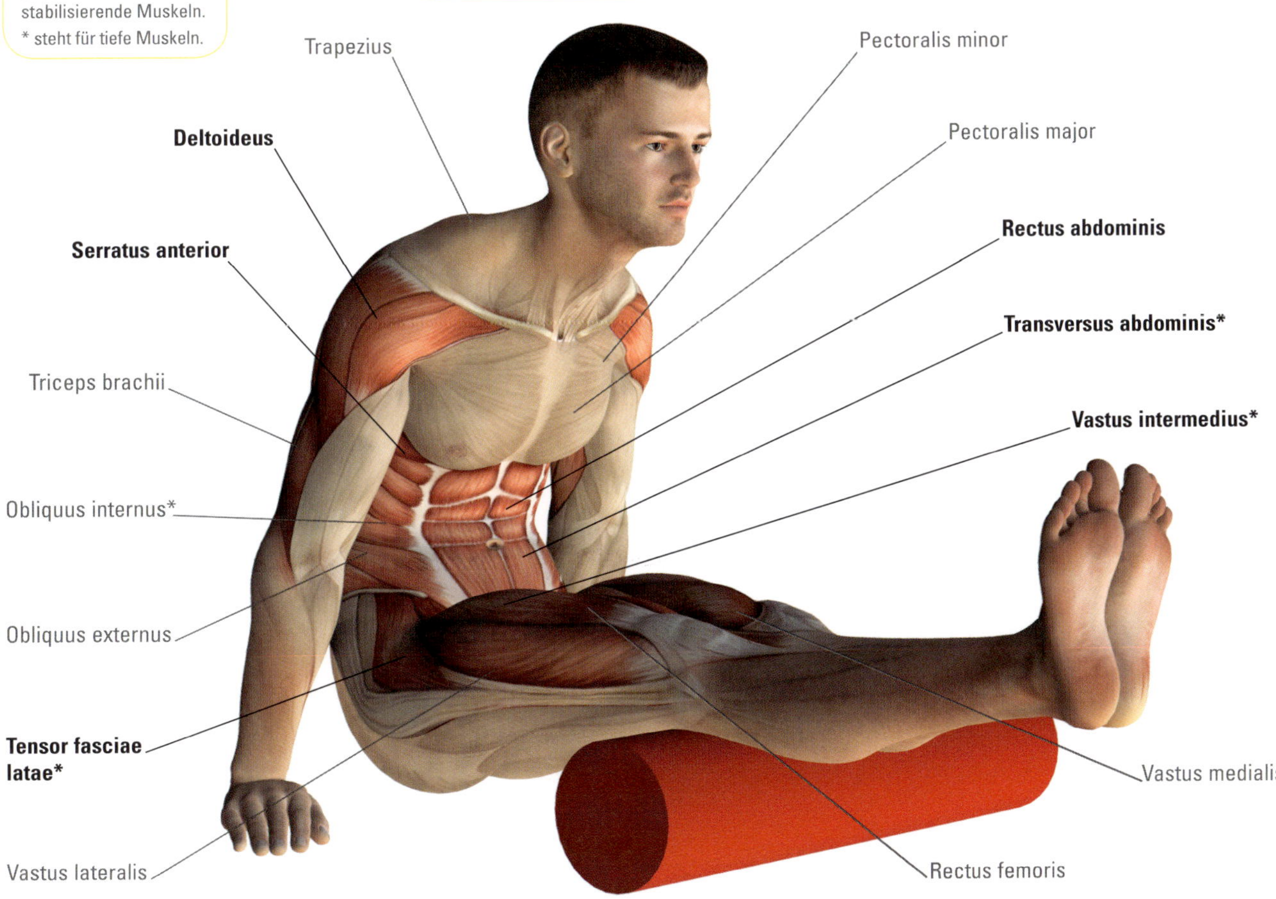

EINSEITIGES WADENROLLEN

ÜBUNGEN MIT DEM FOAM ROLLER

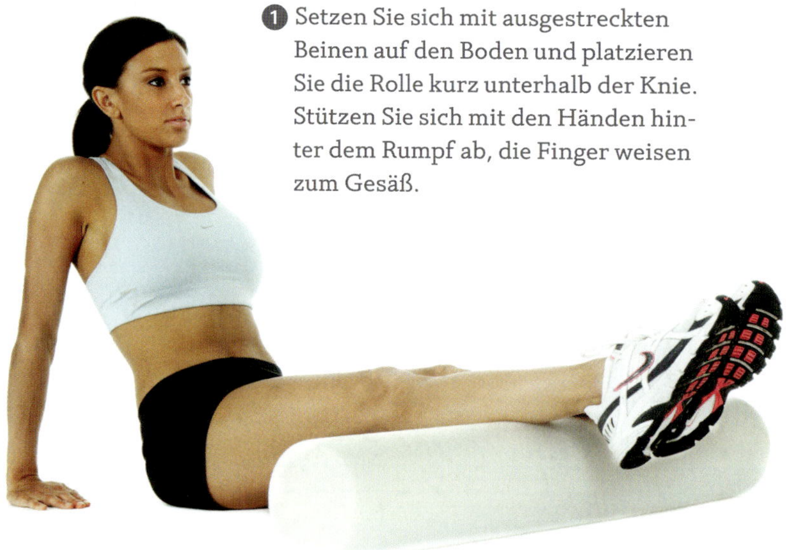

1 Setzen Sie sich mit ausgestreckten Beinen auf den Boden und platzieren Sie die Rolle kurz unterhalb der Knie. Stützen Sie sich mit den Händen hinter dem Rumpf ab, die Finger weisen zum Gesäß.

ÜBERBLICK

ZIELE

- Trizeps
- Haltemuskulatur der Schulter
- Bauchmuskulatur
- hintere Oberschenkelmuskulatur

VORTEIL

- verbessert die Stabilität von Körpermitte, Becken und Schulter

NICHT ANGERATEN BEI

- Handgelenksschmerzen
- Schulterschmerzen
- Beschwerden auf der Knieunterseite oder Schwellungen im Knie

2 Drücken Sie sich mit den Armen vom Boden ab und heben Sie die Hüfte. Die Füße bleiben gestreckt.

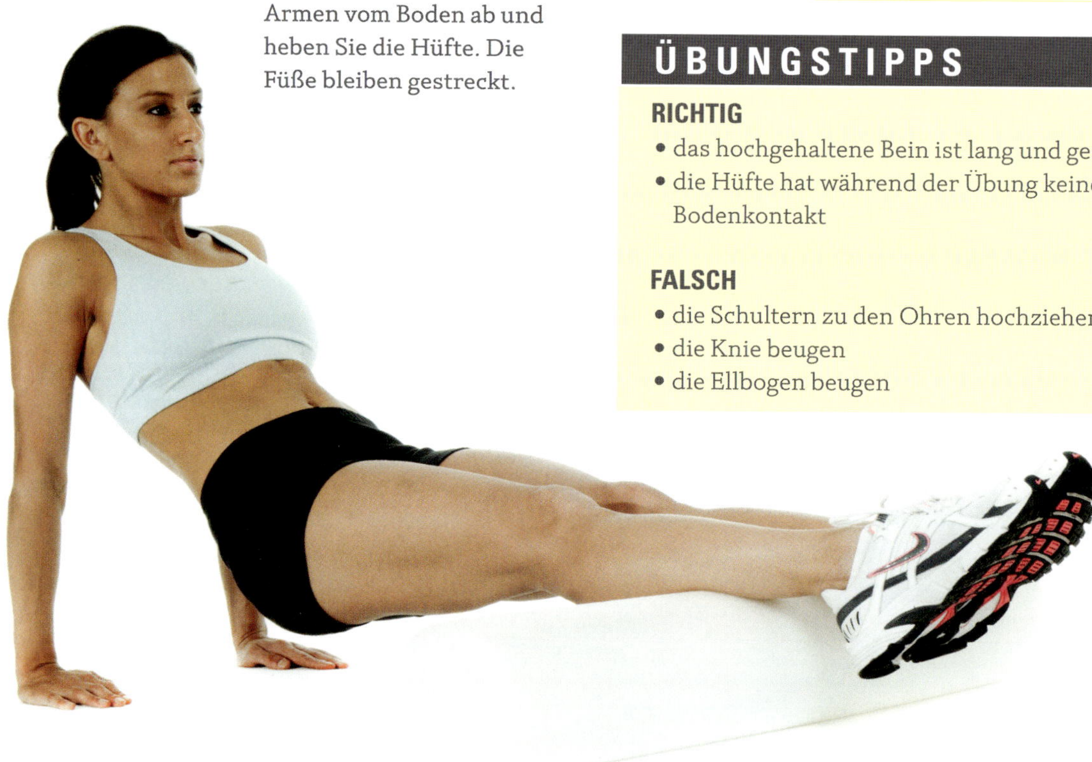

ÜBUNGSTIPPS

RICHTIG

- das hochgehaltene Bein ist lang und gestreckt
- die Hüfte hat während der Übung keinen Bodenkontakt

FALSCH

- die Schultern zu den Ohren hochziehen
- die Knie beugen
- die Ellbogen beugen

TRAINING

- Rectus abdominis
- Transversus abdominis
- Triceps brachii
- Serratus anterior
- Deltoideus
- Biceps femoris
- Semitendinosus
- Semimembranosus

❸ Heben Sie ein Bein nach oben und stabilisieren Sie die Rolle mit dem anderen, ohne die Hüfte abzukippen.

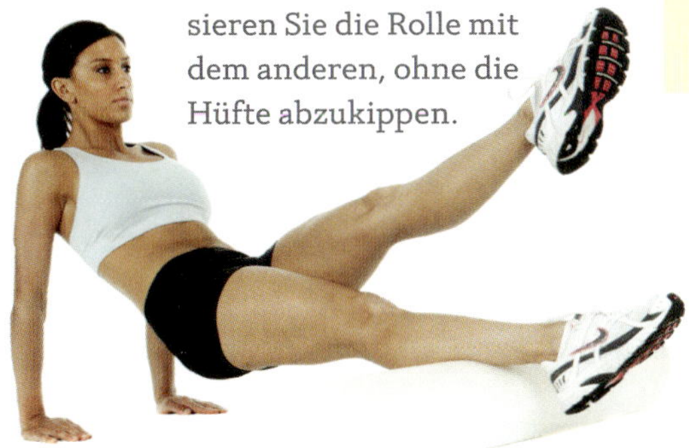

❹ Halten Sie das Bein oben und drücken Sie die andere Wade auf die Rolle. Ziehen sie die Hüfte nach hinten zu den Händen.

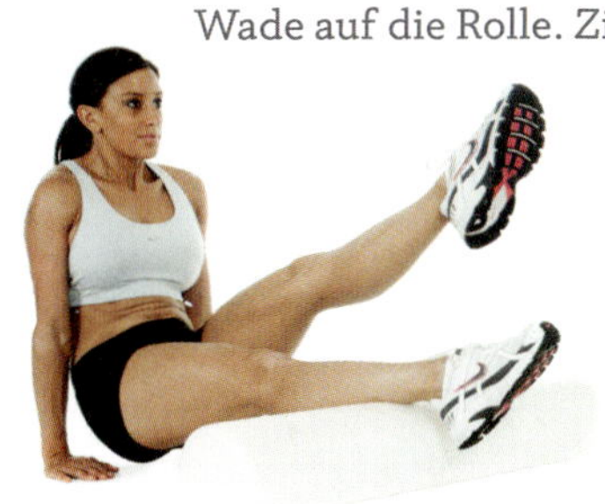

❺ Führen Sie den Wadenmuskel auf der Rolle wieder in die Ausgangsposition, das erhobene Bein bleibt gestreckt in der Luft. Wiederholen Sie 15-mal pro Bein.

ERLÄUTERUNG

Schwarzer Text steht für aktive Muskeln.

Grauer Text steht für stabilisierende Muskeln.

* steht für tiefe Muskeln.

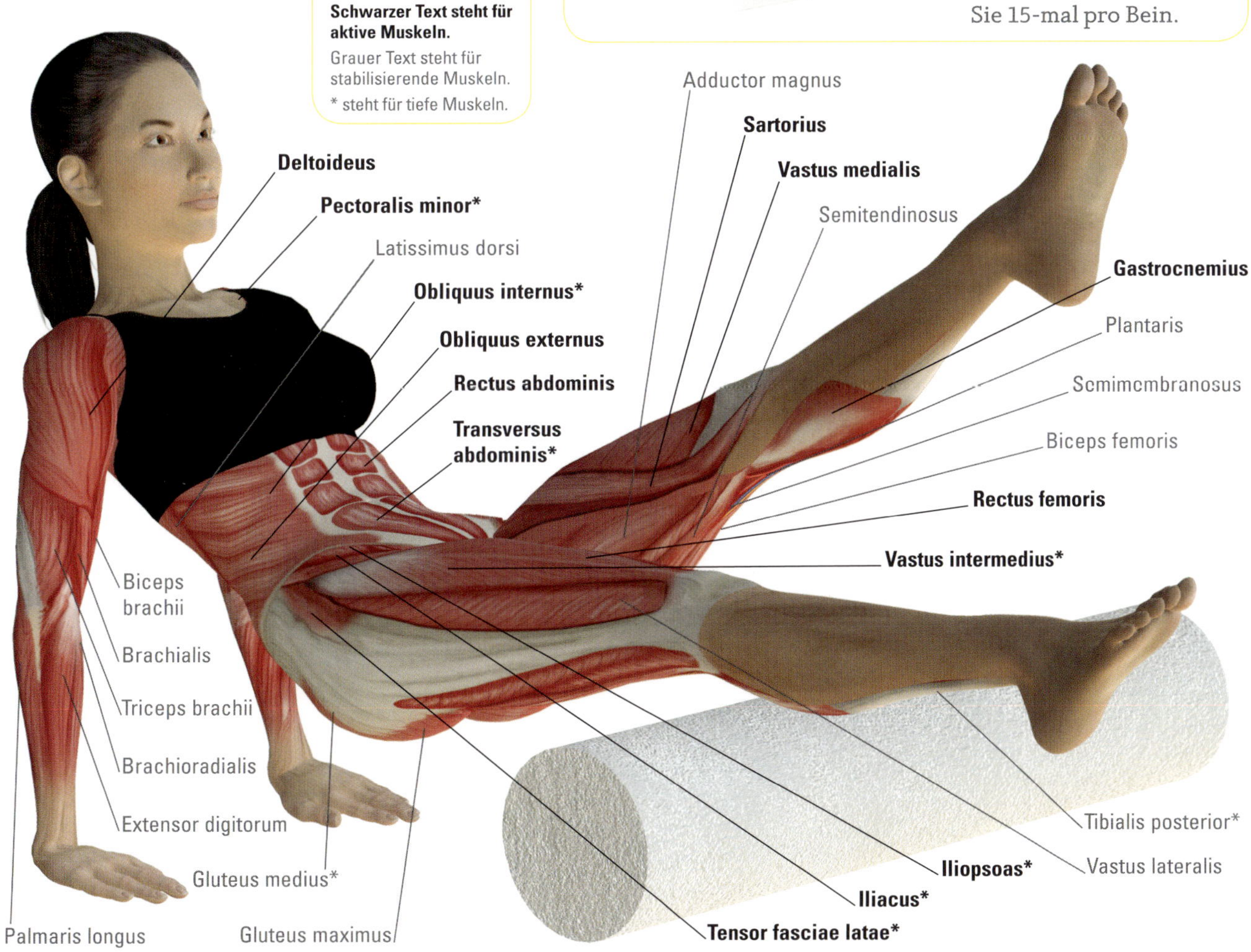

TRIZEPSDIP

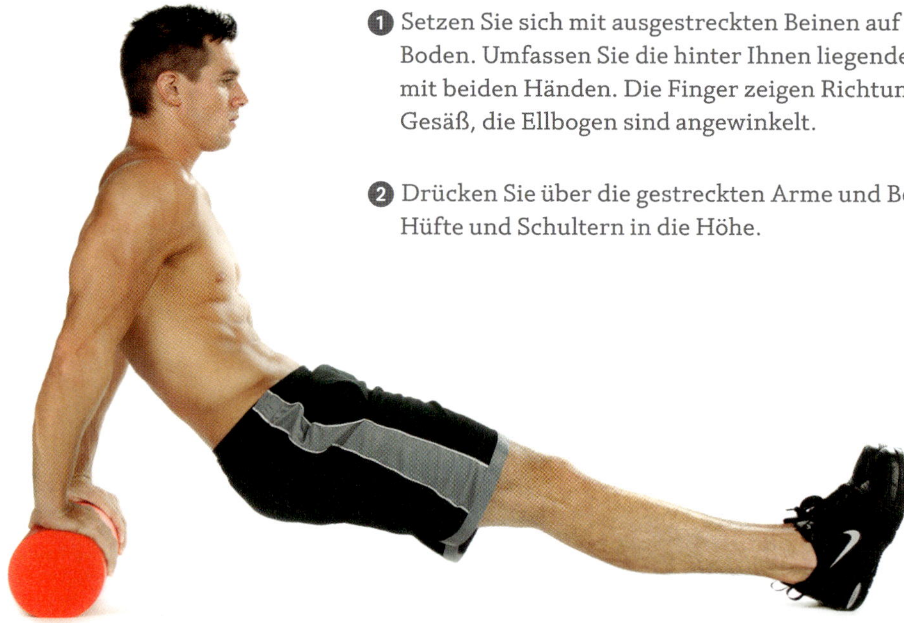

1. Setzen Sie sich mit ausgestreckten Beinen auf den Boden. Umfassen Sie die hinter Ihnen liegende Rolle mit beiden Händen. Die Finger zeigen Richtung Gesäß, die Ellbogen sind angewinkelt.

2. Drücken Sie über die gestreckten Arme und Beine Hüfte und Schultern in die Höhe.

3. Beugen Sie die Ellbogen und senken Sie den Oberkörper ab, ohne mit dem Gesäß den Boden zu berühren. Drücken Sie den Oberkörper dann wieder nach oben. Die Rolle darf sich dabei nicht bewegen. Halten Sie die Schultern stabil, ohne dass die Schulterblätter nach unten rutschen. Zwei Sätze à 15 Wiederholungen.

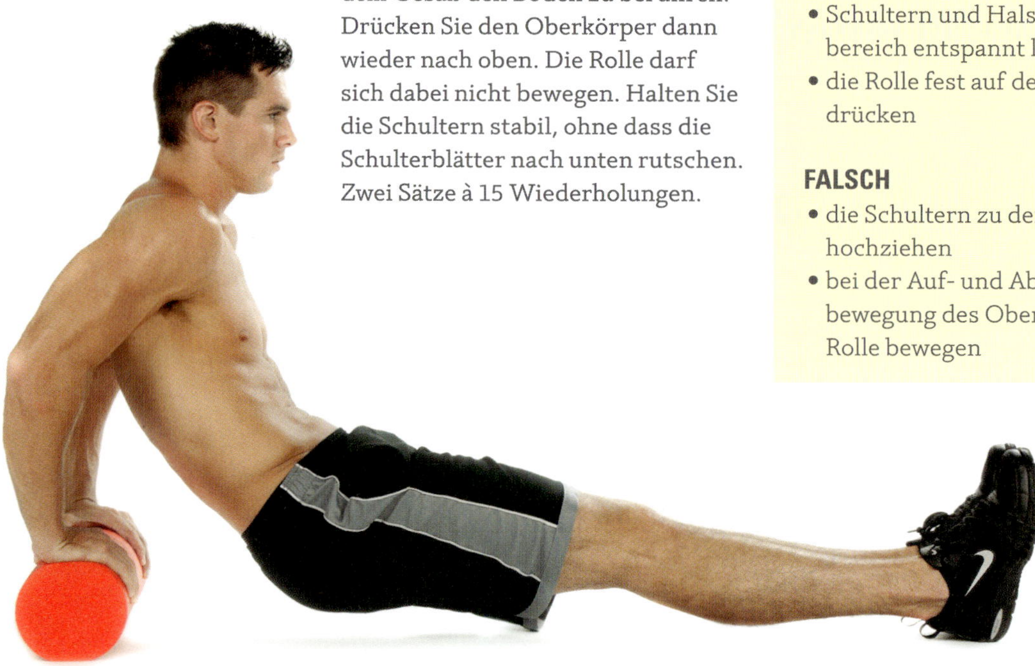

ÜBUNGSTIPPS

RICHTIG

- die Beine und Knie gut gestreckt halten
- Schultern und Hals-/Nacken-bereich entspannt lassen
- die Rolle fest auf den Boden drücken

FALSCH

- die Schultern zu den Ohren hochziehen
- bei der Auf- und Abwärts-bewegung des Oberkörpers die Rolle bewegen

TRAINING

- Triceps brachii
- Trapezius
- Rhomboideus
- Deltoideus
- Rectus abdominis
- Transversus abdominis
- Serratus anterior
- Biceps femoris
- Semitendinosus
- Semimembranosus

ÜBERBLICK

ZIELE

- Trizeps
- Haltemuskulatur der Schulter
- Bauchmuskulatur
- hintere Oberschenkelmuskulatur

VORTEIL

- verbessert die Stabilität von Körpermitte, Becken und Schultern

NICHT ANGERATEN BEI

- Handgelenksschmerzen
- Schulterschmerzen
- Beschwerden auf der Knieunterseite oder Schwellungen im Knie

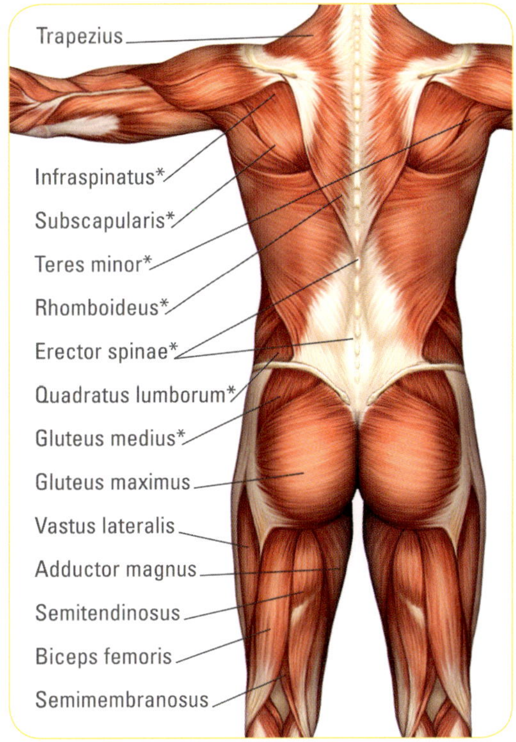

ERLÄUTERUNG

Schwarzer Text steht für aktive Muskeln.

Grauer Text steht für stabilisierende Muskeln.

* steht für tiefe Muskeln.

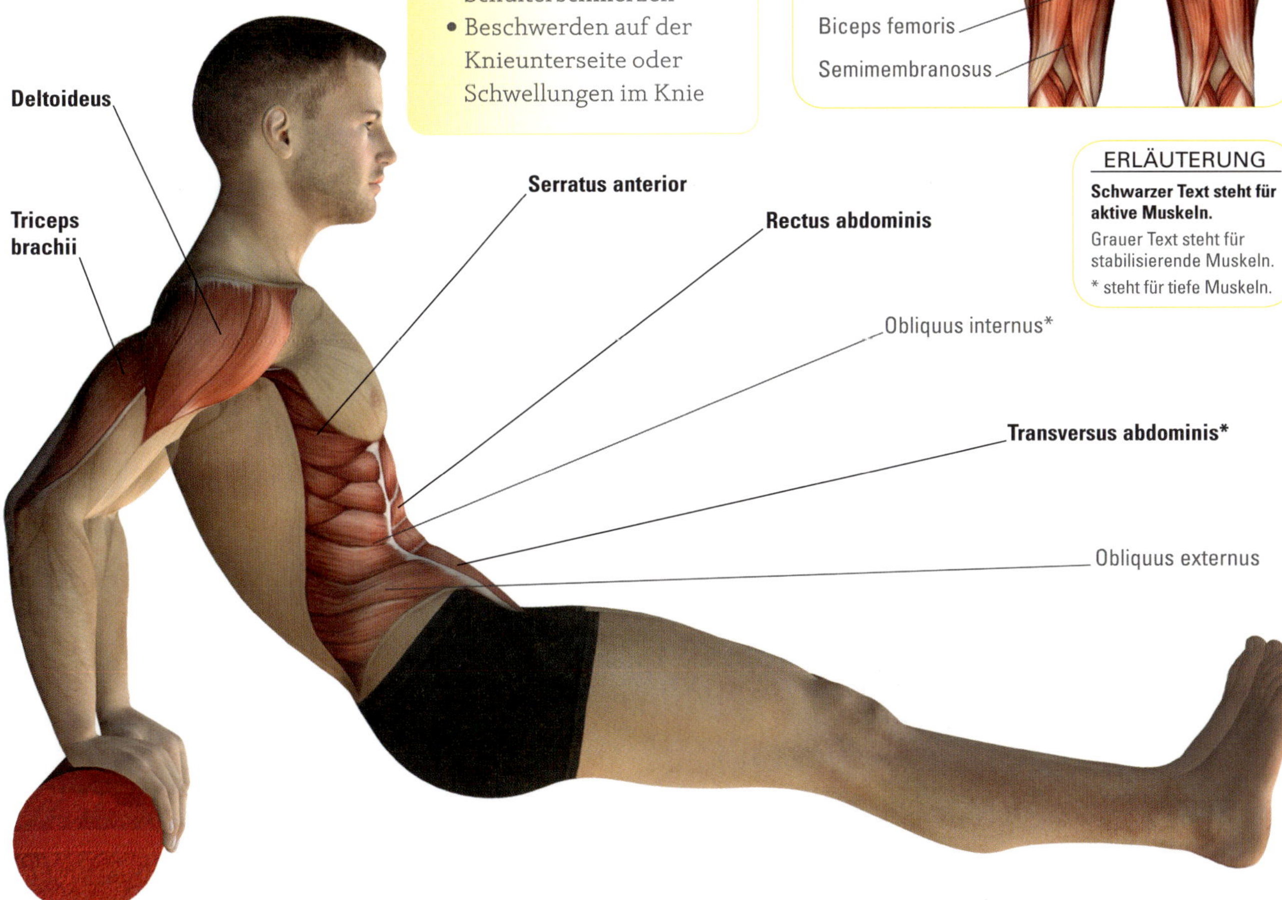

DIAGONALER CRUNCH

ÜBUNGEN MIT DEM FOAM ROLLER

❶ Platzieren Sie in Rückenlage die Rolle der Länge nach unter der Wirbelsäule. Kontaktpunkte sind Gesäß und Schultern.

❷ Strecken Sie die Arme nach hinten aus. Die Beine sind gestreckt, die Füße fest in den Boden gestemmt.

TRAINING

- Rectus abdominis
- Transversus abdominis
- Triceps brachii
- Trapezius
- Pectoralis major
- Deltoideus
- Serratus anterior
- Rectus femoris
- Vastus intermedius
- Biceps femoris
- Semitendinosus
- Semimembranosus

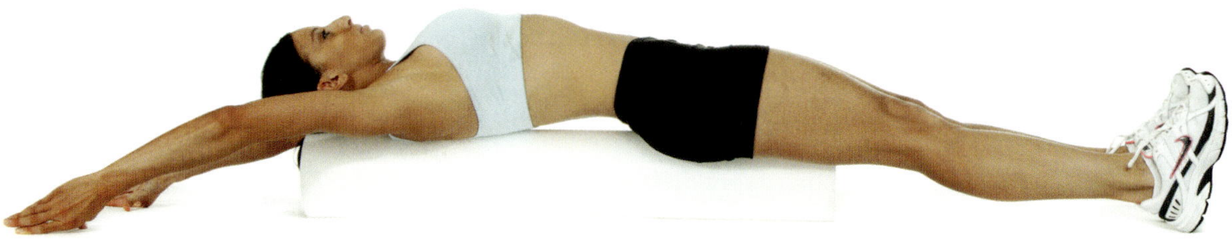

❸ Heben Sie Kopf, Hals und Schultern wie für einen Crunch sowie das rechte Bein und den linken Arm. Versuchen Sie, mit der linken Hand zum rechten Sprunggelenk zu gelangen. Der linke Fuß und die rechte Hand bleiben auf dem Boden. Die rechte Hand stabilisiert die Position.

❹ Rollen Sie langsam wieder ab und senken Sie den Arm und das Bein wieder ab. Wiederholen Sie die Abfolge mit dem gegengleichen Arm-/Beinpaar und führen Sie die Übung 15-mal pro Seite aus.

ÜBUNGSTIPPS

RICHTIG

- die Beine während der ganzen Übung gestreckt halten
- das Gesäß hat während der ganzen Übung Kontakt mit der Rolle

FALSCH

- die Schultern zu den Ohren hochziehen
- die Knie beugen

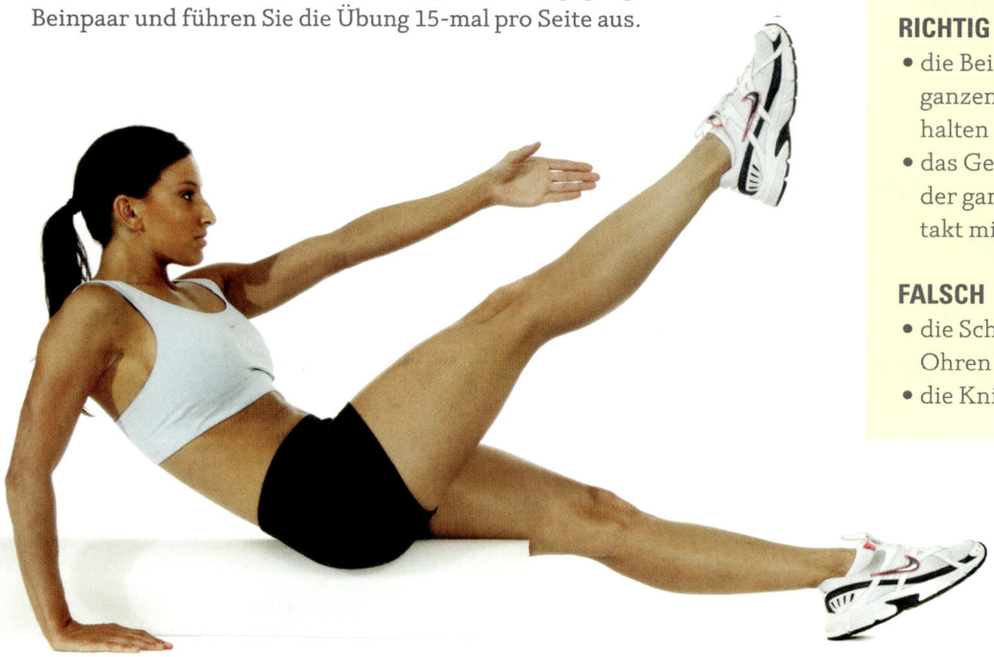

ÜBERBLICK

ZIELE
- Trizeps
- Haltemuskulatur der Schulter
- Bauchmuskulatur
- hintere Oberschenkelmuskulatur

VORTEIL
- verbessert die Stabilität von Körpermitte, Becken und Schulter

NICHT ANGERATEN BEI
- Rückenschmerzen
- Hals-/Nackenschmerzen

VARIANTE
Anspruchsvoller: Führen Sie beide Arme zum hochgehobenen Bein. Allein das Bein am Boden stützt den Körper.

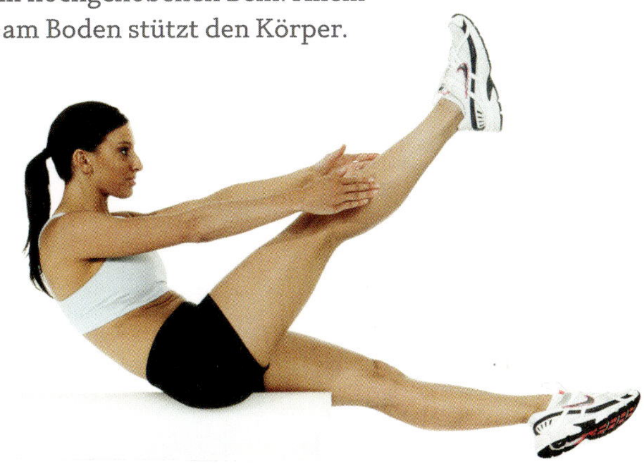

ERLÄUTERUNG

Schwarzer Text steht für aktive Muskeln.

Grauer Text steht für stabilisierende Muskeln.

* steht für tiefe Muskeln.

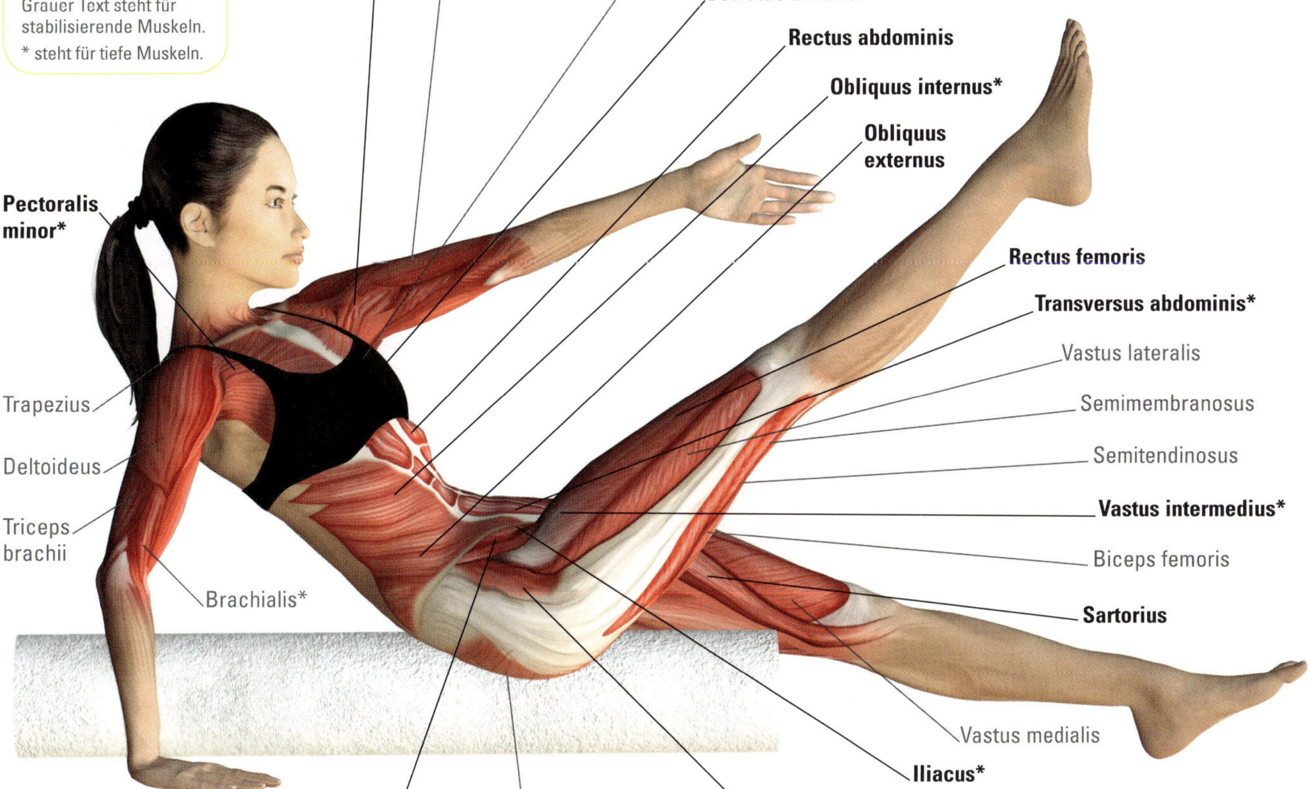

LIEGESTÜTZ

❶ Gehen Sie in den Vierfüßlerstand. Die Rolle liegt quer vor Ihnen auf dem Boden. Platzieren Sie die Hände darauf, die Finger zeigen weg vom Körper. Drücken Sie sich in den hohen Liegestütz. Die Beine sind gestreckt und bilden mit Hüfte, Schultern und Kopf eine Linie.

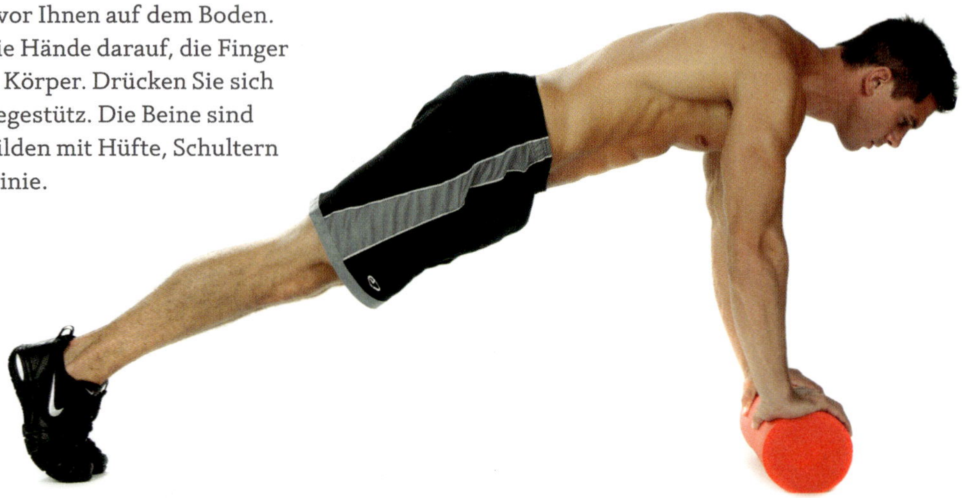

TRAINING

- Rectus abdominis
- Transversus abdominis
- Triceps brachii
- Deltoideus
- Pectoralis major
- Pectoralis minor
- Gluteus maximus
- Gluteus medius
- Rectus femoris
- Biceps femoris

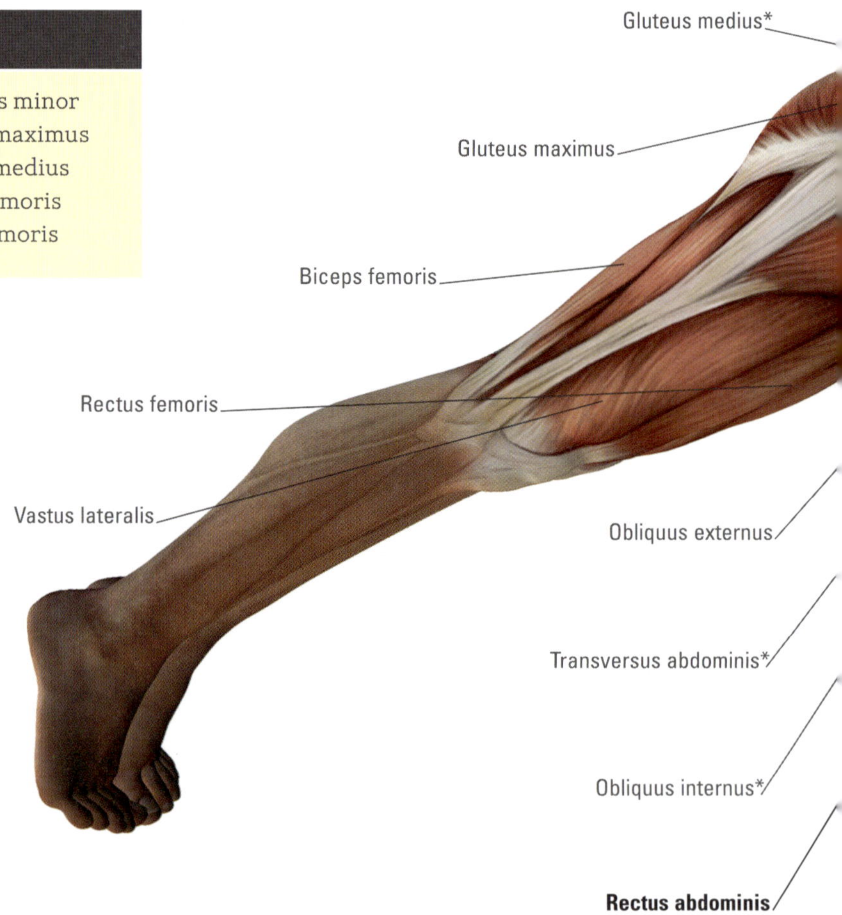

ÜBERBLICK

ZIELE

- Trizeps
- Haltemuskulatur der Schulter
- Bauchmuskulatur

VORTEIL

- verbessert die Stabilität von Körpermitte, Becken und Schulter

NICHT ANGERATEN BEI

- Handgelenksschmerzen
- Schulterschmerzen
- Schmerzen im Lendenwirbelbereich

❷ Beugen Sie die Ellbogen und führen Sie die Brust zur Rolle, ohne die Schultern abzusenken. Die Rolle sollte sich dabei nicht bewegen.

❸ Kehren Sie in die Ausgangsposition zurück, indem Sie die Ellbogen wieder strecken. Der Rücken bleibt gerade. Zwei Sätze à 15 Wiederholungen.

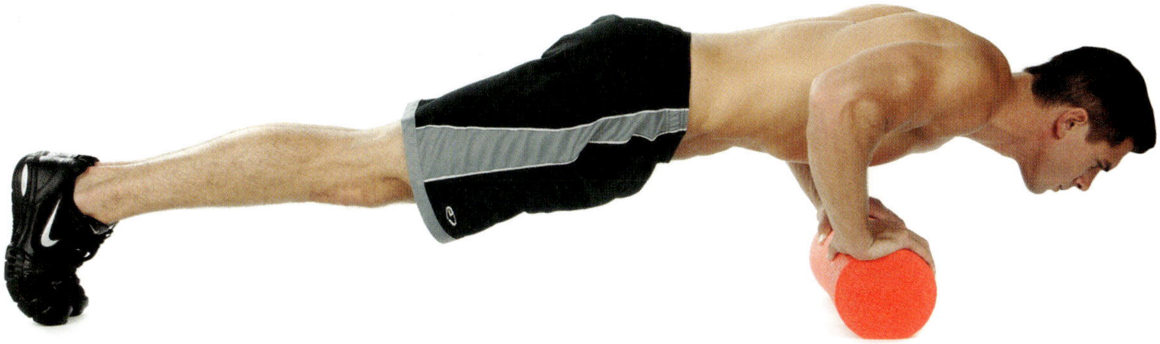

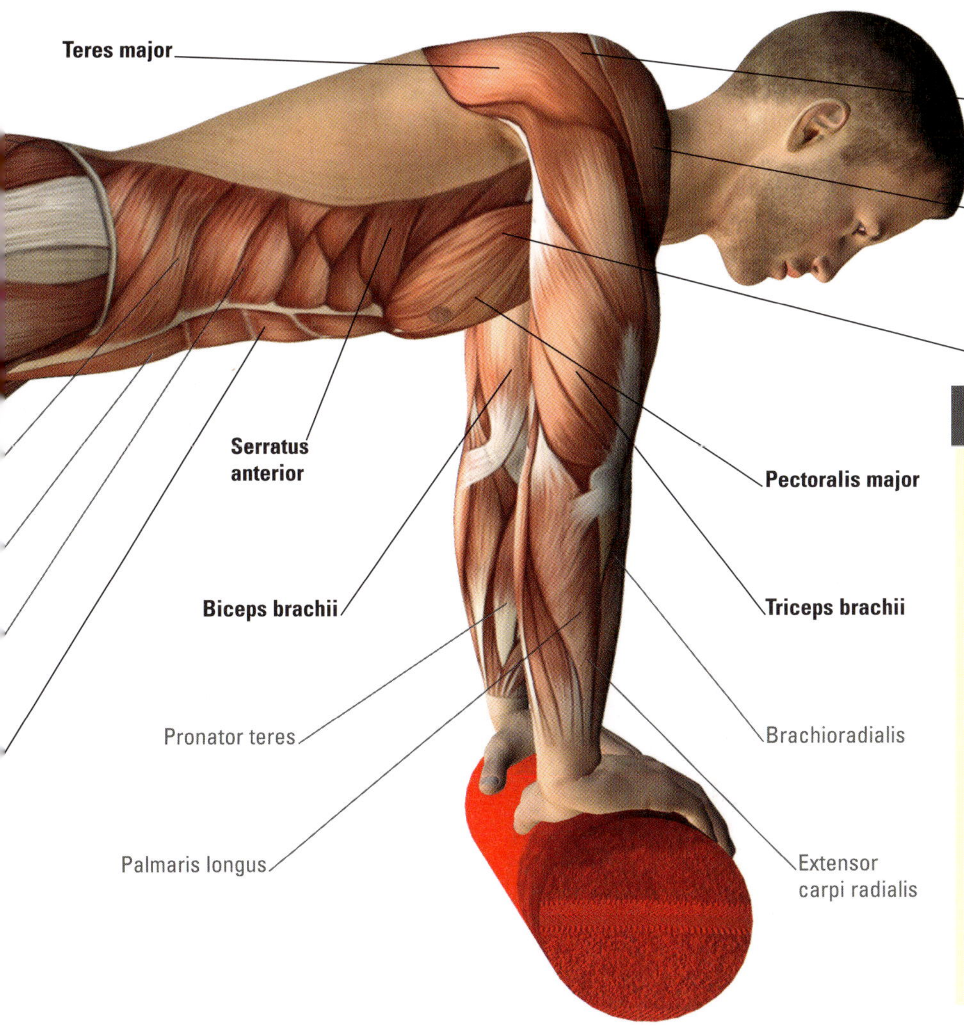

ERLÄUTERUNG

Schwarzer Text steht für aktive Muskeln.

Grauer Text steht für stabilisierende Muskeln.

* steht für tiefe Muskeln.

ÜBUNGSTIPPS

RICHTIG

- die Bewegung findet nur auf einer Ebene statt; der Körper bildet von den Schultern bis zu den Sprunggelenken eine gerade Linie
- Schultern und Hals-/Nackenbereich bleiben entspannt

FALSCH

- die Schultern zu den Ohren hochziehen
- die Knie beugen
- den unteren Bewegungsapparat in Etappen auf und ab bewegen

RHYTHMISCHES KNIEHEBEN

1. Legen Sie sich so mit dem Rücken auf die Rolle, dass sie entlang der Wirbelsäule verläuft. Legen Sie die Arme seitlich neben dem Körper ab und winkeln Sie die Knie so an, dass die Füße flach am Boden stehen.

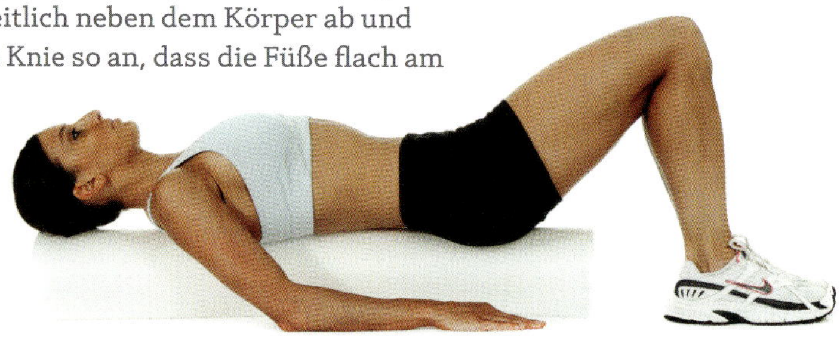

2. Strecken Sie die Zehen und heben Sie ein Knie zur Brust, ohne die Hüfte zu kippen oder zu verschieben.

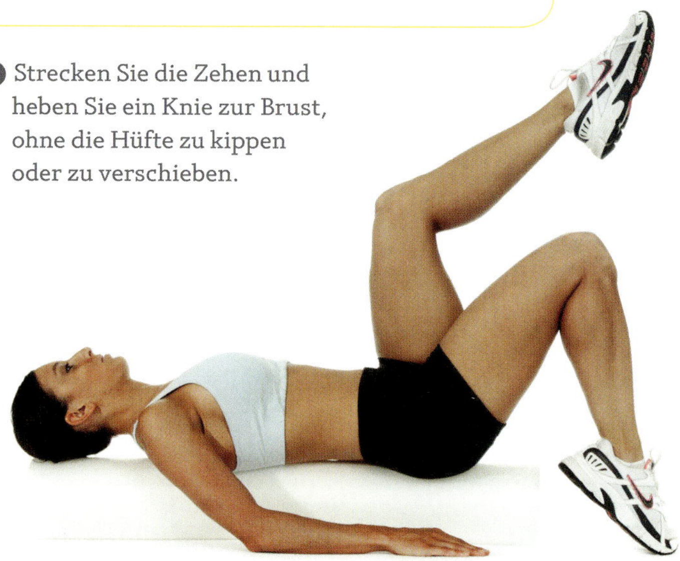

3. Stellen Sie das Bein wieder auf und heben Sie das andere Bein, ohne die Hüfte zu bewegen.

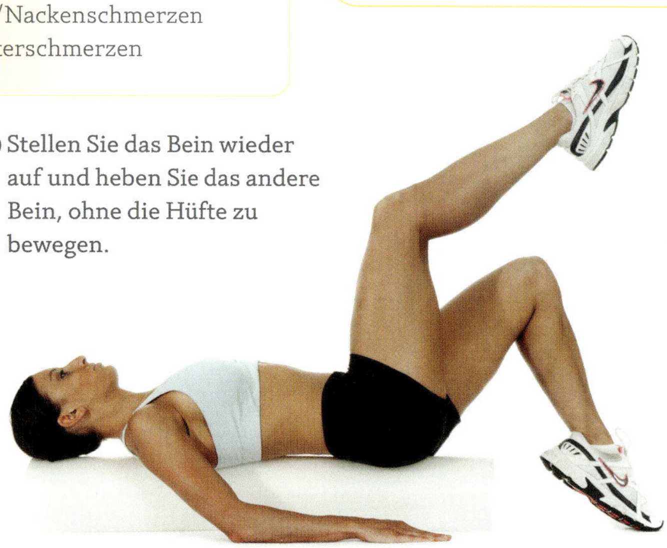

ÜBERBLICK

ZIELE

- Trizeps
- Bauchmuskulatur
- Hüftbeuger
- Quadrizeps

VORTEILE

- verbessert die Stabilisierung von Körpermitte und Becken

NICHT ANGERATEN BEI

- Schmerzen im Lendenwirbelbereich
- Hals-/Nackenschmerzen
- Schulterschmerzen

TRAINING

- Rectus abdominis
- Transversus abdominis
- Obliquus internus
- Obliquus externus
- Iliacus
- Iliopsoas
- Sartorius
- Biceps femoris
- Rectus femoris

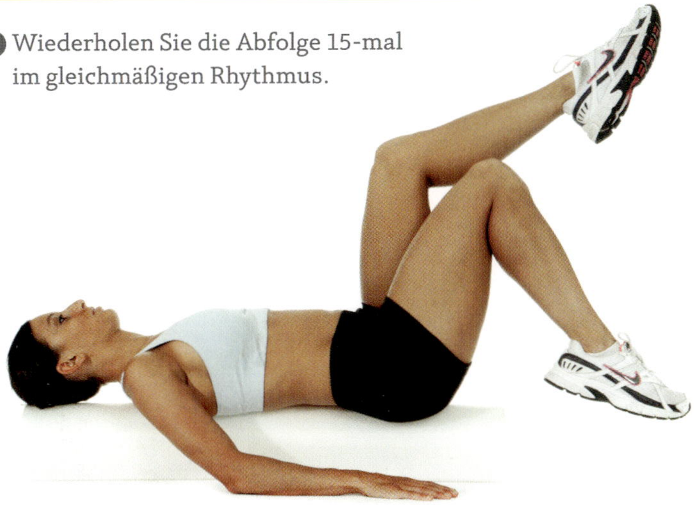

4 Wiederholen Sie die Abfolge 15-mal im gleichmäßigen Rhythmus.

ÜBUNGSTIPPS

RICHTIG

- Beine und Zehen bleiben gestreckt
- Hals-/Nackenbereich und Schultern entspannen
- Hände und Unterarme liegen flach auf dem Boden

FALSCH

- die Schultern zu den Ohren hochziehen
- Hüfte und unteren Rücken von der Rolle abheben

ERLÄUTERUNG

Schwarzer Text steht für aktive Muskeln.

Grauer Text steht für stabilisierende Muskeln.

* steht für tiefe Muskeln.

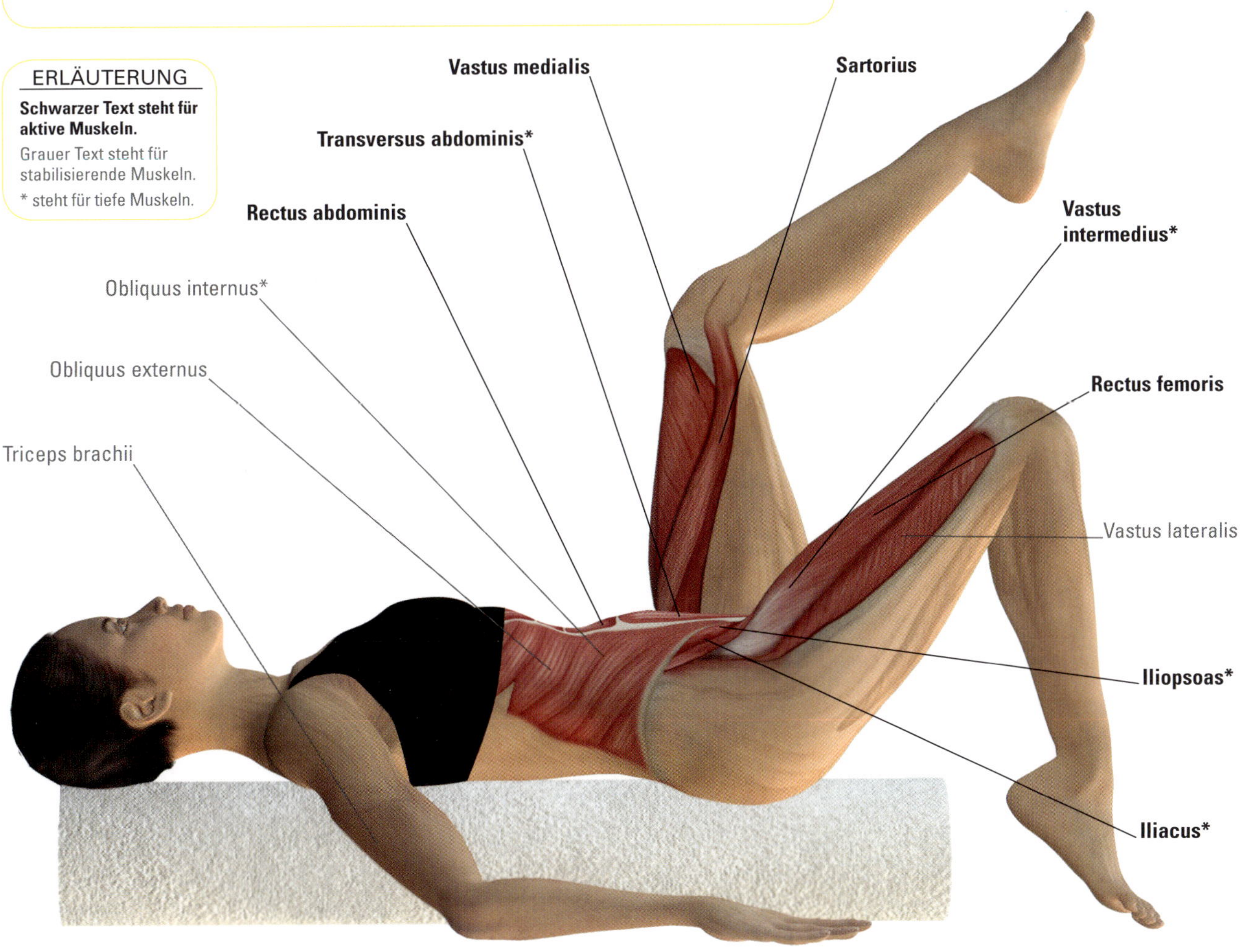

MASSAGE DES ILIOTIBIALTRAKTS

ÜBUNGEN MIT DEM FOAM ROLLER

❶ Legen Sie sich auf die linke Seite. Platzieren Sie den Foam Roller quer unter dem linken Oberschenkel. Stützen Sie den Rumpf auf den linken Unterarm.

❷ Winkeln Sie das rechte Bein an und stellen Sie es vor das linke. Das Knie zeigt nach oben. Der rechte Fuß steht fest auf dem Boden.

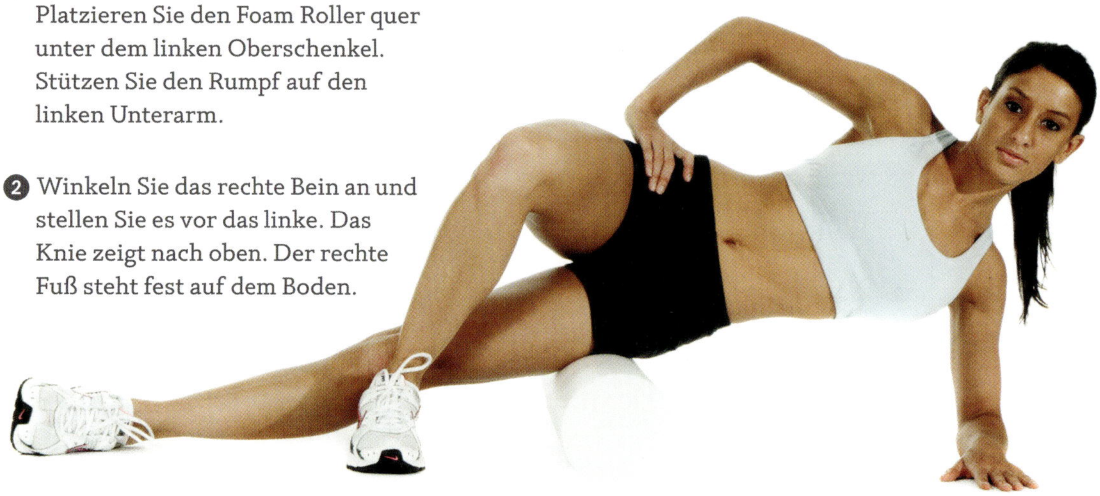

❸ Bewegen Sie mit dem stützenden Arm und Bein den Oberschenkel auf der Rolle nach oben und wieder nach unten. Korrigieren Sie die Stellung des Stützarms, sodass auch eine größere Rollbewegung möglich wird.

❹ 15-mal pro Seite wiederholen.

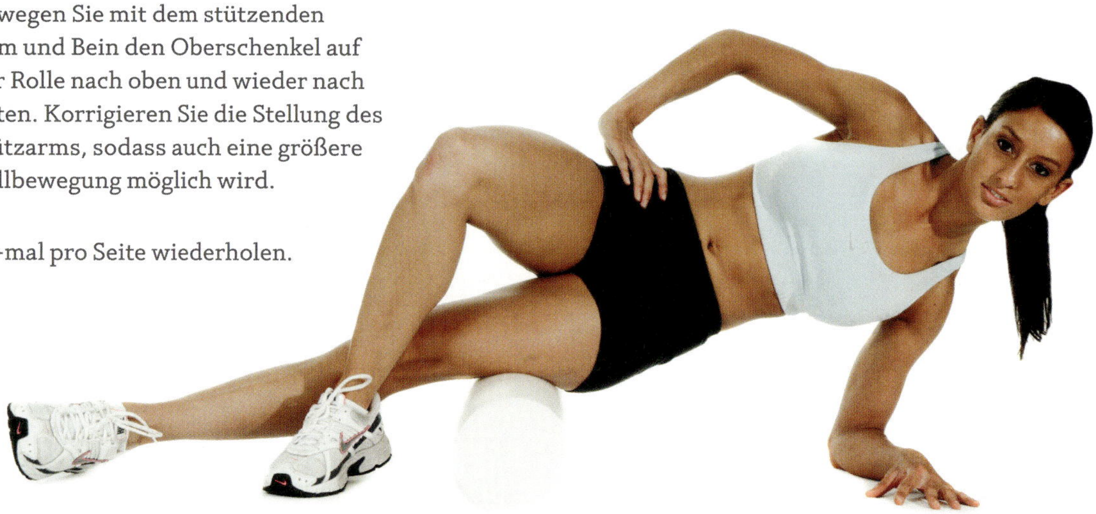

ÜBUNGSTIPPS

RICHTIG

- die Schultern bei der Ausführung entspannt lassen
- Hand und Unterarm fest in den Boden stemmen

FALSCH

- die Schultern zu den Ohren hochziehen

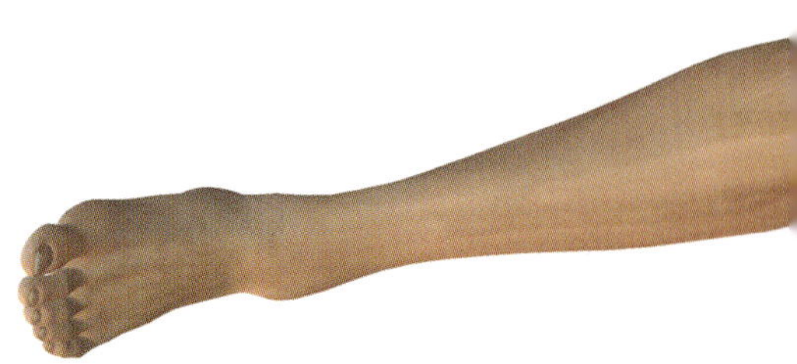

TRAINING

- Tractus iliotibialis
- Rectus femoris
- Vastus medialis
- Vastus intermedius
- Vastus lateralis
- Biceps femoris
- Infraspinatus
- Supraspinatus
- Teres minor
- Subscapularis

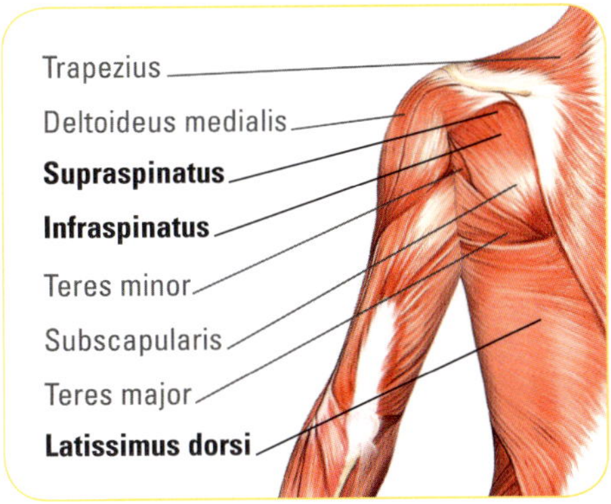

ÜBERBLICK

ZIELE

- Iliotibialtrakt
- seitliche Oberschenkelmuskulatur
- Haltemuskulatur der Schulterblätter

VORTEILE

- massiert und entspannt den Iliotibialtrakt – dies kann anfangs unangenehm sein, wird jedoch leichter
- kräftigt die Haltemuskulatur der Schulterblätter sowie die seitliche Rumpfmuskulatur

NICHT ANGERATEN BEI

- Schulterschmerzen
- Rückenschmerzen

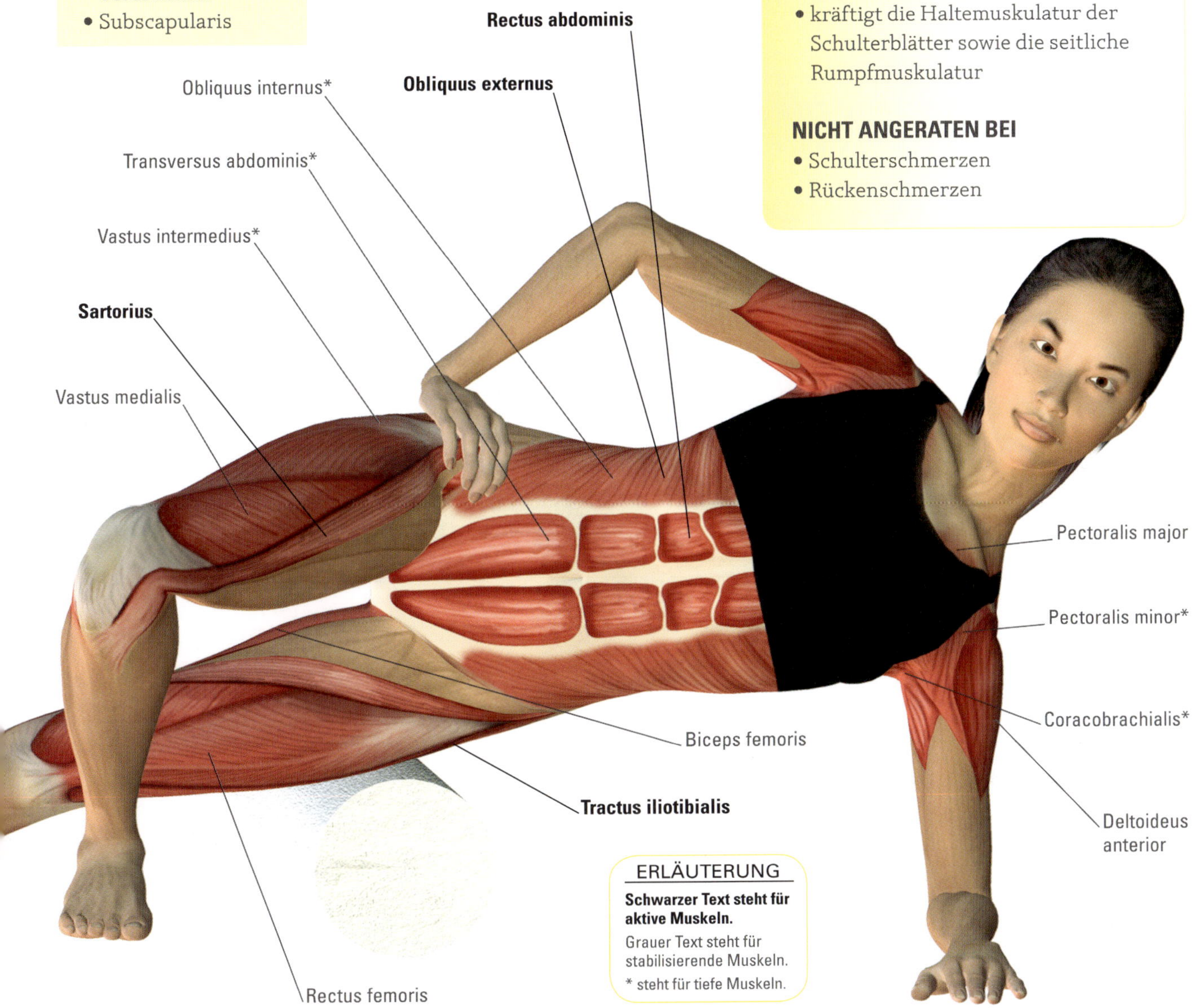

ERLÄUTERUNG

Schwarzer Text steht für aktive Muskeln.

Grauer Text steht für stabilisierende Muskeln.

* steht für tiefe Muskeln.

TRIZEPSÜBUNG

ÜBUNGEN MIT DEM FOAM ROLLER

1. Gehen Sie in den Kniestand und platzieren Sie den Foam Roller quer vor dem Körper. Legen Sie die Hände darauf, die Fingerspitzen zeigen weg vom Körper.

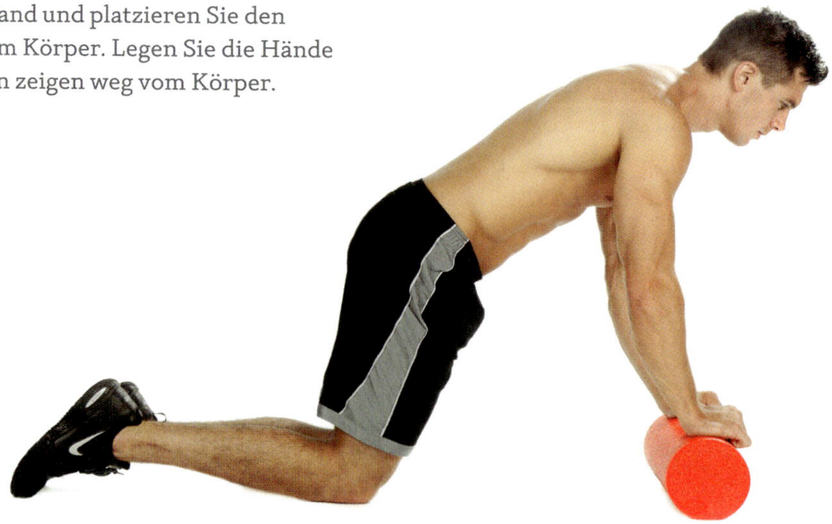

ÜBUNGSTIPPS

RICHTIG

- alle Körperbewegungen erfolgen gleichzeitig
- die Schultern bleiben während der Übung entspannt
- die Füße sind fest in den Boden gestemmt

FALSCH

- die Schultern zu den Ohren hochziehen
- Hüfte und unteren Rücken während der Bewegung nach unten sinken lassen
- ins Hohlkreuz gehen

2. Rollen Sie auf den Unterarmen nach vorne, mit neutraler Wirbelsäulenstellung und stabil gehaltenen Schulterblättern.

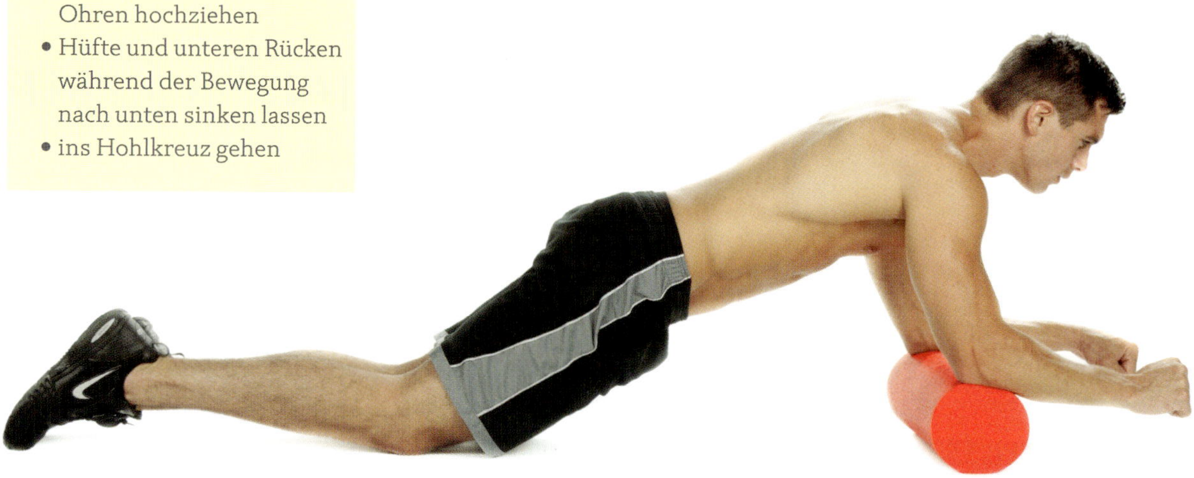

TRAINING

- Rectus abdominis
- Transversus abdominis
- Triceps brachii
- Gluteus maximus
- Gluteus medius
- Rectus femoris
- Biceps femoris
- Semitendinosus
- Semimembranosus
- Erector spinae

3 Rollen Sie bis zum Ellbogen. Stemmen Sie sich in die Rolle, ohne die Hüftstellung zu verändern, und rollen Sie zurück in die Ausgangsposition. Wiederholen Sie die Übung 15-mal.

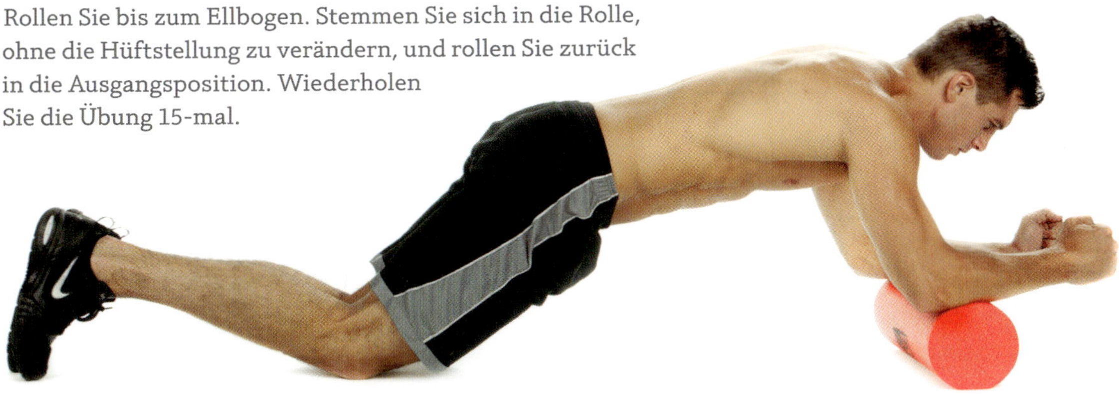

ÜBERBLICK

ZIELE

- Trizeps
- Bauchmuskulatur
- Haltemuskulatur des Oberkörpers

VORTEIL

- verbessert die Stabilität von Rumpf und Schultern

NICHT ANGERATEN BEI

- Schmerzen im Lendenwirbelbereich
- Schulterschmerzen

ERLÄUTERUNG

Schwarzer Text steht für aktive Muskeln.
Grauer Text steht für stabilisierende Muskeln.
* steht für tiefe Muskeln.

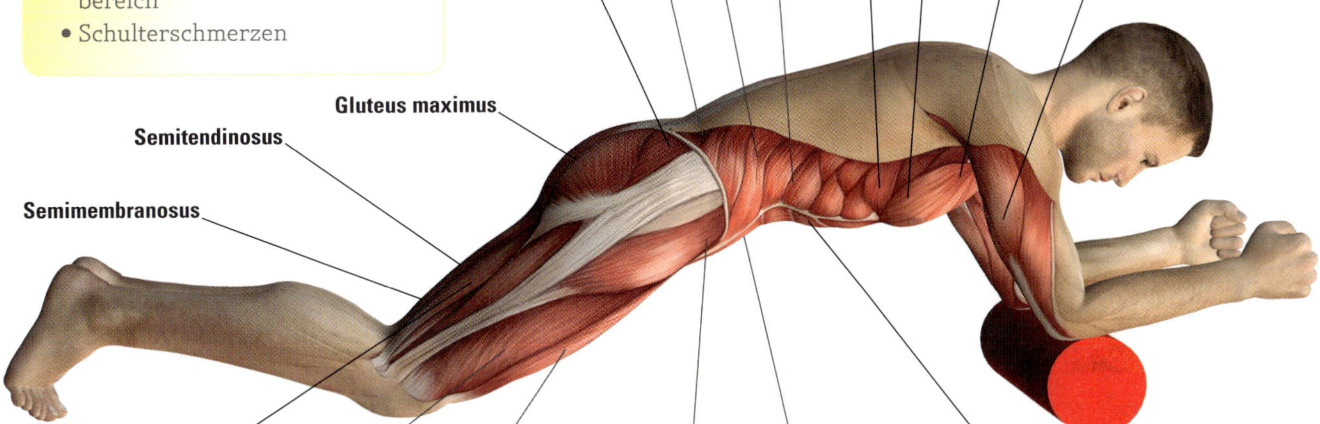

BECKENHEBEN AUS DER BRÜCKE (I)

1. Legen Sie den Foam Roller unter die Schultern. Das Gesäß liegt am Boden auf, die Knie sind angewinkelt, die Füße stehen flach auf dem Boden.

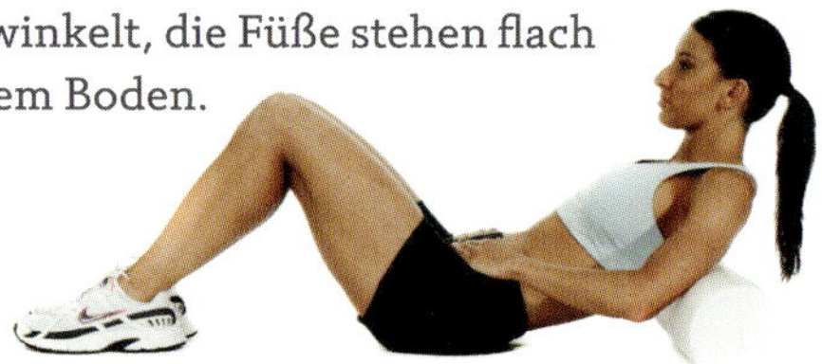

2. Stemmen Sie sich über die Füße in die Brücke, bis Hüfte und Oberschenkel parallel zum Boden stehen.

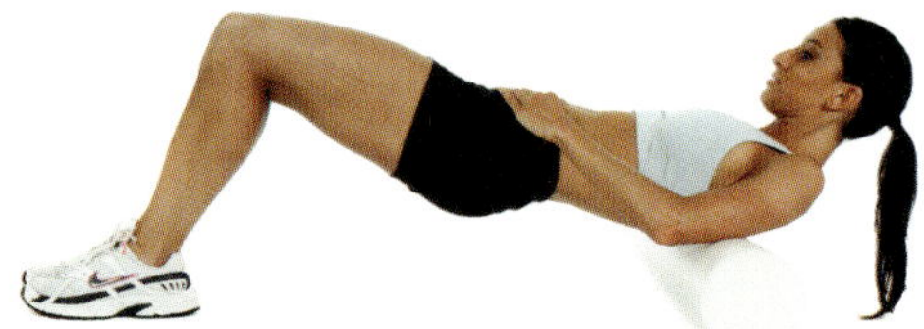

3. Strecken Sie das rechte Bein.

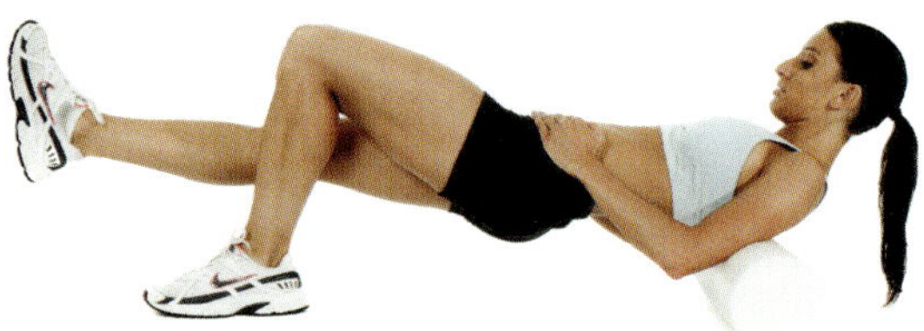

4. Führen Sie das Bein nach oben bis auf Höhe des angewinkelten Knies. Heben und senken Sie das Becken mit gestrecktem Bein, ohne die Rolle zu bewegen.

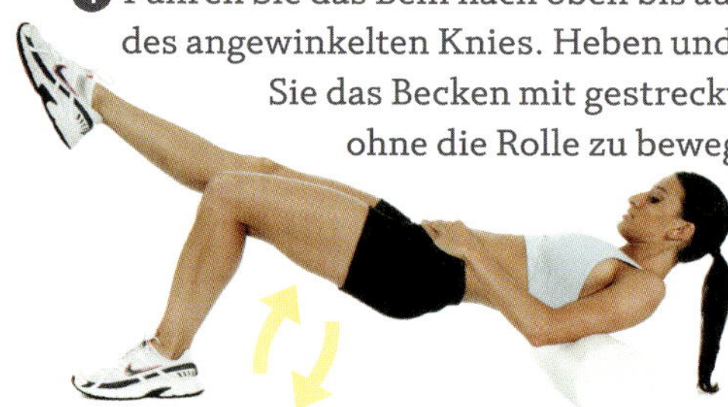

ÜBERBLICK

ZIELE
- Gesäßmuskulatur
- hintere Oberschenkelmuskulatur

VORTEILE
- verbessert die Beckenstabilisierung
- kräftigt die Gesäßmuskulatur
- kräftigt die hintere Oberschenkelmuskulatur

NICHT ANGERATEN BEI
- Verletzungen der hinteren Oberschenkelmuskulatur
- Schmerzen im Lendenwirbelbereich
- Sprunggelenksschmerzen

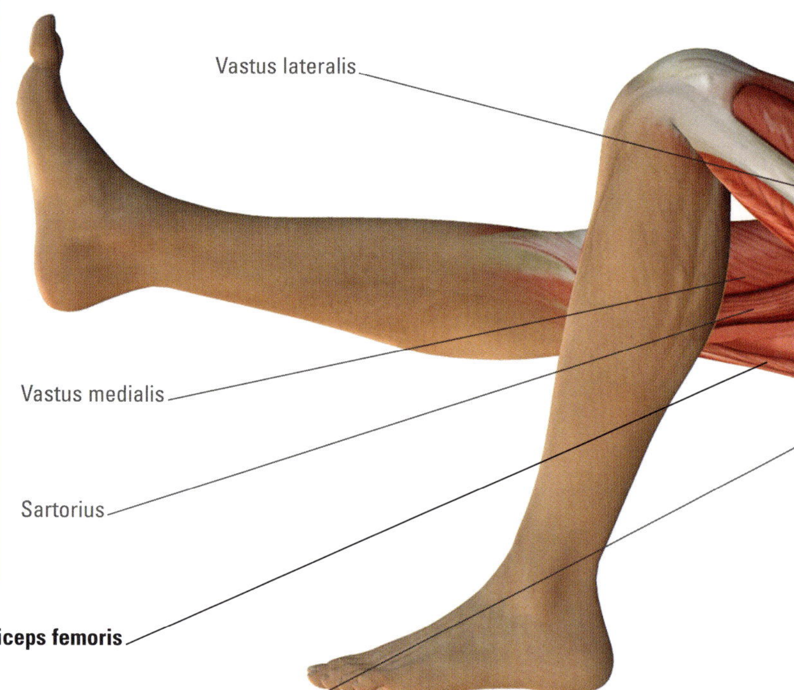

ERLÄUTERUNG

Schwarzer Text steht für aktive Muskeln.

Grauer Text steht für stabilisierende Muskeln.

* steht für tiefe Muskeln.

5 Nehmen Sie die Position von Schritt 2 ein und wiederholen Sie die Schritte 3 und 4 mit dem linken Bein.

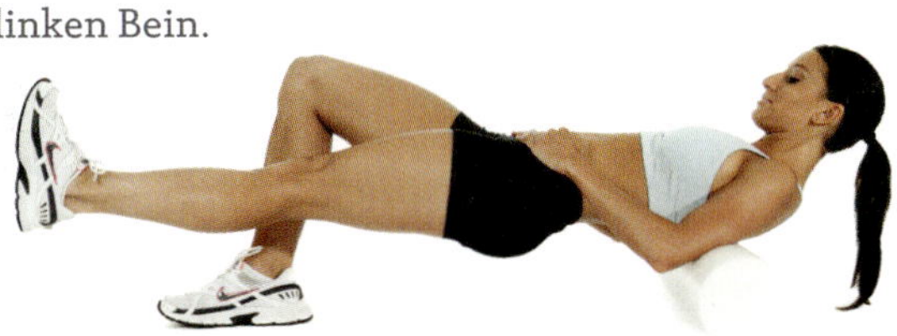

TRAINING

- Rectus abdominis
- Transversus abdominis
- Obliquus internus
- Obliquus externus
- Gluteus maximus
- Gluteus medius
- Vastus intermedius
- Rectus femoris
- Sartorius
- Biceps femoris
- Erector spinae

ÜBUNGSTIPPS

RICHTIG

- das gestreckte Bein gerade halten

FALSCH

- Hüfte und unteren Rücken nach unten absenken
- ins Hohlkreuz gehen

6 Führen Sie 15 Wiederholungen pro Bein aus.

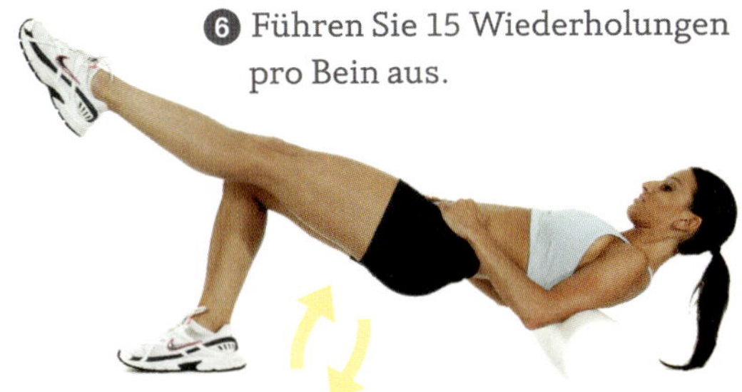

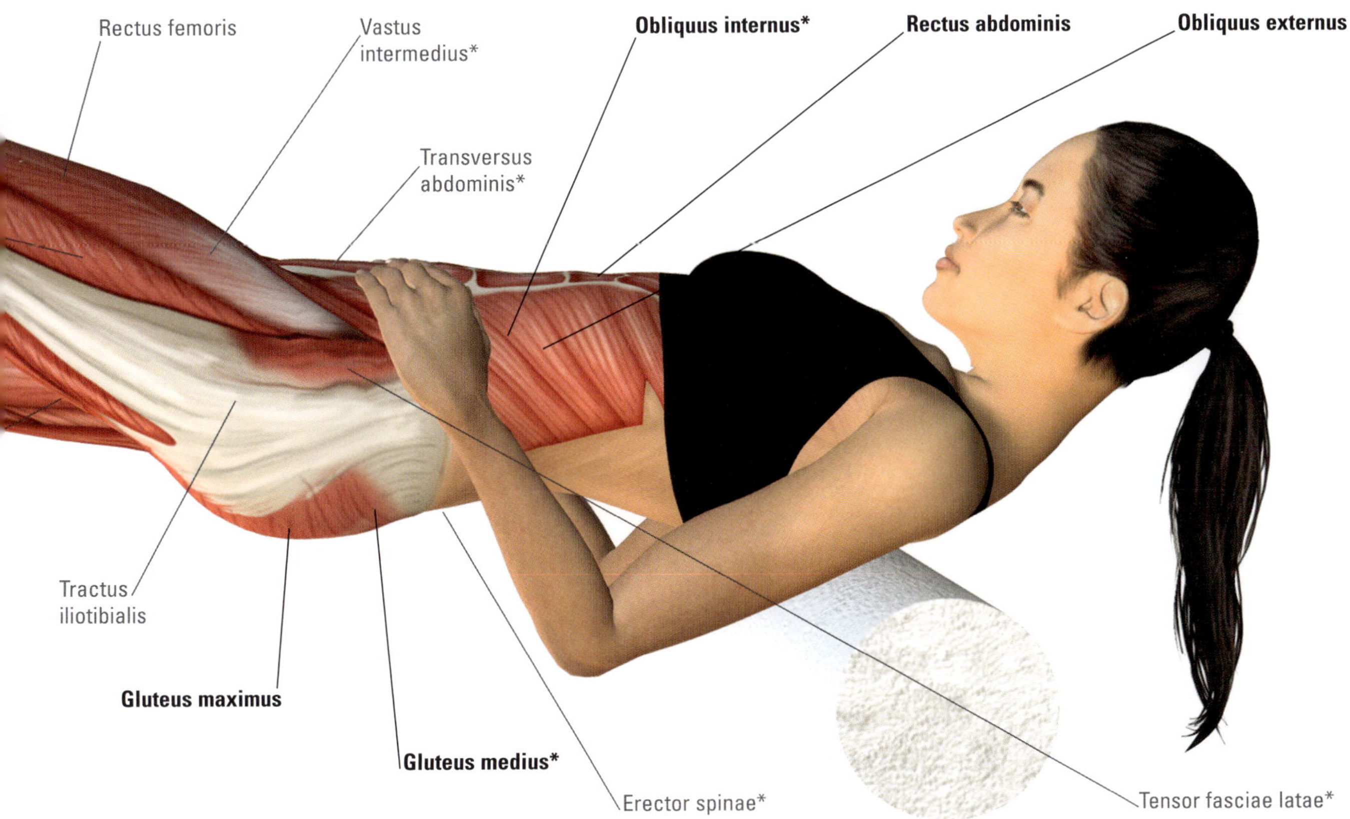

BECKENHEBEN AUS DER BRÜCKE (II)

1. Legen Sie in Rückenlage den Foam Roller unter die Füße.

2. Stemmen Sie sich in die Brücke und heben Sie das Becken nach oben, ohne die Rolle zu bewegen oder ins Hohlkreuz zu fallen.

ÜBUNGSTIPPS

RICHTIG
- Schultern und Hals-/Nackenbereich bleiben entspannt
- das gestreckte Bein bleibt gerade

FALSCH
- die Schultern zu den Ohren hochziehen
- Becken und unteren Rücken während der Bewegung absenken
- ins Hohlkreuz fallen

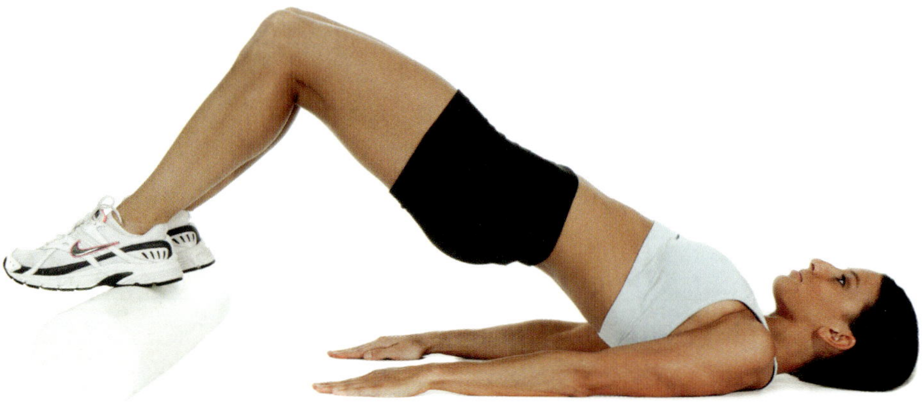

ERLÄUTERUNG

Schwarzer Text steht für aktive Muskeln.

Grauer Text steht für stabilisierende Muskeln.

* steht für tiefe Muskeln.

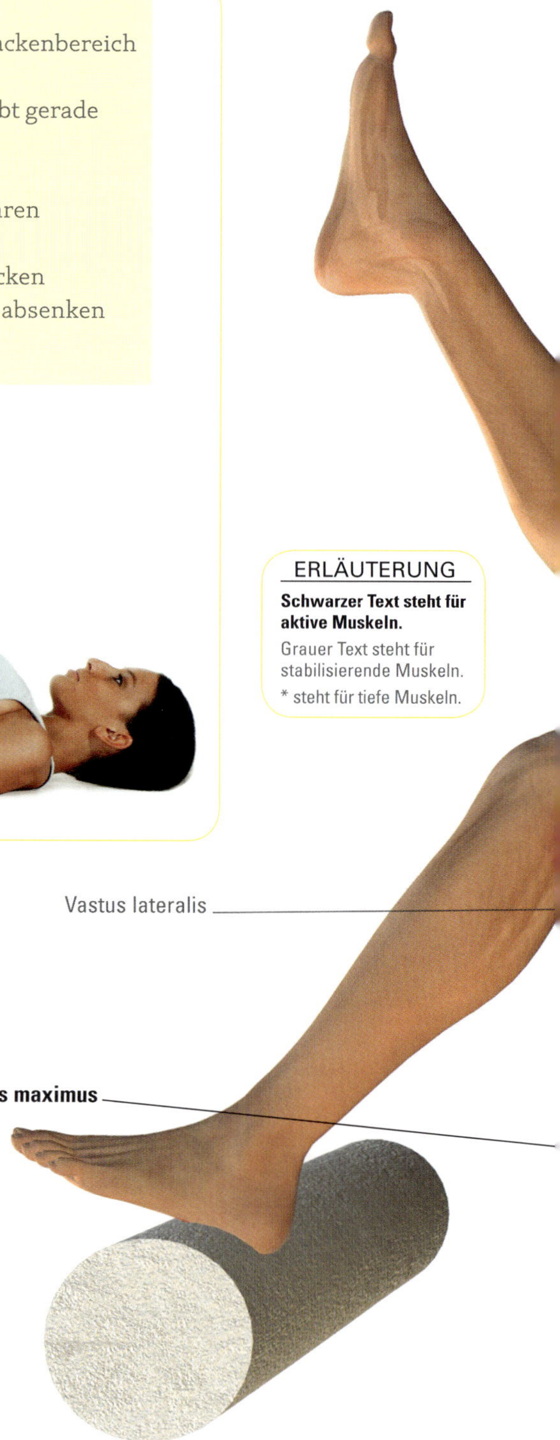

ÜBERBLICK

ZIELE
- Gesäßmuskulatur
- hintere Oberschenkelmuskulatur

VORTEILE
- verbessert die Beckenstabilisierung
- kräftigt die Gesäßmuskulatur
- kräftigt die hintere Oberschenkelmuskulatur

NICHT ANGERATEN BEI
- Verletzungen der hinteren Oberschenkelmuskulatur
- Schmerzen im Lendenwirbelbereich
- Sprunggelenksschmerzen

TRAINING

- Rectus abdominis
- Transversus abdominis
- Obliquus internus
- Obliquus externus
- Triceps brachii
- Gluteus maximus
- Gluteus medius
- Rectus femoris
- Sartorius
- Vastus intermedius
- Biceps femoris
- Semitendinosus
- Semimembranosus
- Erector spinae

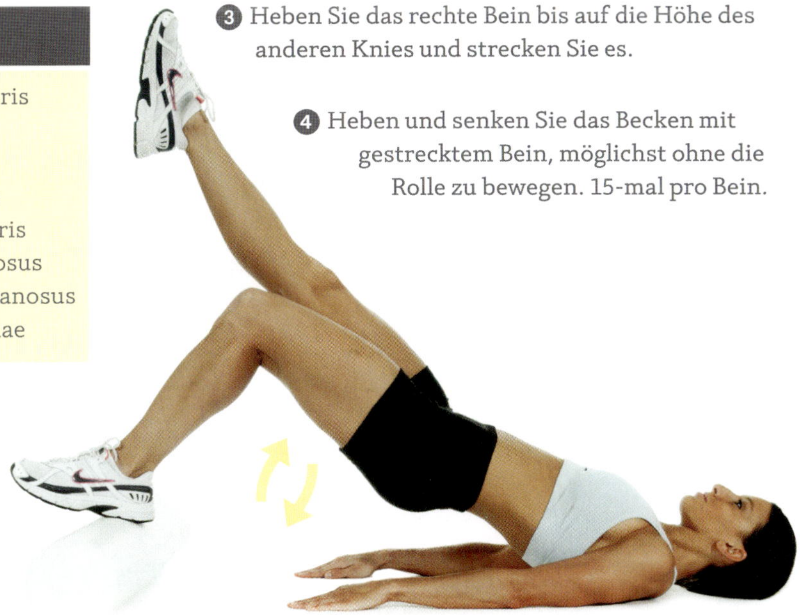

3 Heben Sie das rechte Bein bis auf die Höhe des anderen Knies und strecken Sie es.

4 Heben und senken Sie das Becken mit gestrecktem Bein, möglichst ohne die Rolle zu bewegen. 15-mal pro Bein.

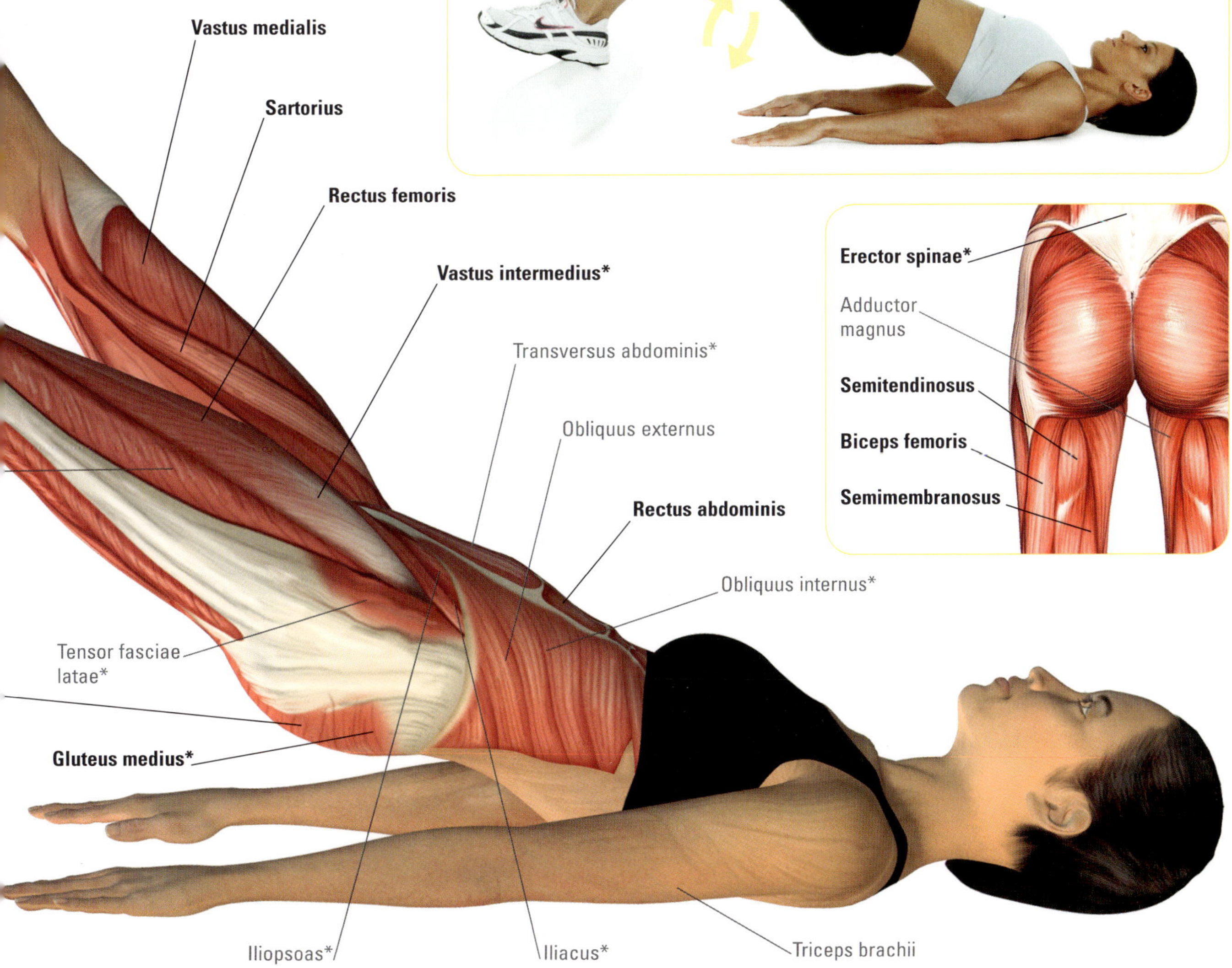

FOAM-ROLLER-ÜBUNG FÜR DIE HINTERE

❶ Winkeln Sie in Rückenlage die Knie an und positionieren Sie die Rolle unter den Füßen.

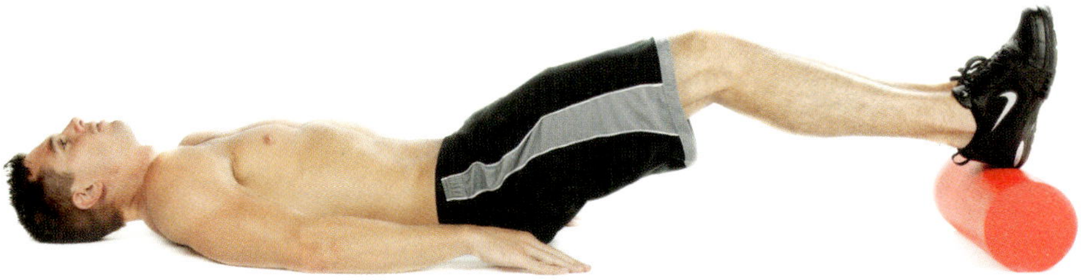

ÜBERBLICK

ZIELE

- hintere Oberschenkelmuskulatur
- Gesäßmuskulatur

VORTEILE

- verbessert Kraft und Ausdauer der hinteren Oberschenkelmuskulatur
- kräftigt die Gesäßmuskulatur und die Haltemuskulatur des Beckens

NICHT ANGERATEN BEI

- Verletzungen der hinteren Oberschenkelmuskulatur
- Schmerzen im Lendenwirbelbereich
- Sprunggelenksschmerzen

❷ Drücken Sie sich in die Brücke und heben Sie die Hüfte so weit, dass sie mit Oberkörper und Schultern eine gerade Linie bildet.

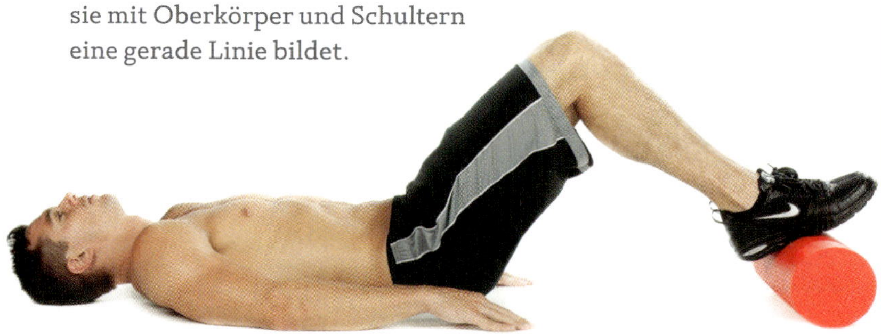

❸ Spannen Sie das Gesäß an und bewegen Sie den Foam Roller mit den Füßen zum Körper und wieder nach vorne.

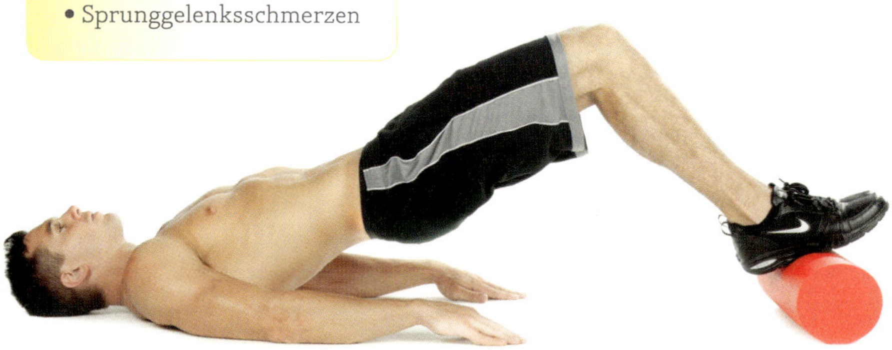

ÜBUNGSTIPPS

RICHTIG

- die Schultern bleiben während der Übung entspannt
- der Körper bildet von den Schultern bis zu den Knien eine gerade Linie

FALSCH

- Hüfte und unterer Rücken sinken während der Bewegung nach unten
- ins Hohlkreuz fallen

OBERSCHENKELMUSKULATUR

TRAINING

- Rectus abdominis
- Transversus abdominis
- Gluteus maximus
- Gluteus medius
- Biceps femoris
- Semitendinosus
- Semimembranosus
- Erector spinae
- Quadratus lumborum

4 Führen Sie zwei Sätze à 15 Wiederholungen aus.

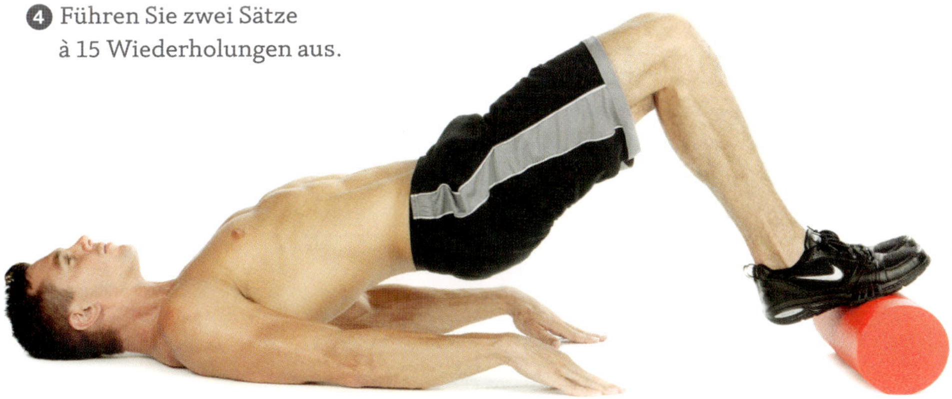

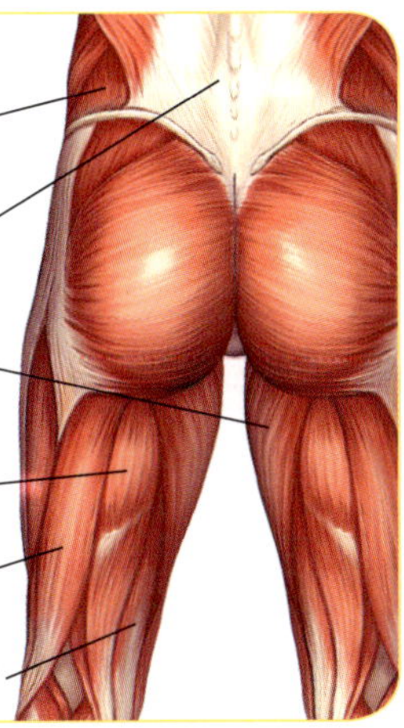

ERLÄUTERUNG

Schwarzer Text steht für aktive Muskeln.
Grauer Text steht für stabilisierende Muskeln.
* steht für tiefe Muskeln.

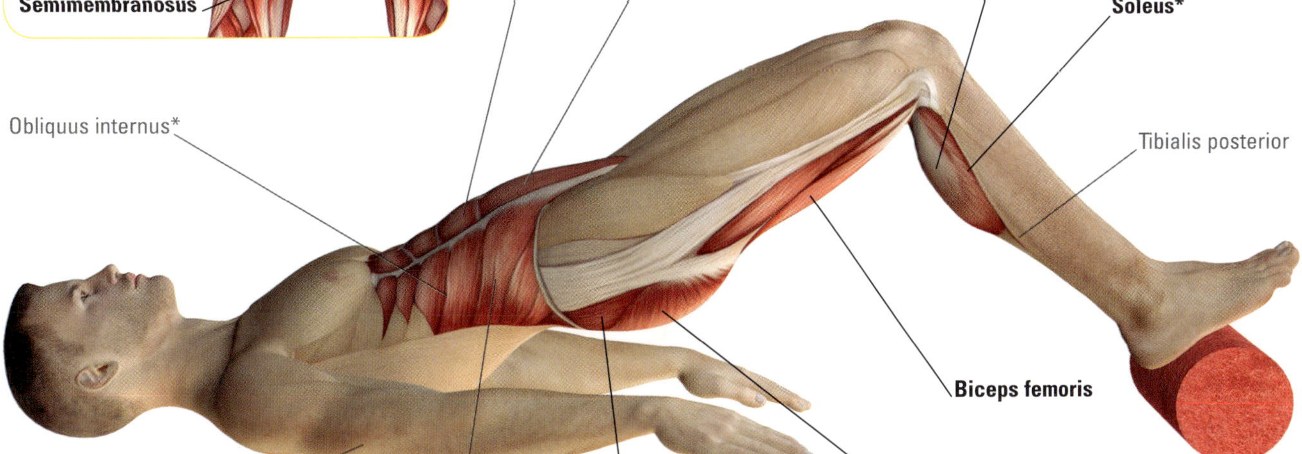

FAHRRADFAHREN

ÜBUNGEN MIT DEM FOAM ROLLER

❶ Platzieren Sie in Rückenlage den Foam Roller unter der Wirbelsäule. Gesäß und Schultern haben Kontakt. Legen Sie die Unterarme links und rechts vom Körper am Boden ab, um das Gleichgewicht zu halten.

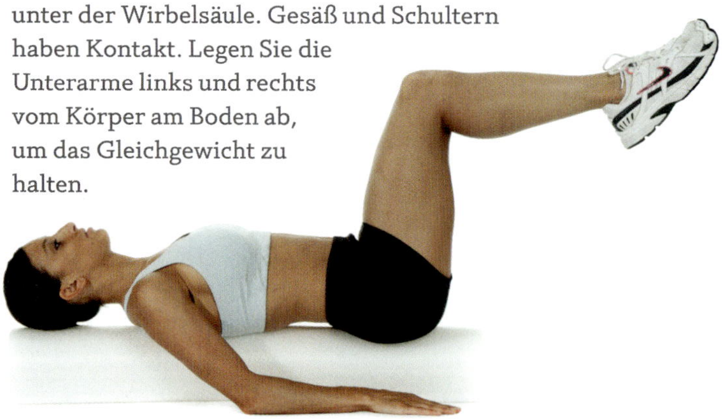

❷ Winkeln Sie die Beine so an, dass Ober- und Unterschenkel sowie die Hüfte im 90-Grad-Winkel zueinander stehen.

ÜBERBLICK

ZIELE
- Bauchmuskulatur
- Oberschenkelmuskeln

VORTEILE
- verbessert die Beckenstabilisierung
- kräftigt die Bauchmuskulatur

NICHT ANGERATEN BEI
- Schmerzen im Lendenwirbelbereich
- Hals-/Nackenschmerzen

❸ Heben Sie Kopf, Hals und Schultern von der Rolle. Der Rücken bleibt flach darauf liegen. Strecken Sie das rechte Bein und ziehen Sie das linke Knie zur Brust, ohne die Oberkörperposition zu verändern.

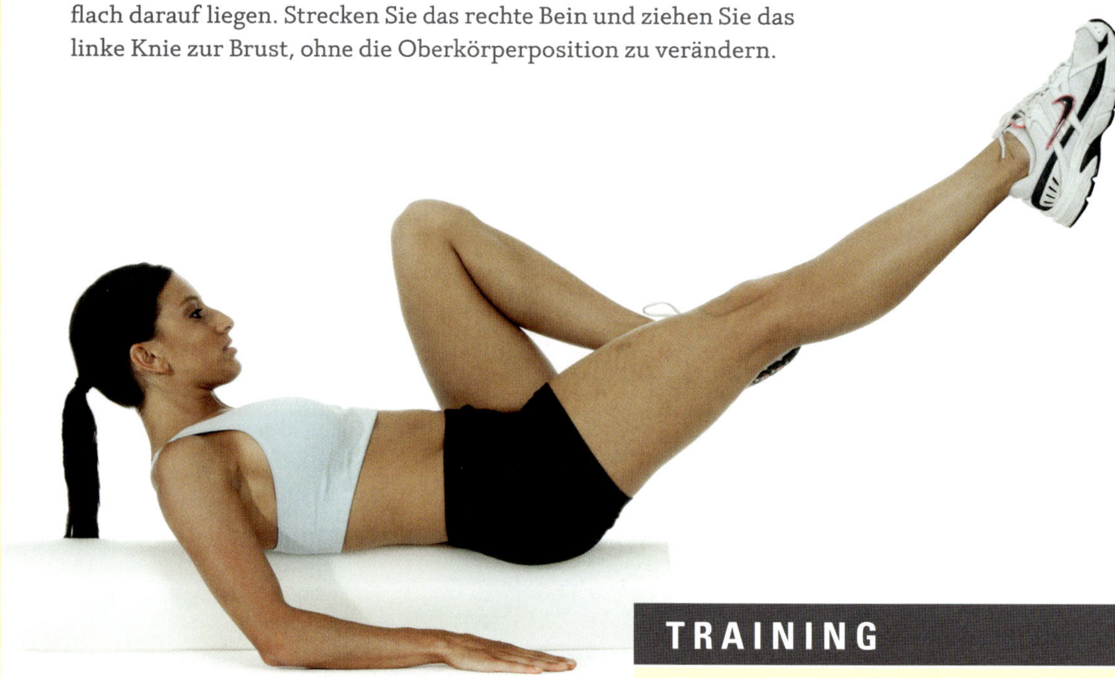

TRAINING

- Rectus abdominis
- Transversus abdominis
- Obliquus internus
- Obliquus externus
- Triceps brachii
- Vastus intermedius
- Rectus femoris
- Vastus medialis

4 Wechseln Sie die Beinstellung wie beim Fahrradfahren und halten Sie dabei das Gleichgewicht. 15 Wiederholungen pro Bein.

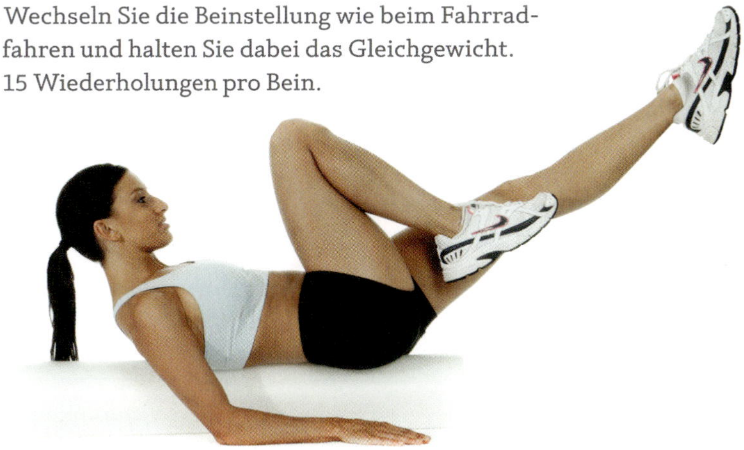

ÜBUNGSTIPPS

RICHTIG

- der Hals-/Nackenbereich bleibt während der Übung entspannt
- beim Absenken des gestreckten Beins muss dieses so lang wie möglich gestreckt bleiben

FALSCH

- die Schultern zu den Ohren hochziehen
- Hüfte und unteren Rücken vom Boden abheben

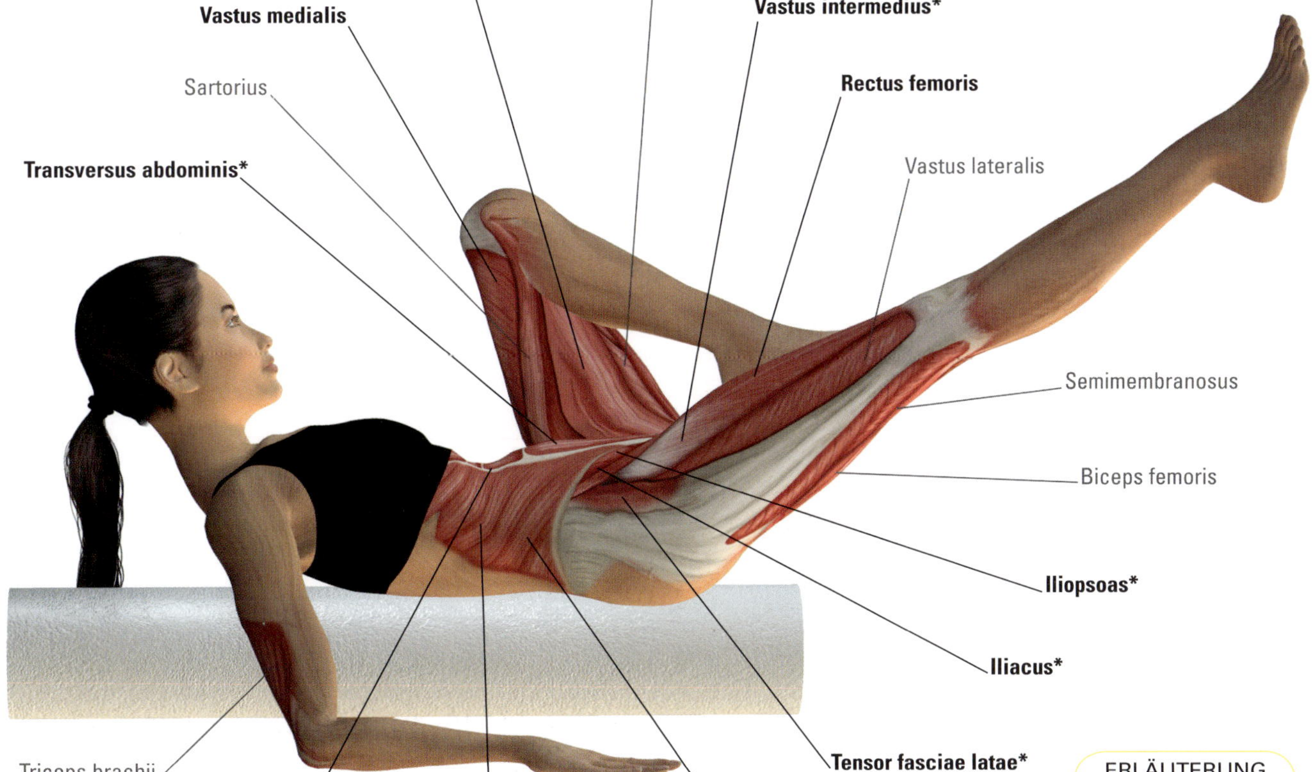

ERLÄUTERUNG

Schwarzer Text steht für aktive Muskeln.

Grauer Text steht für stabilisierende Muskeln.

* steht für tiefe Muskeln.

CRUNCH

❶ Platzieren Sie in Rückenlage den Foam Roller unter der Wirbelsäule. Gesäß und Schultern haben Kontakt. Legen Sie zur Stabilisierung die Unterarme links und rechts vom Körper am Boden ab. Heben Sie die Beine rechtwinklig an.

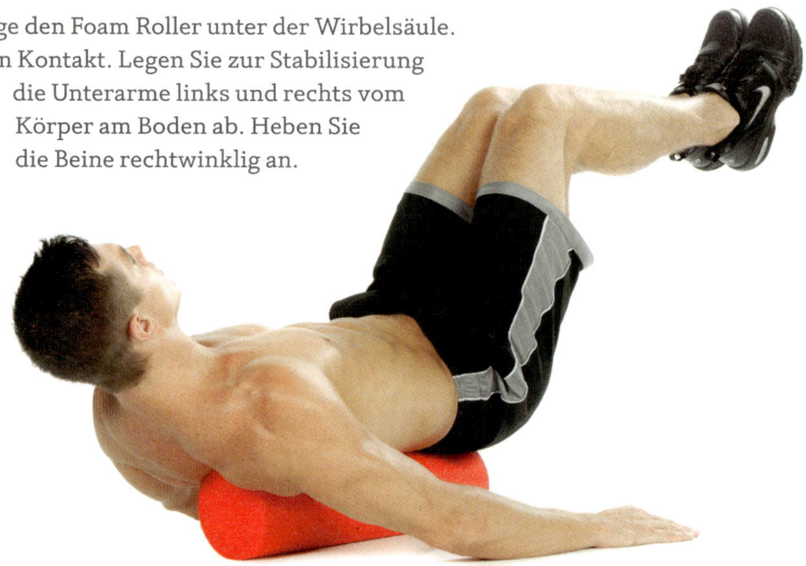

ÜBERBLICK

ZIELE
- Bauchmuskulatur
- Beinmuskulatur

VORTEILE
- verbessert die Stabilisierung von Becken und Körpermitte
- kräftigt die Bauchmuskulatur

NICHT ANGERATEN BEI
- Schmerzen im Lendenwirbelbereich
- Hals-/Nackenschmerzen

❷ Heben Sie Kopf, Hals und Schultern.

❸ Stemmen Sie die Handflächen gegen die Knie und versuchen Sie, gegen diesen Widerstand das Gleichgewicht zu halten. Ziehen Sie die Zehen an und halten Sie die Ellbogen eng am Körper. Die Spannung zehn Sekunden halten, dann lockern. Zehnmal wiederholen.

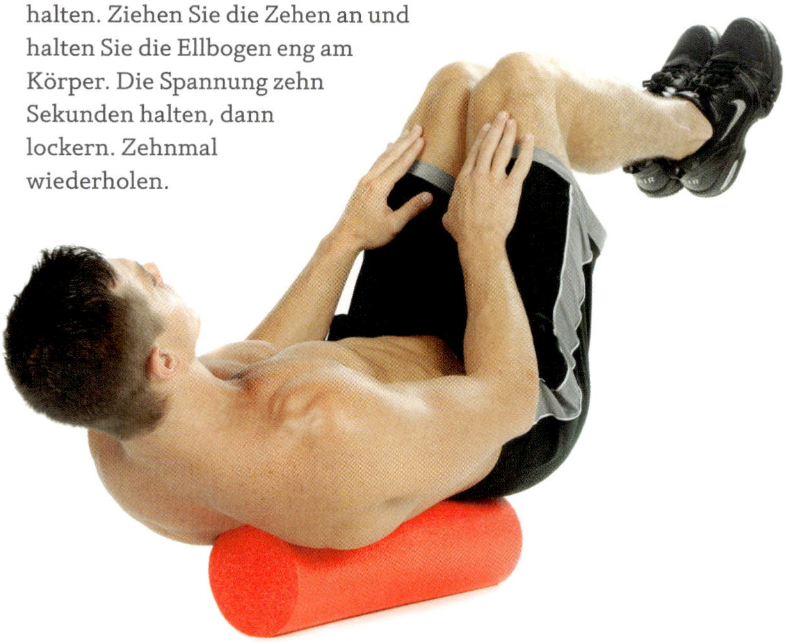

ÜBUNGSTIPPS

RICHTIG
- Ober- und Unterschenkel sowie die Hüfte stehen im 90-Grad-Winkel zueinander
- der Hals-/Nackenbereich bleibt entspannt
- Schultern und Gesäß bleiben während der Übung flach auf der Rolle liegen

FALSCH
- die Schultern zu den Ohren hochziehen
- während der Bewegung die Hüfte oder den unteren Rücken von der Rolle heben

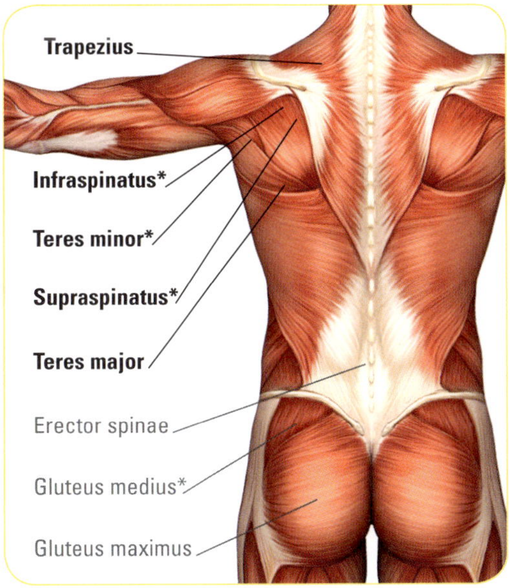

TRAINING

- Rectus abdominis
- Transversus abdominis
- Gluteus maximus
- Gluteus medius
- Sartorius
- Vastus intermedius
- Iliacus
- Iliopsoas
- Infraspinatus
- Supraspinatus
- Teres minor
- Erector spinae
- Triceps brachii

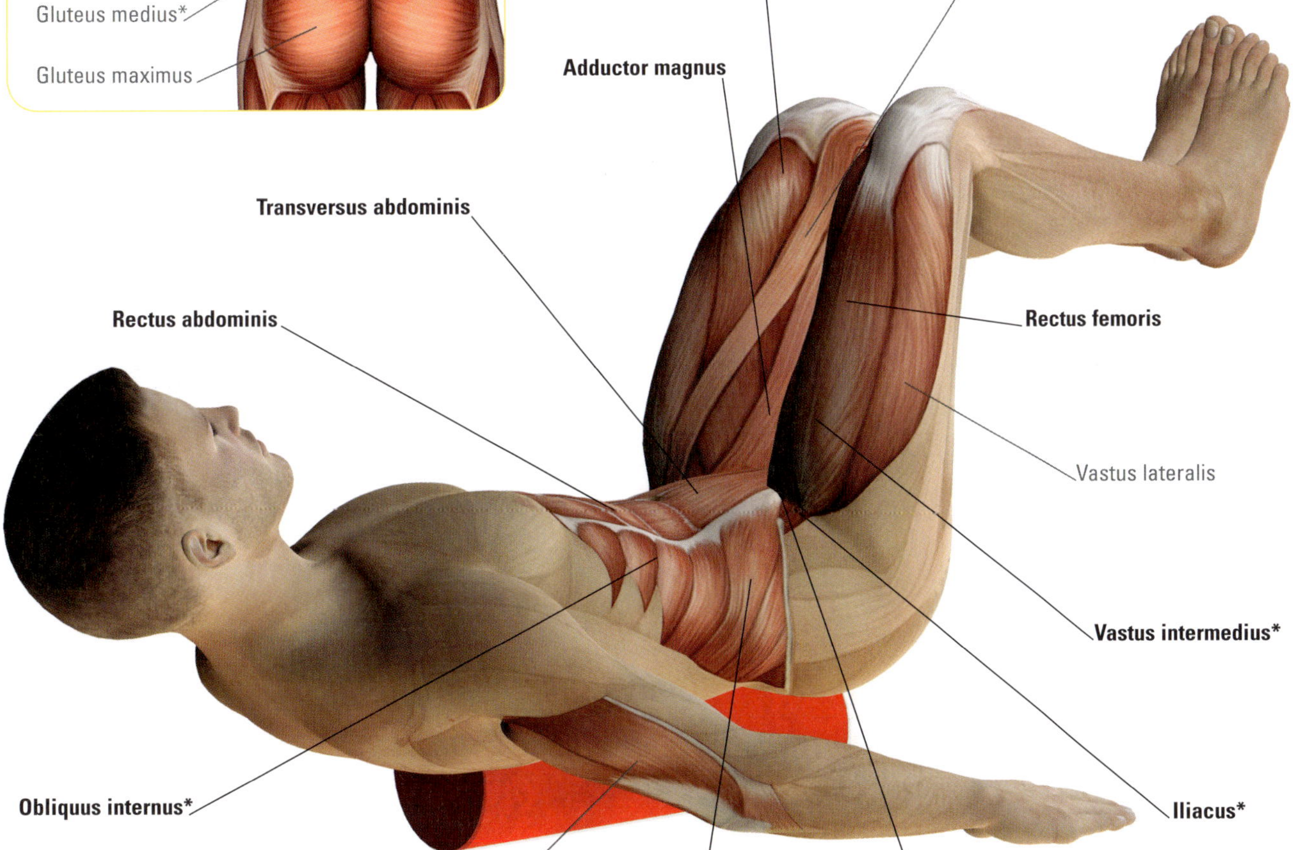

ERLÄUTERUNG

Schwarzer Text steht für aktive Muskeln.

Grauer Text steht für stabilisierende Muskeln.

* steht für tiefe Muskeln.

TRAININGSPLÄNE

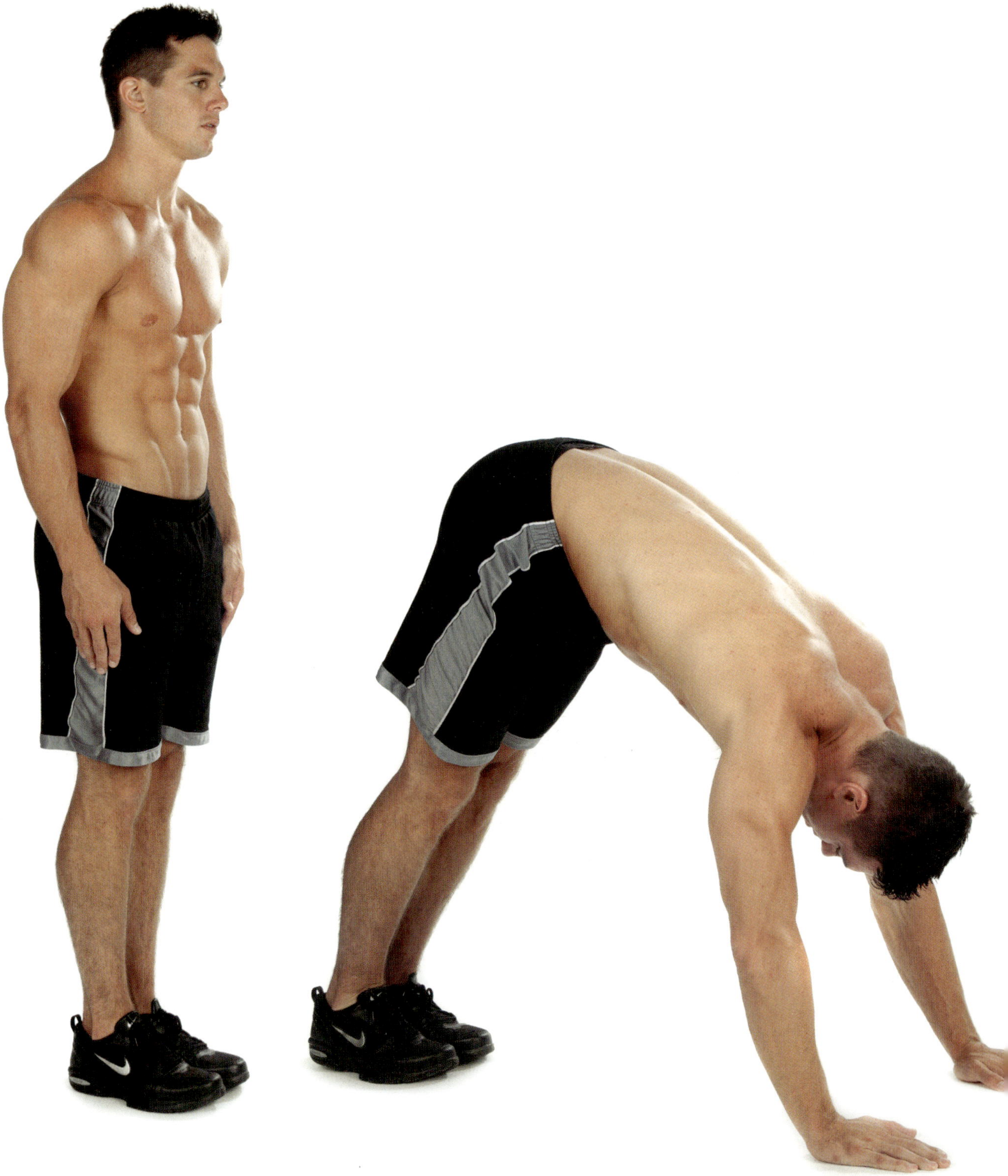

Nachdem Sie nun die Übungen für die Körpermitte kennenlernen konnten, ist es an der Zeit, sie in die Praxis umzusetzen. Dieses Kapitel präsentiert drei beispielhafte Programme, in denen die vorgestellten Übungen für ein umfassendes, sicheres und effizientes Ganzkörpertraining sinnvoll angeordnet sind. Jeder Plan kombiniert einige Übungen aus den vorangegangenen Abschnitten, sodass alle Aspekte der Muskelaktivierung berücksichtigt sind. Die Trainingspläne sind eine Startgrundlage und lassen sich, sobald sie gut funktionieren, jederzeit mit weiteren Übungen dieses Buches kombinieren und erweitern, um die Trainingsroutine aufzulockern. Jedes Programm bringt Sie dem Ziel näher, die Stabilität und Kraft ihrer Körpermitte zu erhöhen. Dehnübungen zwischen den Einheiten tragen zusätzlich dazu bei, dass Sie schlank und beweglich bleiben.

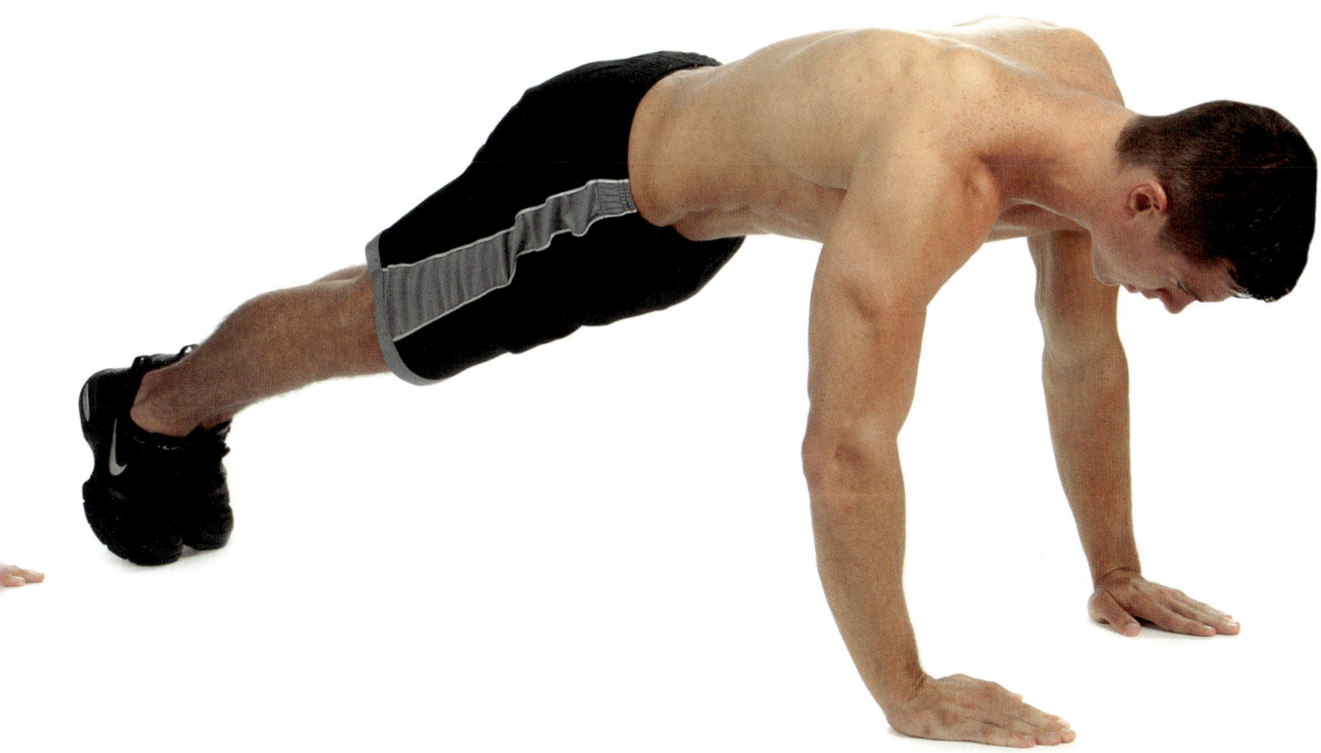

PROGRAMM A

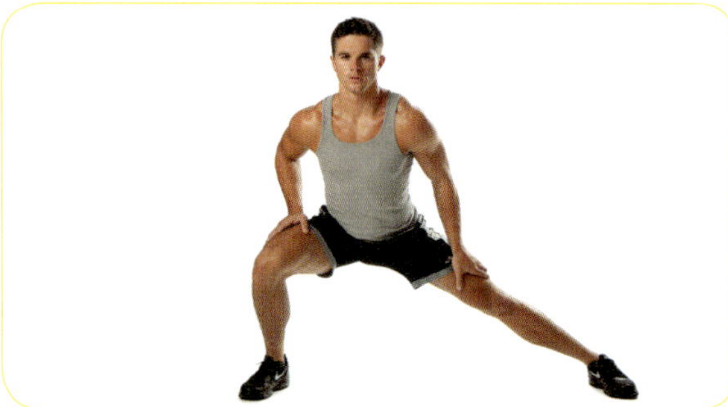

1. Adduktorendehnung, S. 24

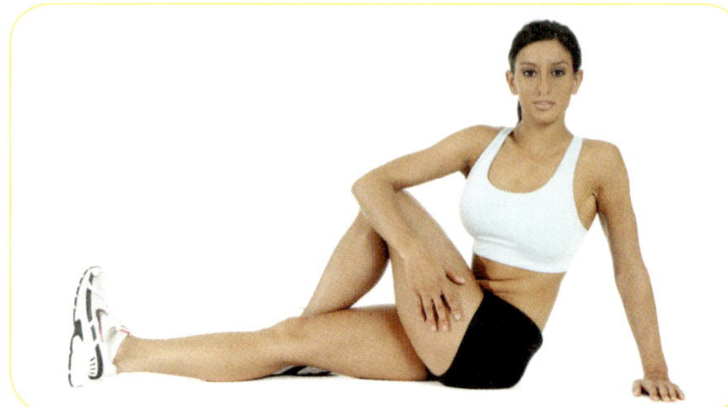

2. Hüftdehnung, S. 29

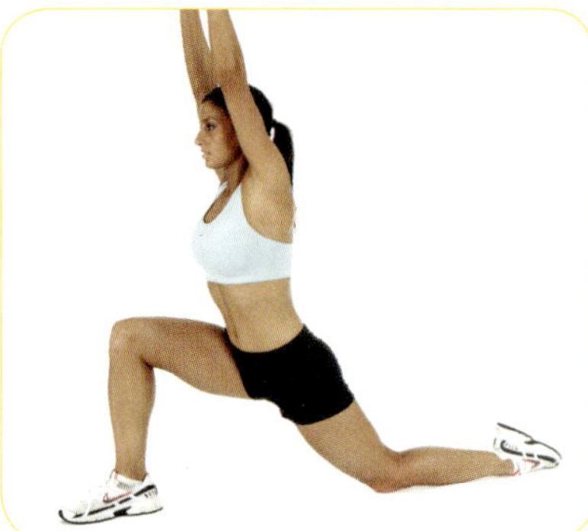

3. Hüftbeugerdehnung, S. 25

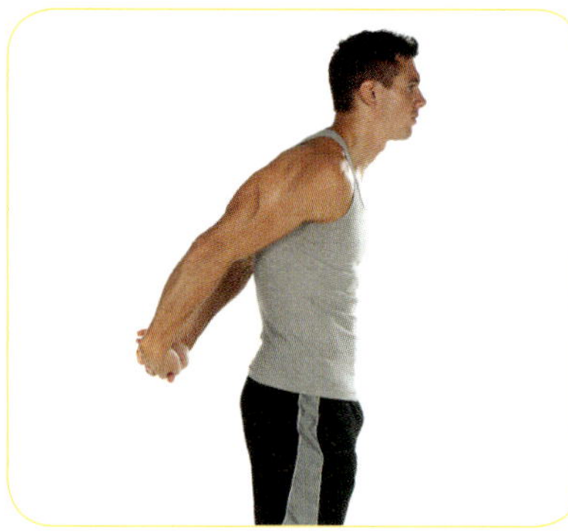

4. Brustdehnung, S. 21

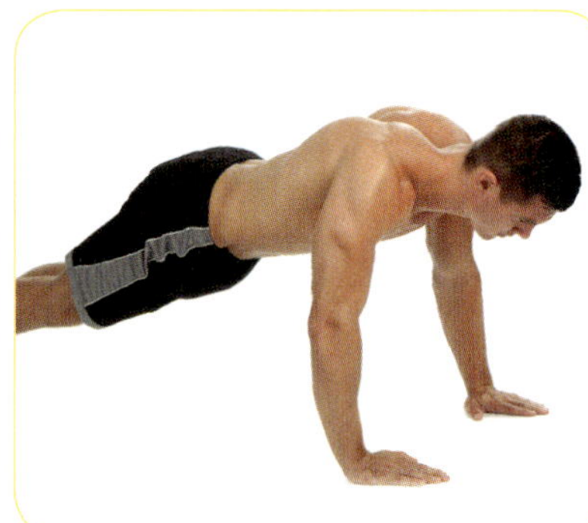

5. Schnelle Liegestützsequenz, S. 36

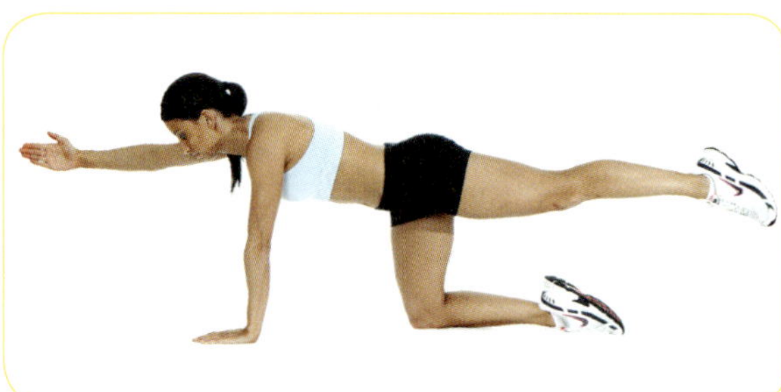

6. Hüftstrecken im Vierfüßlerstand, S. 44

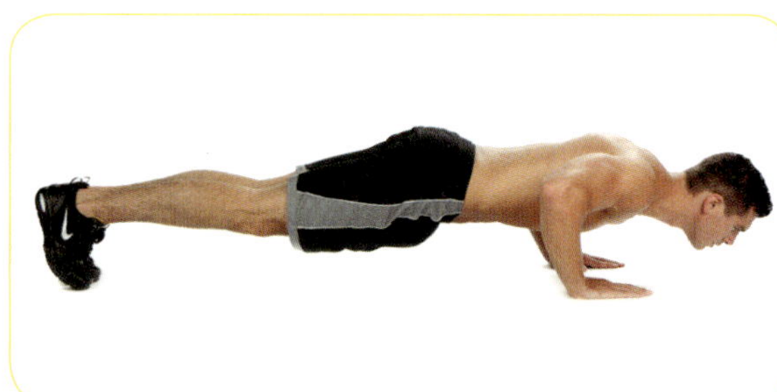

7. Liegestütz, S. 52

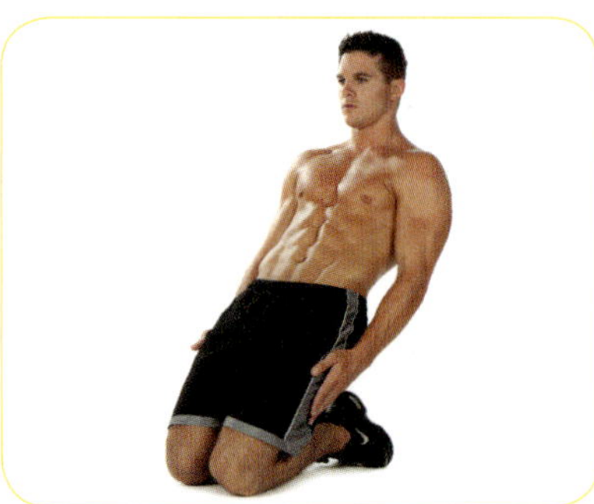

8. Oberschenkelschaukel, S. 42

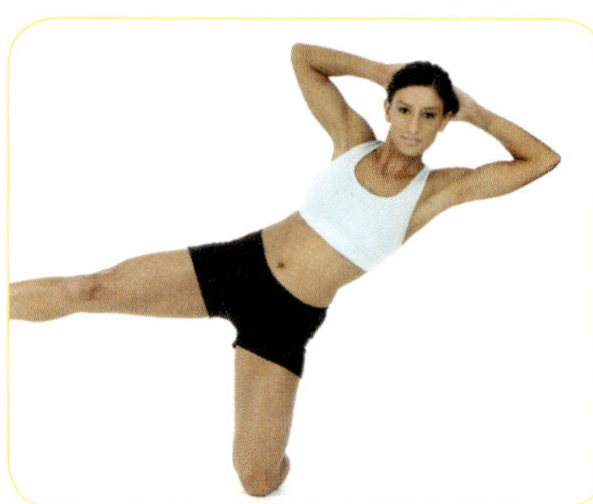

9. Seitliches Beinheben im Kniestand, S. 104

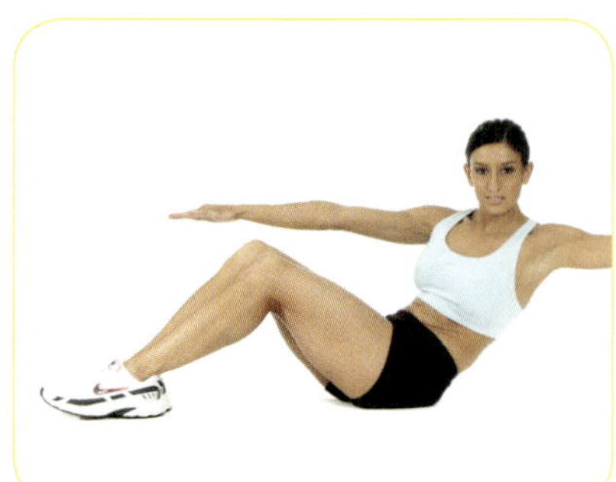

10. Rumpfabrollen mit Drehung, S. 116

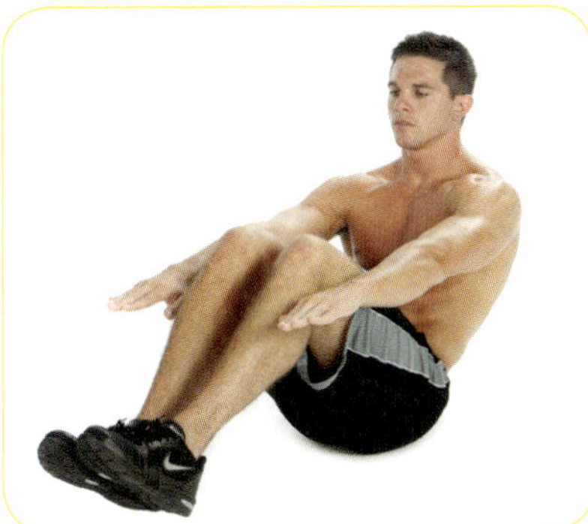

11. Sit-up, S. 90

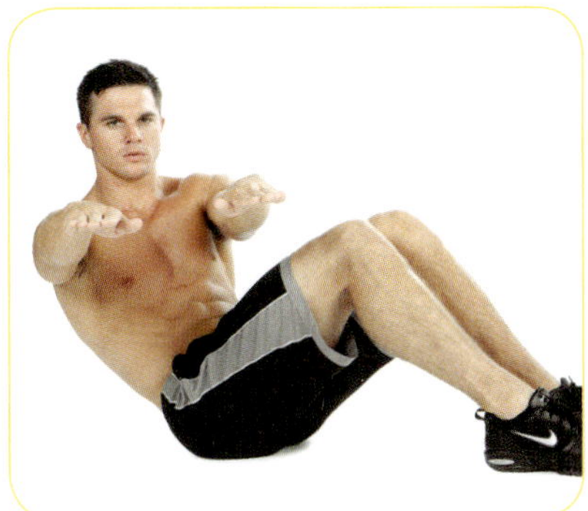

12. Russischer Twist, S. 94

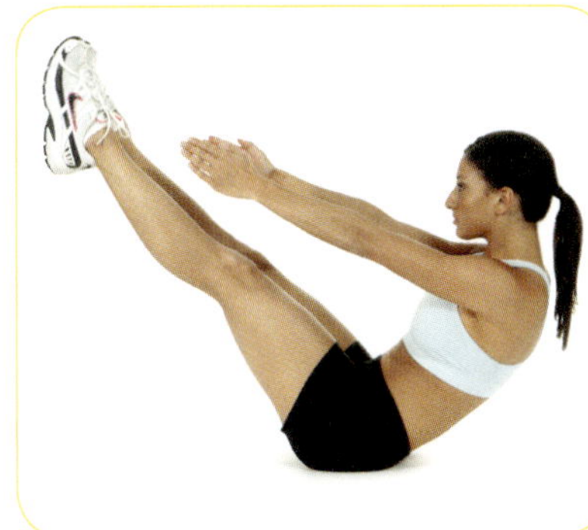

13. Klappmesser, S. 92

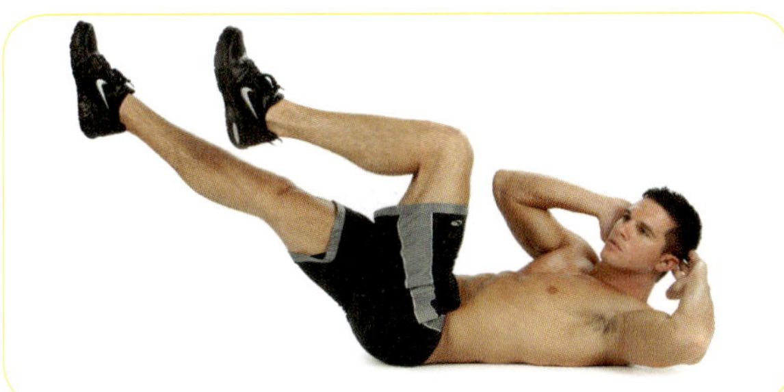

14. Crunch mit überkreuzten Beinen, S. 78

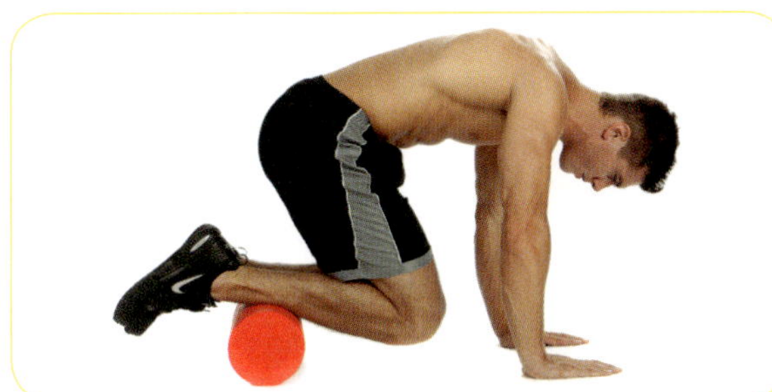

15. Hüftbeugen im Vierfüßlerstand, S. 124

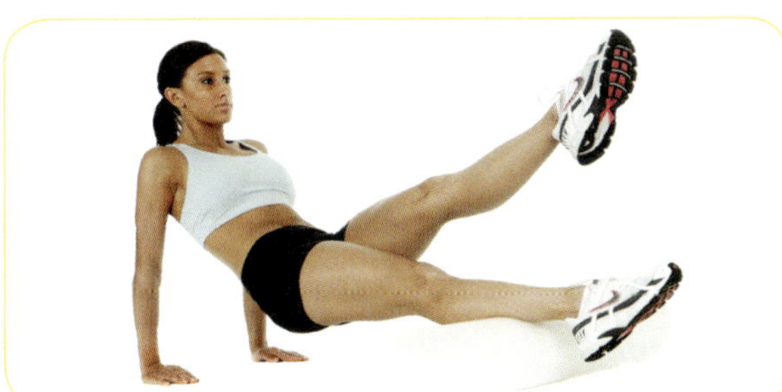

16. Einseitiges Wadenrollen, S. 128

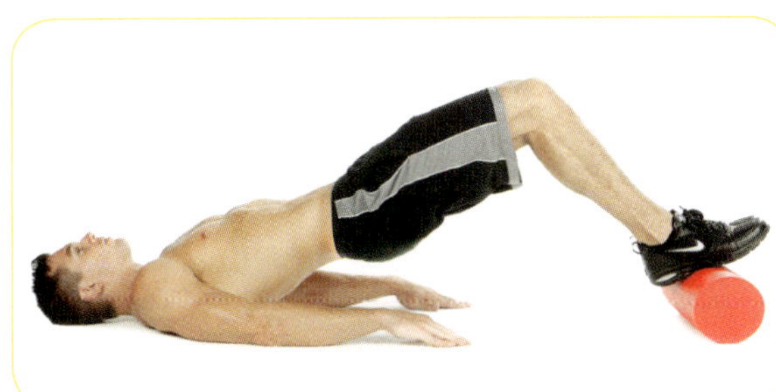

17. Hintere Oberschenkelmuskulatur, S. 146

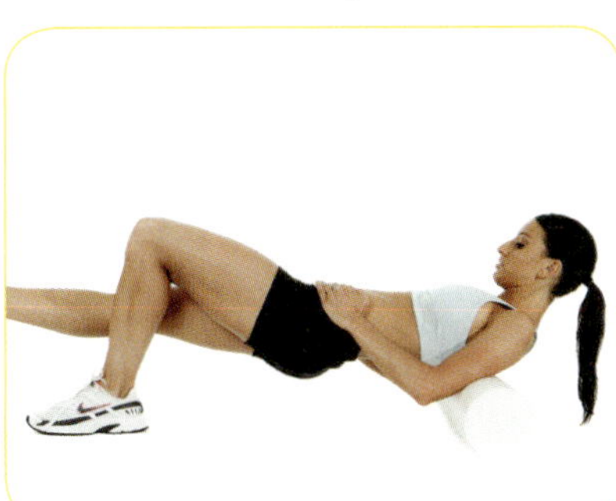

18. Beckenheben aus der Brücke (I), S. 142

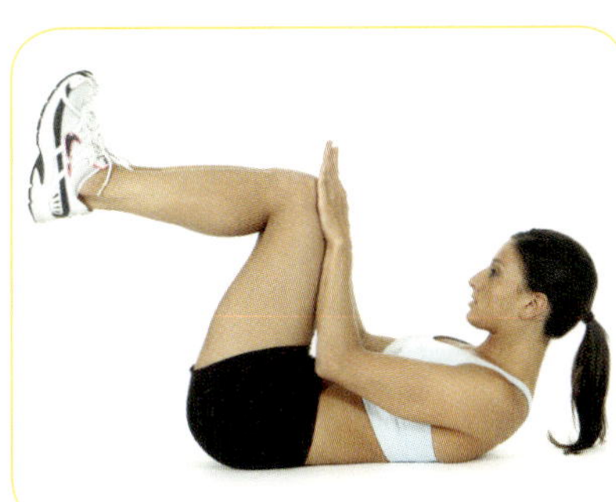

19. Crunch mit angehobenen Beinen, S. 68

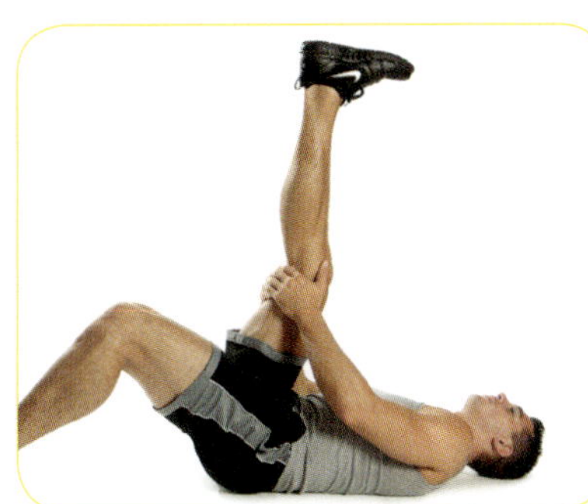

20. Oberschenkeldehnung, S. 30

PROGRAMM B

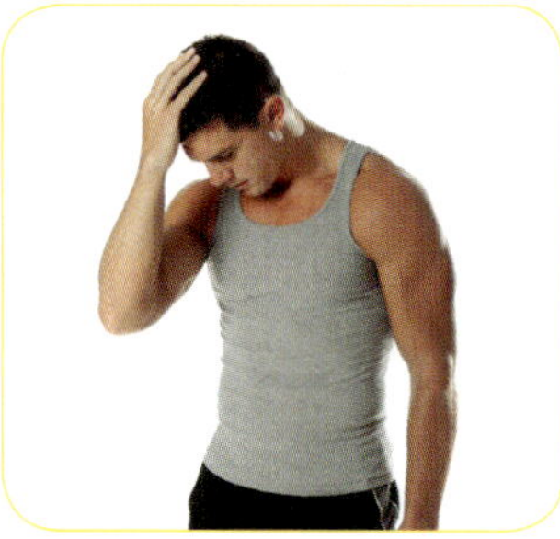
1. Hals- und Nackendehnung, S. 16

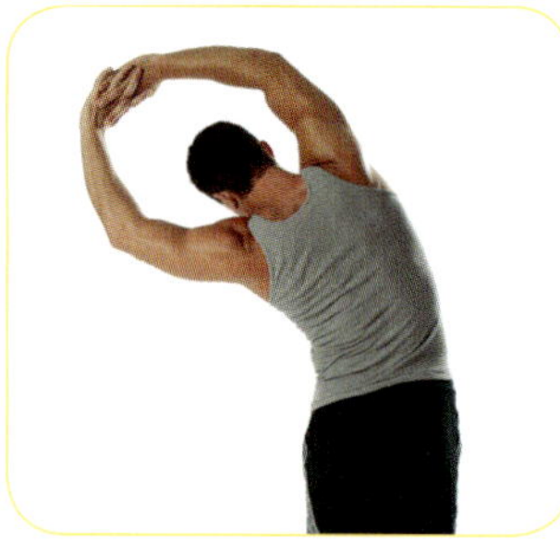
2. Latissimusdehnung, S. 19

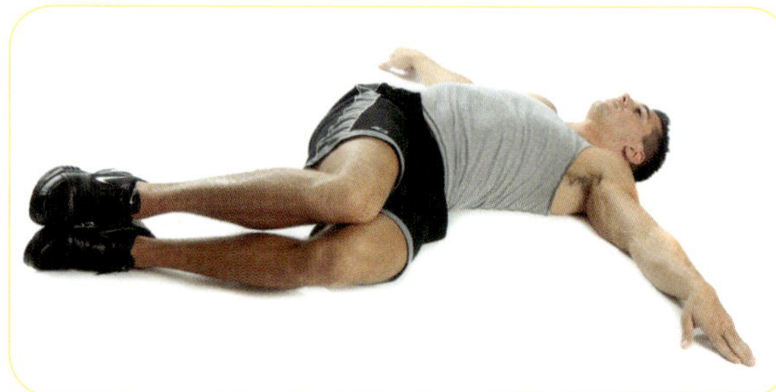
3. Lendenwirbeldehnung, S. 27

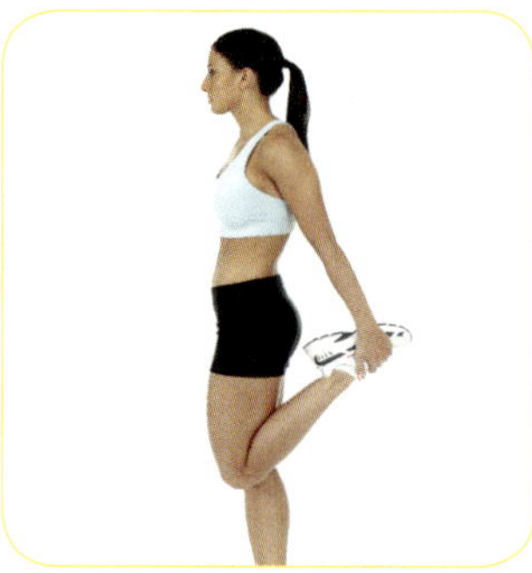
4. Quadrizepsdehnung, S. 22

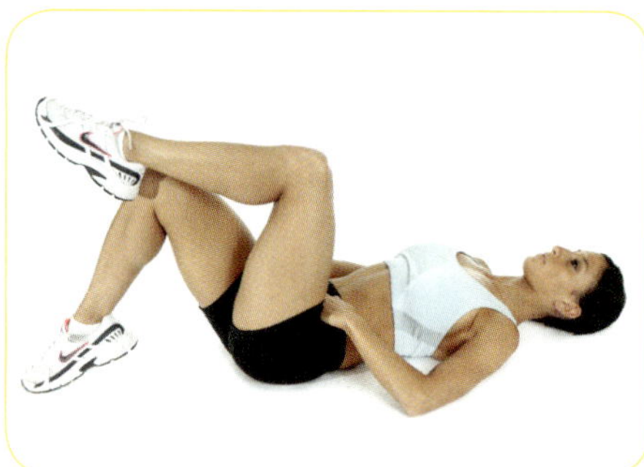
5. Knieheben in Rückenlage, S. 34

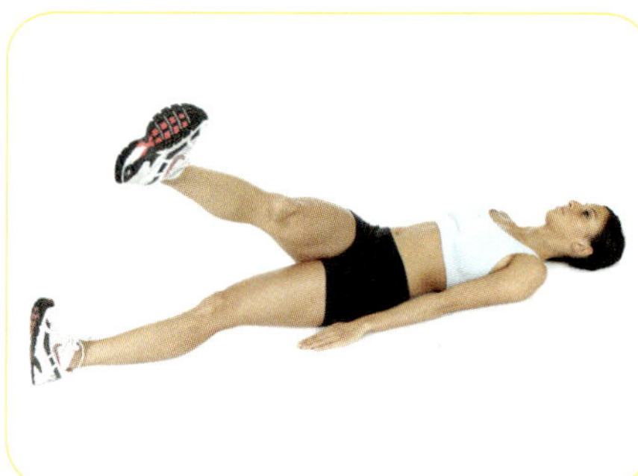
6. Einseitiges Beinkreisen, S. 40

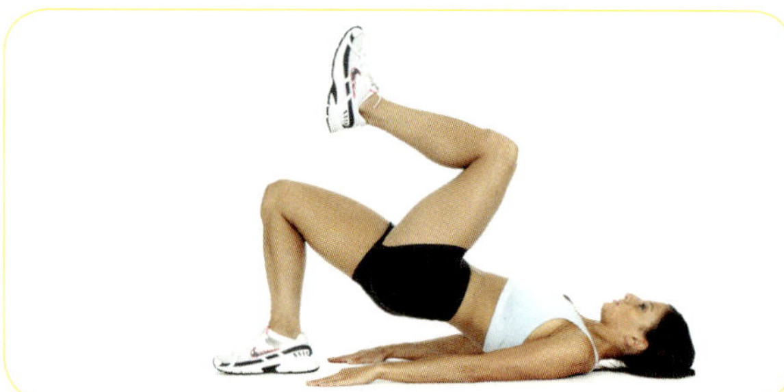
7. Beinheben aus der Brücke, S. 50

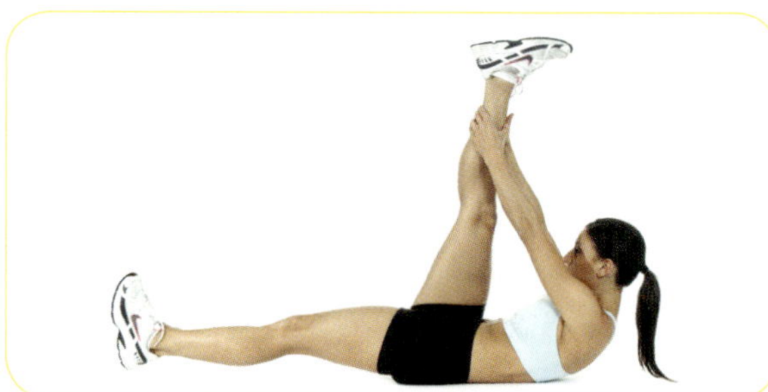
8. Beinschere, S. 64

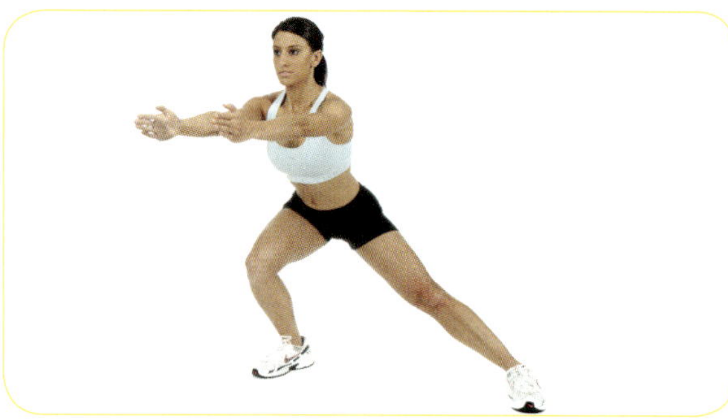
9. Seitlicher Ausfallschritt, S. 80

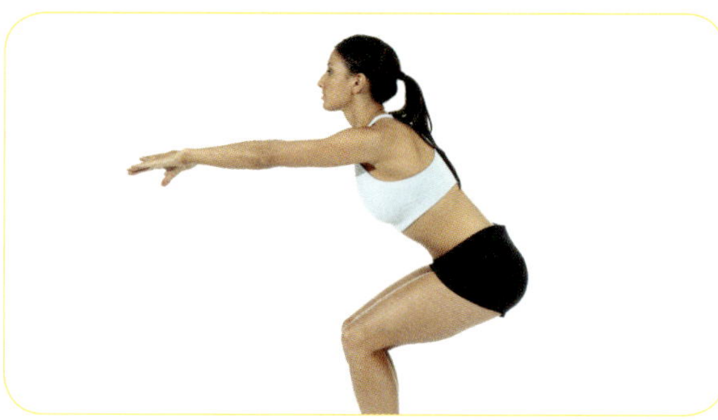
10. Wadendehnung, S. 84

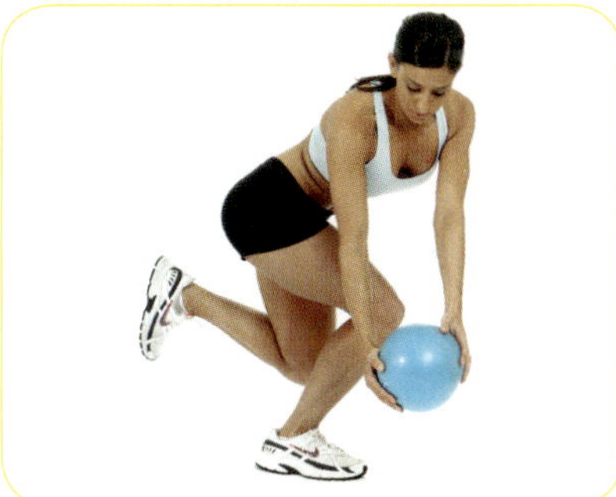

11. Kniebeuge mit Oberkörperdrehung, S. 88

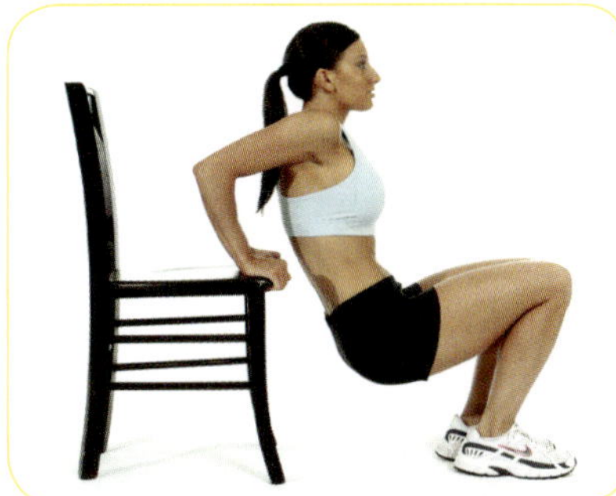

12. Trizepsdip am Stuhl, S. 54

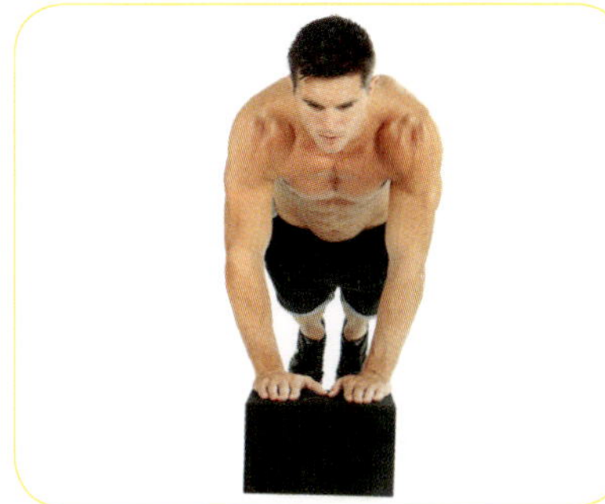

13. Liegestütz über den Step, S. 114

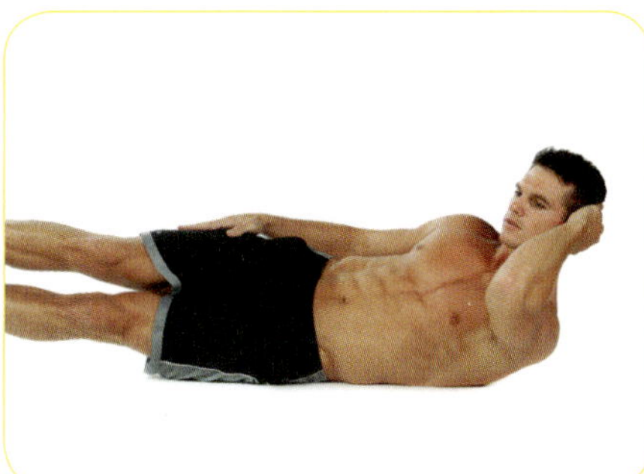

14. Seitlicher Crunch, S. 98

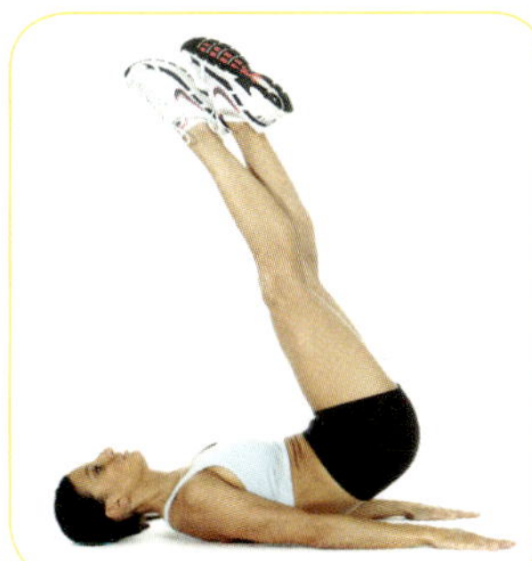

15. Beckenheben, S. 108

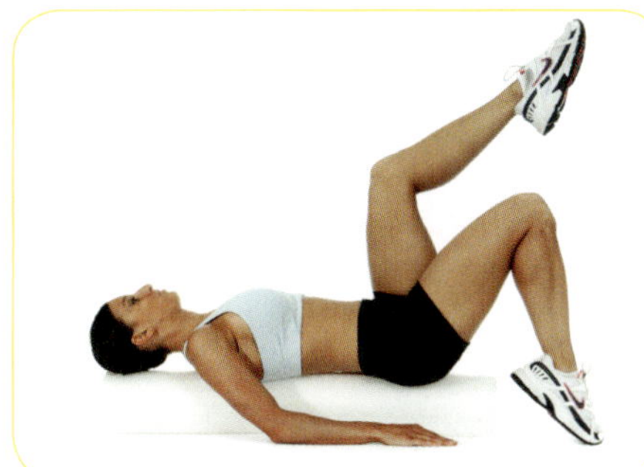

16. Rhythmisches Knieheben, S. 136

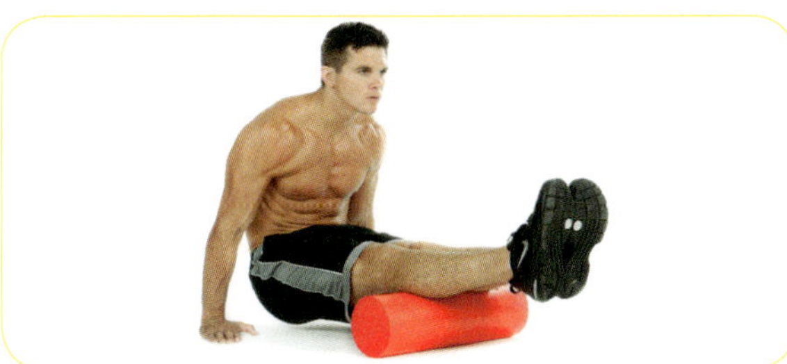

17. Beinerollen im Frontstütz, S. 126

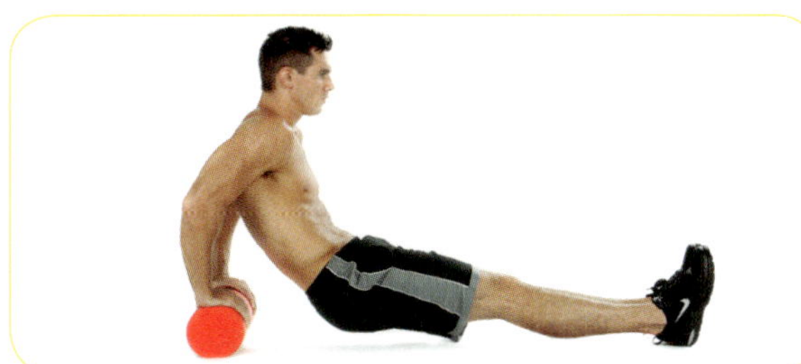

18. Trizepsdip, S. 130

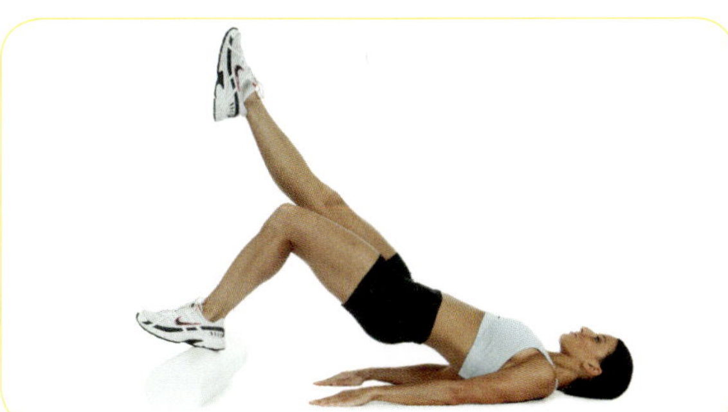

19. Beckenheben aus der Brücke (II), S. 144

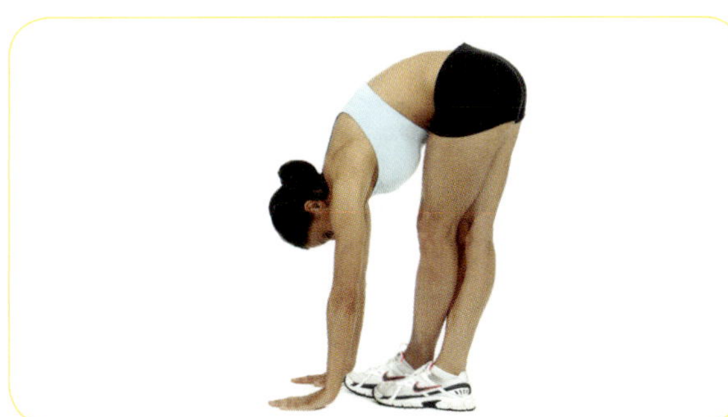

20. Iliotibialtraktdehnung, S. 23

PROGRAMM C

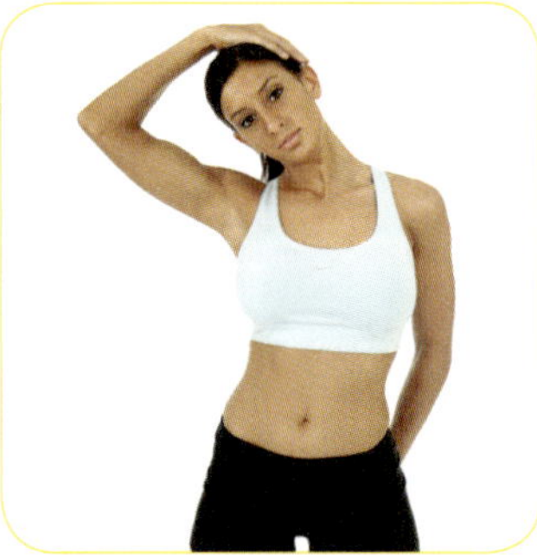
1. Halsdehnung, S. 17

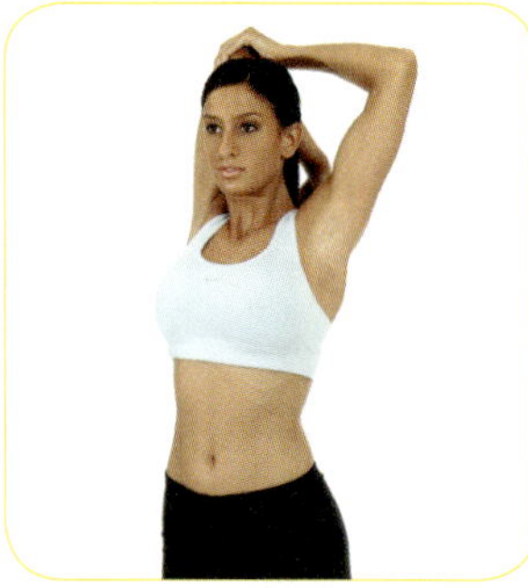
2. Trizepsdehnung, S. 18

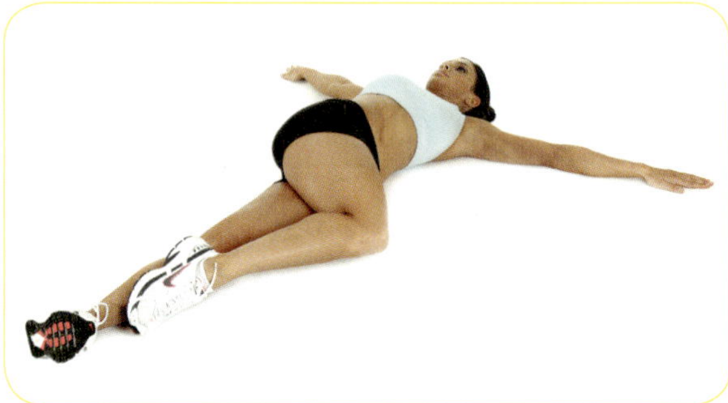
3. Wirbelsäulendehnung, S. 26

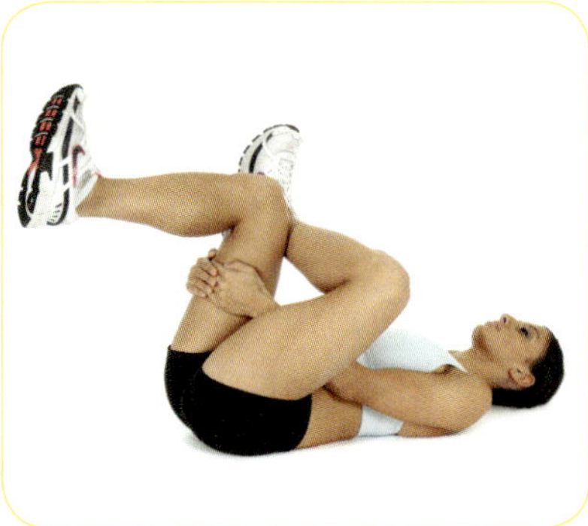
4. Piriformisdehnung, S. 28

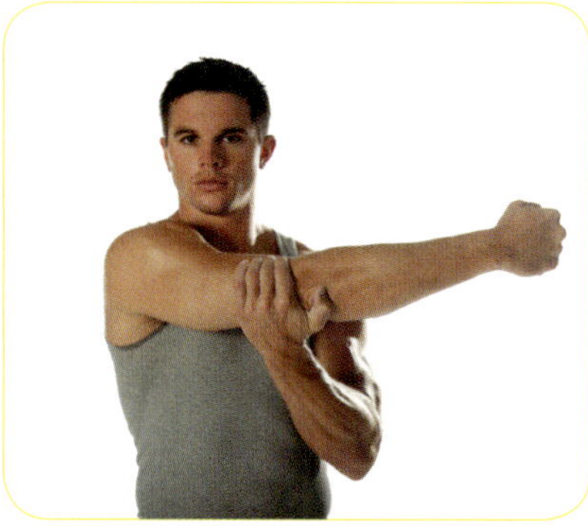
5. Schulterdehnung, S. 20

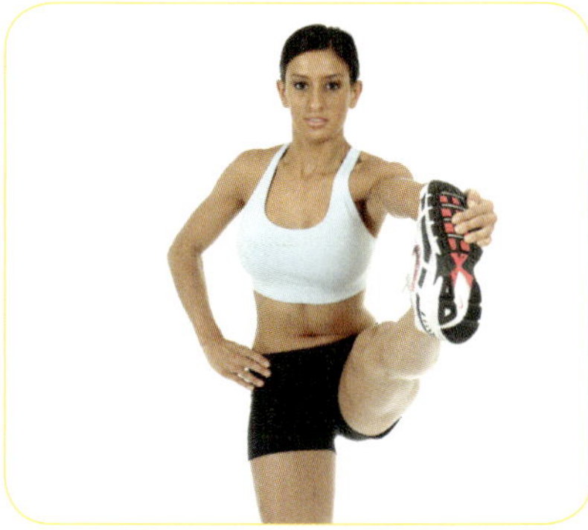
6. Hand-Zehen-Pose, S. 58

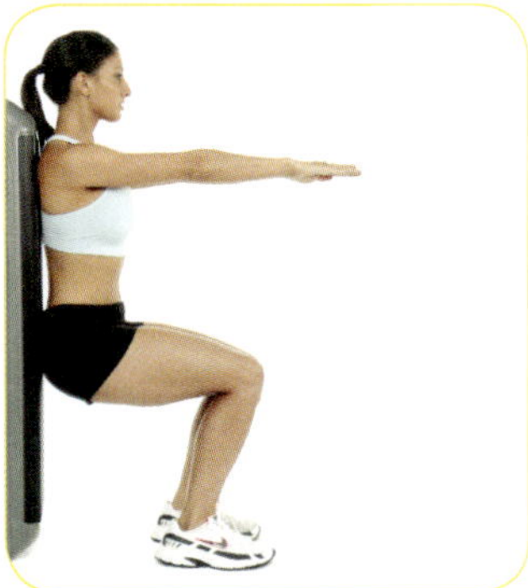
7. Kniebeuge, S. 60

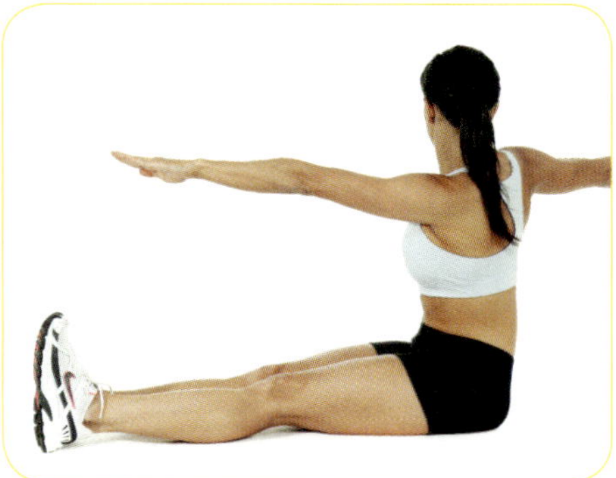
8. Rumpftwist, S. 38

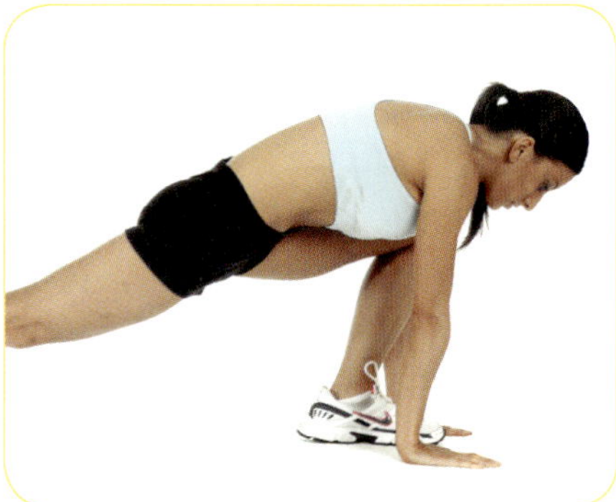
9. Ausfallschritt nach vorne, S. 48

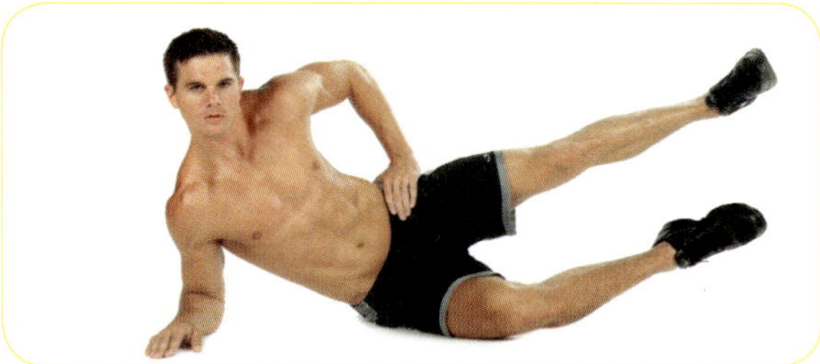
10. Muschelübung, S. 70

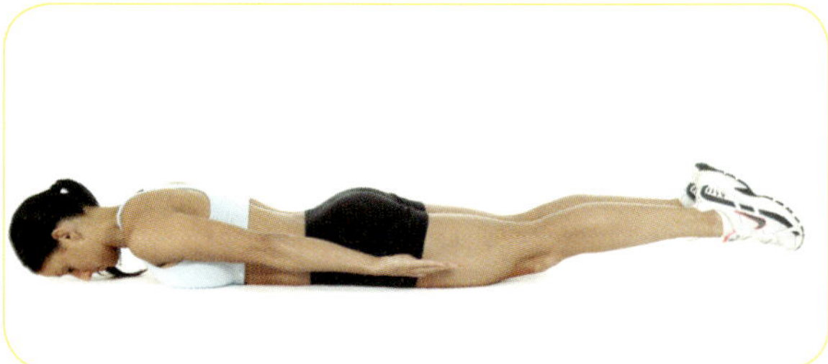
11. Fersenschläge in Bauchlage, S. 72

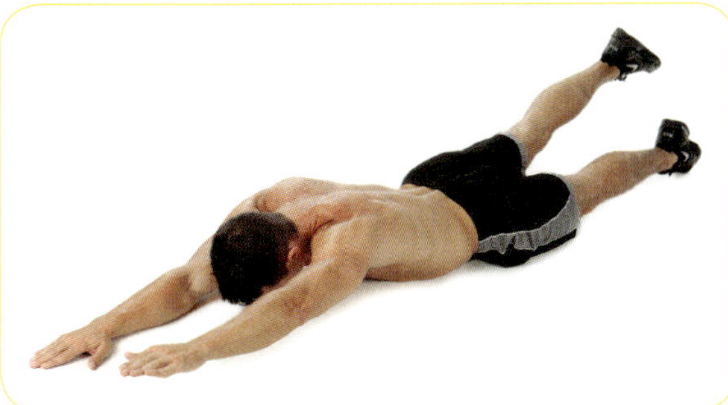

12. Schwimmen, S. 66

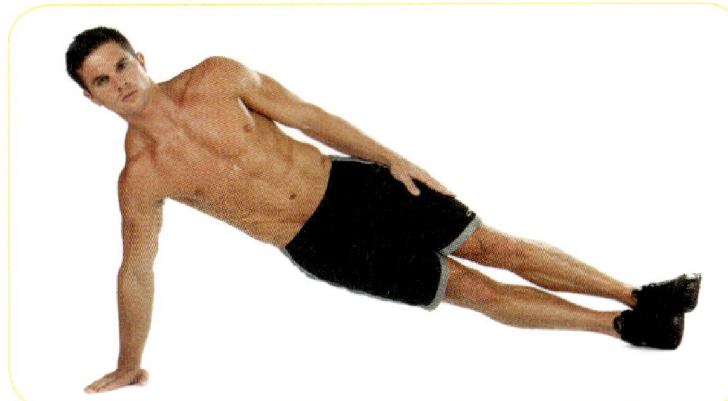

13. Seitstütz, S. 46

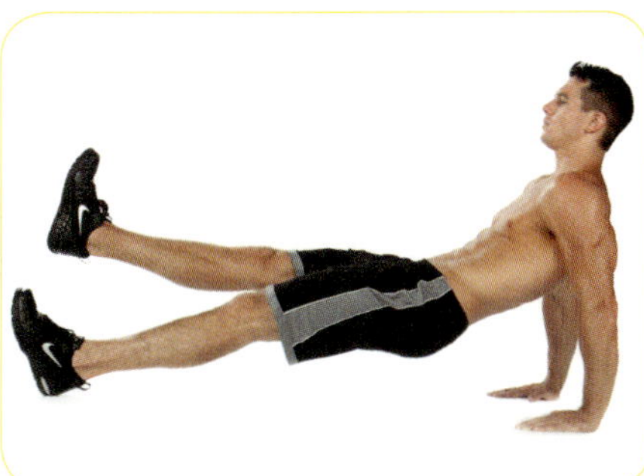

16. Beckenheben aus dem Stütz, S. 62

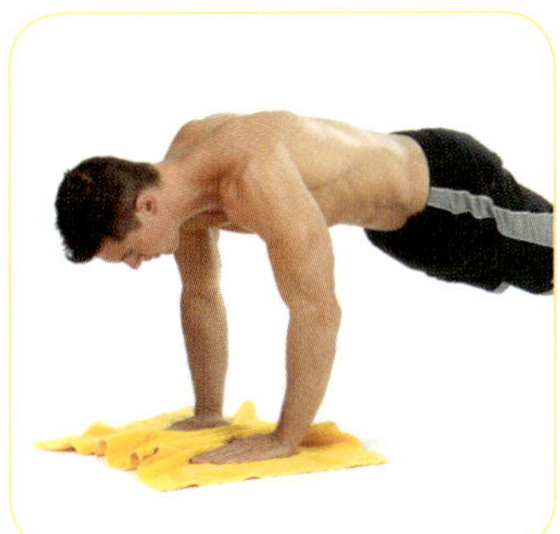

15. Handtuchschieben, S. 56

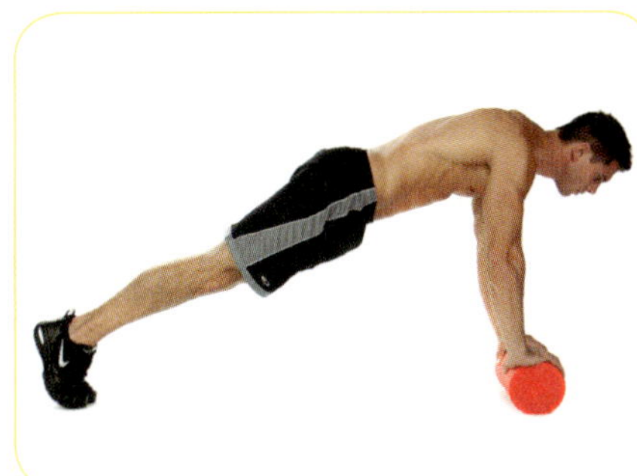

16. Liegestütz, S. 134

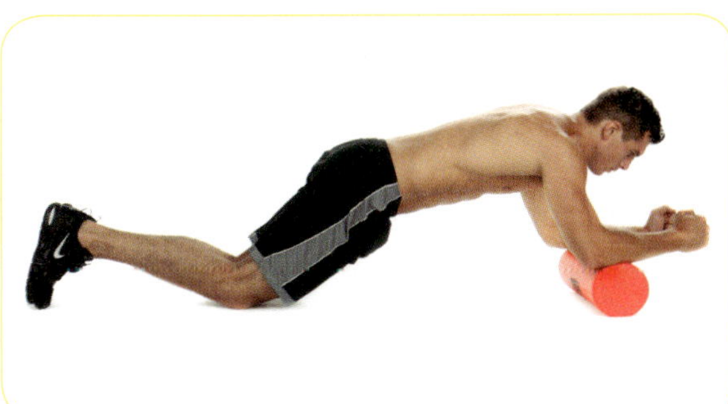

17. Trizepsübung, S. 140

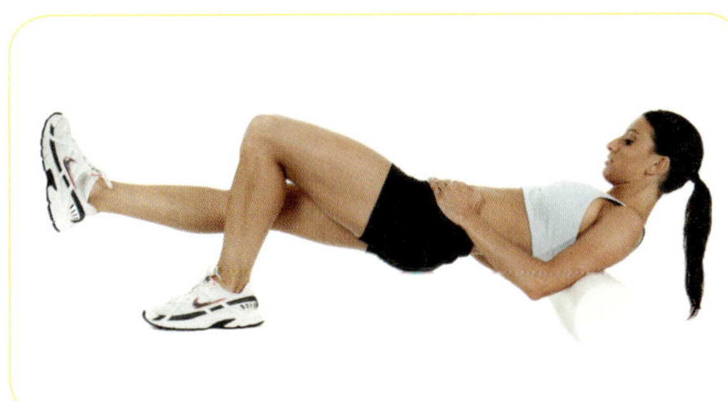

18. Beckenheben aus der Brücke (I), S. 142

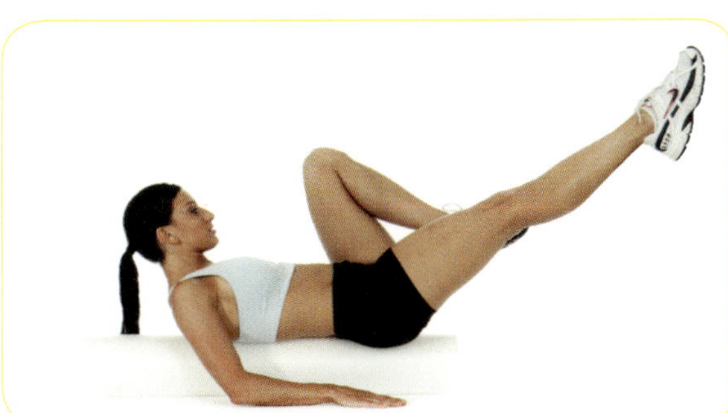

19. Fahrradfahren, S. 148

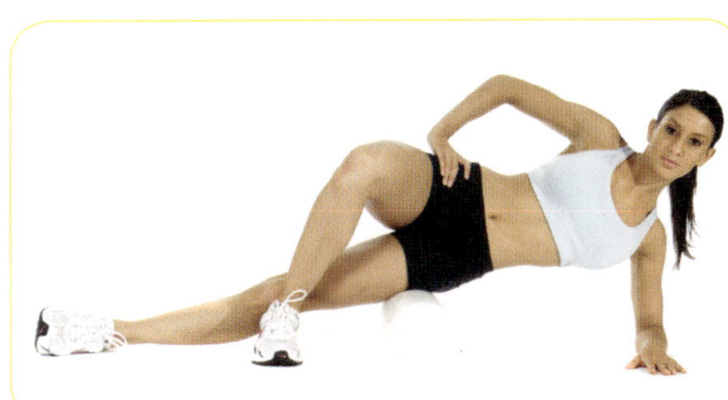

20. Massage des Iliotibialtrakts, S. 138

FOTONACHWEIS & DANKSAGUNG

Alle Fotos von: Jonathan Conklin/Jonathan Conklin Photography, Inc.

Poster-Illustrationen: Linda Bucklin/Shutterstock

Models: Melissa Grant und Michael Radon

Alle Illustrationen von: Hector Aiza/3D Labz Animation India, außer den kleinen Illustrationen auf den Seiten 12, 13, 16, 19, 21, 24, 25, 26, 27, 28, 29, 31, 35, 37, 43, 47, 49, 53, 55, 57, 61, 63, 69, 71, 72, 83, 91, 103, 107, 111, 113, 115, 121, 139, 145, 151, sie stammen von Linda Bucklin/Shutterstock.

DANKSAGUNG

Ich danke allen, die mich bei diesem Buch unterstützt haben: Meinem Ehemann Tom für seine Geduld an den Wochenenden und meinen Patienten, die mir enthusiastisch halfen, die Übungen zu überprüfen. Ihr Einsatz und ihr Engagement machten es zur Freude, dieses Buch zu gestalten. Ich hoffe, sie genießen dieses Buch genauso, wie ich es tat, als ich die Bausteine dafür zusammentrug.

Die Autorin und der Verlag danken allen Personen, die zur Entstehung dieses Buches beigetragen haben: dem Präsidenten von Moseley Road, Sean Moore; der Redakteurin und Grafikerin Amy Pierce; dem Art Director Brian MacMullen; der leitenden Redakteurin und Grafikerin Lisa Purcell sowie der Redaktionsassistentin Rebecca Axelrad.